맨발걷기로 치유받은
123명의 기적같은 이야기

맨발걷기
동의보감

맨발걷기로 치유받은
123명의 기적같은 이야기

맨발걷기
동의보감

박동창 지음

국일미디어

추천사

　맨발로 지구와 만나면 삶은 더욱 풍성해지고 질병으로부터 해방될 수 있습니다. 고지혈증 환자였던 저도 맨발걷기 덕분에 짧은 시간에 치유받고 맨발 전도사가 되었습니다. 맨발걷기로 치유받은 분들의 생생한 증언이 담긴 『맨발걷기 동의보감』은 남의 이야기가 아니라 바로 우리의 이야기입니다. 이 책을 읽고 도전하십시오. 치유가 시작될 것입니다.

김정훈 (행복한재활의학과 원장)

　진료할 때 모든 환자에게 맨발걷기를 권하고 있습니다. 한의사로서 침, 한약만으로 치료할 때보다 맨발걷기를 병행하여 처방할 때 치유 기간이 훨씬 단축되고 치유 효과가 괄목할 정도로 개선될 뿐만 아니라 재발 방지에도 큰 도움이 되기 때문입니다. 지금 병으로 고통받고 있다면 더이상 망설이지 말고 이 책을 읽고 맨발걷기를 시작하시기 바랍니다.

박성호 (박성호 한의원 원장)

　맨발걷기는 대자연의 넓고 큰 땅을 아무런 장애물 없이 직접 접촉하고 만나는 일입니다. 맨발과 대지(大地)의 위대한 접촉은 대지의 음전하가 인체로 들어와 염증과 만성질환의 원인이 되는 양전하의 활성산소를 중화시켜 새로운 삶의 에너지를 공급합니다. 대지에 존재하는 에너지가 우리 몸에 들어와 자연적인 치유 에너지를 충전하므로 치유의 기적이 일어납니다. 맨발걷기로 치유를 체험하시기 바랍니다.

힐링닥터 사공정규 (동국의대 정신건강의학과 교수 · 의학박사)

사람들은 '자연스럽다'라는 말을 참 좋아합니다. 맨발걷기는 그 자연스러움의 시작입니다. 미음완보(微吟緩步)라는 말이 있습니다. 작은 소리로 읊조리며 천천히 걷는다는 뜻입니다. 건강해지고 건강을 유지하려면 미음완보가 꼭 필요합니다. 좋은 길에서 맨발로 자연스럽게 미음완보하다보면 몸과 마음에 평화와 안녕이 찾아오고 병은 조금씩 떠나게 될 겁니다.

배한호 (배한호 한의원 원장)

맨발걷기는 스트레스를 줄여주고 면역력을 향상시키는 데 도움을 주기 때문에 암 치료와 예방에 도움을 줄 수 있습니다. 그래서 일산차병원 암통합진료센터에서는 월요일마다 환자분들과 함께 일산호수공원으로 산책을 갑니다. 맨발걷기는 암 뿐만 아니라 심혈관 건강, 근육 강화, 체중 감량에도 도움이 됩니다. 건강을 위해 꾸준히 맨발걷기를 하시기 권해 드립니다.

홍성은 (일산차병원 암통합진료센터 교수)

맨발로 걸으면 기분이 정말 좋아집니다. 발바닥에 있는 모든 말초신경이 깨어나면서 자극을 주고 온몸의 세포에 살고 싶은 의지를 갖게 합니다. 암치료 과정에서 가장 중요한 것은 살고자 하는 의지이기 때문에 저는 특히 암환자에게 맨발걷기를 적극 추천합니다. 맨발걷기는 현대의학과 함께 좋은 시너지를 낼 수 있는 가장 좋은 방법입니다. 건강한 삶을 원하신다면 흙이 있는 곳을 찾아서 맨발걷기를 꼭 하시길 추천드립니다.

김자영 (미토의원 원장)

파킨슨으로 손이 떨리고 누웠다 일어나 앉기가 어렵고 걷기조차 힘들 정도였습니다. 그즈음 박동창 회장님의 책을 읽고 맨발걷기를 알게 되어 2022년 9월부터 눈이 오나 비가 오나 하루도 빠지지 않고 청량산을 2시간 이상 걷고 한약처방을 함께 했습니다. 그러자 다리에 힘이 생기기 시작했고 2023년 12월에는 80% 정도 회복되는 기적이 일어났습니다. 지금은 진료를 할 수 있을 정도로 건강합니다. 맨발걷기가 최고입니다.

이강일 (나사렛국제병원 이사장)

　맨발로 걷는 것만으로 염증성 질환을 비롯한 많은 질병이 약 없이도 잘 낫습니다. 맨발걷기는 특별한 장비나 경제적 비용이 전혀 들지 않고 부작용도 전혀 없는 가장 안전한 유산소 운동입니다. "자연과 가까울수록 병은 멀어진다"는 괴테의 명언처럼 맨발로 걸을수록 병은 멀어집니다.

김진목 (사단법인 대한통합암학회 이사장)

　맨발걷기는 새로운 시대의 건강학이며 무병장수의 꿈을 이뤄주는 건강법입니다. 미국에서 한의사를 양성하고 있는 버지니아 통합의학 대학원(VUIM)의 교육과정에도 맨발걷기를 접목시켜 명실상부한 예방의학 및 통합의학적 치유 전문가를 양성할 수 있도록 노력하고 있습니다. 맨발걷기가 미국에 이어 전 세계로 확대되도록 애쓰시는 박동창 회장님 화이팅입니다.

김제인 (버지니아 통합의학 대학원 이사장)

물, 탄수화물, 단백질, 지방, 핵산, 미네랄, 비타민, 호르몬, 효소와 같은 분자가 체내에서 기능할 때, + - 전하(電荷)는 분자의 구조, 안정성, 상호작용에 큰 영향을 미칩니다. 이 분자들의 무질서한 결합이 질병 상태이므로 적정한 물질을 섭취하는 것 못지않게 안정적 생체전기환경을 갖추는 것도 중요합니다. 접지(接地)로 생명의 원천인 지구전위와 전압을 맞춤으로써 질병을 예방·회복하자는 것입니다. 이 책에는 맨발의 모든 것이 담겨져 있으니 필독을 권합니다.

강익현 (강익현 한의원 원장)

맨발걷기는 장점이 많습니다. 하지만 맨발걷기를 하기 전에 준비운동을 하고, 물을 충분히 섭취하고, 몸의 적절한 체온을 유지하고, 걷는 중간중간에 무릎관절, 고관절 등의 관절을 부드럽게 해주는 것이 중요합니다. 또 너무 갑자기 무리해서 많이 하지 말고, 조금씩 시간을 늘려가면서 하되, 무엇보다 꾸준히 맨발걷기를 하여 건강하시길 바랍니다.

정재원 (연세신통마취통증의학과의원 원장)

맨발로 땅을 접지하면 자연의 기운, 땅의 기운을 느끼게 됩니다. 맨발로 걸으면 수면에 좋고 심장의 리듬이 안정화됩니다. 심신이 안정되고 혈류 순환이 잘됩니다. 건강은 순환, 순환은 리듬입니다. 맨발걷기를 통해서 순환과 리듬의 비밀을 체험해 보시기 바랍니다. 맨발로 걸으면 기대했던 것보다 훨씬 좋다는 점을 알 수 있을 것입니다.

안수기 (한의학 박사, 순환톡톡tv)

발과 종아리의 근육은 제2의 심장이라 불리기에, 맨발걷기를 통해 직접 발을 자극하고 종아리의 근육을 사용하는 것은 혈액순환뿐만 아니라 전반적인 건강에 큰 도움이 됩니다. 맨발걷기는 혈액순환 촉진, 발의 코어 근육 발달, 스트레스 호르몬인 코르티솔 분비 감소, 활성산소 제거 등에 탁월한 효과가 있습니다. 그 효과와 치유 사례를 잘 소개한 『맨발걷기 동의보감』을 읽고 많은 분들이 맨발걷기에 동참하기를 바랍니다.

　　　　　　　　　송승준 (하트웰의원 원장)

　인류문명사를 돌아볼 때 사람들에게 병이 없던 시대가 있었습니다. 수렵채집 시기입니다. 그 시대 인류는 맨발로 흙을 밟고 햇볕을 쬐며 돌아다녔습니다. 먹을거리는 주로 흙에서 나는 식물이었고 삶이 자연과 조화를 이루었습니다. 인류 태초의 유전자는 오랫동안 이런 환경과 생활양식에 적응해 왔기 때문에 유전자의 손상과 변질이 일어나지 않아 병이 없었습니다. 농업 목축 시대를 지나 산업 혁명기에 들어오니 병원에서도 고치기 어려운 난치병들이 폭발적으로 발병하게 되었습니다. 빠르게 발전하는 문명의 속도를 인간의 유전자가 따라가지 못해 유전자 변이가 일어나 온갖 병이 생긴 것입니다. 우리 삶이 문명의 혜택을 누리더라도 삶의 기본만은 자연 곧 흙과 햇볕으로 돌아가야 됩니다. 저는 지난 40여 년 동안 저를 찾는 환자와 가족들에게 햇볕과 흙에 접촉(맨발로 걷기, 화초 텃밭 가꾸기)하도록 가르쳐왔는데 질병의 치유와 심신의 건강 증진에 큰 도움이 되었습니다.

　　　　　　전홍준 (하나통합의원 원장)

바쁜 일정으로 늘 피곤했는데 맨발걷기를 하면서부터 피곤하지 않고 몸도 아주 가볍고 활기가 넘치게 되었습니다. 그래서 시간 나는 대로 맨발걷기를 많이 하고 있습니다. 맨발걷기를 하면 발 속에 있는 다양한 신경, 혈관, 경락이 자극되면서 인체의 오장육부가 다 건강해집니다. 건강의 시작은 맨발걷기라고 해도 과언이 아닙니다.

유명철 (경희대학교 의학전문대학원 교수)

맨발걷기는 일상에서 즐길 수 있는 최고의 운동입니다. 경북도청 앞 천년숲의 황톳길이 있는데 도민들의 호응이 좋습니다. 도청에 손님들이 오시면 신발을 벗고 걸으면서 토론도 하고, 정책도 발굴합니다. 특히 외국에서 오신 분들은 신선한 경험에 그저 즐겁고 웃음이 넘쳐납니다. 『맨발걷기 동의보감』을 통해 제대로 알고 하면 그 매력에 더욱 빠질 것이라 확신합니다. 전 국민의 맨발걷기를 응원합니다.

이철우 (경북도지사)

전국민의 건강을 위해 병원 확충도 좋지만 운동으로 질병을 예방하는 것이 더욱 중요합니다. 맨발걷기는 돈 들이지 않고 건강해질 수 있는 최고의 방법입니다. 누구나 쉽게 맨발걷기를 즐길 수 있도록 황톳길, 마사톳길, 흙길, 천연소재 코르크길 등 건강길을 더 많이 조성하도록 노력하겠습니다.

김용호 (서울시의회 정책위원장)

제가 맨발로 황톳길을 걸어보니 자연과 인간이 함께 숨 쉬는 공간임을 느낄 수 있었고 몸과 정신도 맑아져서 참 좋았습니다. 맨발걷기 시범학교를 운영해 보니 아이들이 너무 행복해 했고 그 모습을 보고 있으니 저도 행복했습니다. 더욱 많은 학생들이 맨발걷기의 치유와 효과를 누리기를 바랍니다.

조희연 (서울시교육감)

맨발걷기는 혈액순환과 면역강화 등에 효과가 있고, 자연과의 교감을 통해 스트레스 해소와 마음 안정에 도움을 줍니다. 연령이나 체력에 관계없이 누구나 일상에서 실천할 수 있는 운동법입니다. 이 책을 읽고 맨발걷기의 효과와 가치에 대한 공감대를 형성하여 더 많은 시민들이 맨발걷기를 통해 건강한 삶을 누리기를 기대합니다.

유만희 (서울시의회 의원)

속초는 산, 바다, 호수, 온천을 모두 갖춘 도시로 대한민국 대표 관광도시라 자부합니다. 최근 맨발걷기 열풍에 힘입어 영랑호변에 맨발 황톳길을 조성하였고, 설악산 자락의 주봉산 숲산책길, 속초해수욕장의 해변산책길, 척산온천휴양촌의 맨발걷기길 등과 함께 맨발걷기의 최적지로 떠오르며 일과 휴가, 치유를 함께 할 수 있는 힐케이션 도시로 주목받고 있습니다. 『맨발걷기 동의보감』과 속초시가 여러분과 함께 하겠습니다.

이병선 (강원특별자치도 속초시장)

서대문구 안산 황톳길은 2023년 8월 개장 이후, 하루 평균 2,300여 명의 시민들이 찾는 명소로 떠올랐습니다. 많은 분들이 모여들어 맨발로 걸으며 매일매일 건강해지는 모습을 서로 이야기하며 웃음꽃을 피웁니다. 박동창 회장님의 책을 읽는다면 누구라도 신발을 벗지 않을 수 없을 것입니다. 여러분도 신발을 벗어 던지십시오. 건강한 자신을 만날 수 있을 것입니다.

이성헌 (서울 서대문구청장)

　　자연과 함께 교감하고 자연이 베풀어주는 행복을 만끽하는 기회가 바로 맨발걷기입니다. 함양군의 상림공원 내 숲에는 맨발걷기를 할 수 있는 길이 잘 조성돼 있습니다. 누구나 즐길 수 있는 맨발걷기를 하면서 힐링하는 것은 자연이 선물해주는 특권을 느낄 수 있는 기회라고 생각합니다. 많은 분들이 이 책을 읽고 맨발걷기를 하면 뜻깊고 값진 경험을 하시게 될 것입니다.

진병영 (경상남도 함양군수)

　　완주는 맑은 공기와 아름다운 자연경관을 자랑하는 만가리 황톳길과 걷기 좋은 길 27개 코스 등 맨발걷기에 최적화된 환경을 갖추고 있습니다. 맨발로 걷는 것은 단순한 운동을 넘어 땅과 직접 맞닿아 자연의 에너지를 온전히 받아들이며 몸과 마음의 균형을 찾아가는 과정입니다. 아름다운 청정 자연 속에서 책에 담긴 지혜와 더불어 맨발걷기로 건강을 찾아보시기 바랍니다.

유희태 (전라북도 완주군수)

맨발걷기는 혁신입니다. 혁신은 딱딱한 것을 부드럽게, 굽은 것을 곧게, 불편한 것을 편하게 하는 일입니다. 몸과 마음을 위한 혁신에 맨발걷기 만한 것이 또 있을까요. 영암은 걷기 실천율 전남 1위로 영암 어르신들이 맨발걷기를 열심히 하셔서 병원에 가는 날이 줄고 있습니다. 맨발걷기 좋은 영암 기찬묏길, 하늘 아래 첫 부처길, 황토 맨발걷기길에서 함께 혁신하십시다.

우승희 (전라남도 영암군수)

『맨발걷기 동의보감』에서 소개되고 있는 수많은 치유사례를 통해 왜 그토록 많은 사람들이 맨발걷기에 열광하게 되었는지 알게 되었습니다. 강원특별자치도는 치유와 건강을 위해 맨발걷기를 하기에는 전국 최고의 조건을 갖추고 있습니다. 산과 바다, 숲과 강 등 맨발걷기를 할 수 있는 곳이 넘쳐납니다. 맨발로 걸으면서 건강하게 백세를 누리시기 바랍니다.

김명선 (강원특별자치도 행정부지사)

전국민의 맨발걷기화를 위해 애쓰는 박동창 회장님의 『맨발걷기 동의보감』 발행을 축하드립니다. 암, 심혈관질환, 불면증을 비롯하여 많은 질병을 치유한 분들의 이야기가 생생하게 전해지는 이 책은 기적 그 자체입니다. 맨발걷기가 좋다는 것은 알지만 아직 시작하지 못하고 망설이고 있는 분들에게 이 책을 적극 추천합니다.

신향식 (맨발건강신문 기자)

서울시교육청에서 추진해온 맨발걷기 지원사업의 첫 결실로 2024년 6월 우리 행당중학교에 맨발걷기길이 조성되었습니다. 맨발걷기는 청소년에게는 신경체계의 발달과 균형감각 향상 및 심신안정을 주어 학교폭력예방에도 도움이 됩니다. 이번에 조성된 맨발걷기길에서의 체험활동으로 우리학교 학생들이 건강한 몸과 마음을 가진 청소년으로 성장할 수 있게 되어 매우 기쁘고 감사합니다. 박동창 회장님의 『맨발걷기 동의보감』 발행을 축하드리며 많은 분들이 이 책을 꼭 읽어보시고 질병 예방과 치유에 도움이 되시기를 기원합니다.

임지영 (서울 행당중학교 교장)

　　10년 전 맨발걷기를 시작하게 된 계기는 반려견과 함께 산책을 하면서부터입니다. 반려견이 뛰고 걷는 것을 좋아해서 저도 같이 뛰고 걷게 되었습니다. 반려견과 함께 남산을 맨발로 걸으면서 행복과 자유로움을 느낄 뿐만 아니라 건강도 챙길 수 있었습니다. 앞으로는 맨발걷기가 반려견과 함께 하는 운동이 되길 기대해 봅니다.

길건 (가수)

　　흙길 맨발걷기는 접지와 지압 등을 통해 활성산소 제거, 혈액순환 개선, 면역력 증강 등의 효과가 나타나며, 이로써 각종 질병 치유와 예방에 큰 도움을 주는 운동법입니다. 국민 모두가 맨발걷기를 통해 보다 건강하고 행복한 삶을 살 수 있기를 바라며, 맨발걷기가 전세계에 K-운동으로 확산되기를 기대합니다.

홍성현 (전 국립횡성숲체원 원장)

프롤로그

맨발걷기 동의보감 출판에 부쳐

지난 2001년 4월, 간암 말기에 폐, 림프까지 암이 전이되어 한 달 밖에 못 산다며 병원으로부터 강제 퇴원 당한 이주선 씨가 집 뒤 청계산을 맨발로 걸어 암이 치유되는 사례를 TV로 시청한 것이 시작입니다. 당시 의사로부터 이러다가 죽을 수 있다는 경고를 받고 있던 필자는, 그 TV 프로그램을 시청한 후 폴란드 바르샤바 카바티의 봄이 오는 숲길을 맨발로 걸으면서 오랜 불면증과 간염의 고통, 변비 등의 문제를 하나씩 해소하기 시작하였습니다.

그로부터 숲길을 맨발로 걷는 단순한 일만으로 어떻게 암이 치유되고, 간수치가 정상으로 돌아오고, 콜레스테롤 수치가 정상화되고, 불면증이 나아지고, 잦던 감기가 더 이상 들지 않으며 면역체계가 강화되는지에 대한 탐구가 시작되었습니다. 그리고 그를 세상에 알려야 한다는 사명감에 불타기 시작했습니다. 그렇게 해서 2006년 귀국과 동

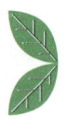

시에 『맨발로 걷는 즐거움』개정판 『맨발걷기의 첫걸음』이라는 최초의 맨발걷기 책이 출판되었습니다.

그 이후 금융인으로서의 생활을 마친 2016년 7월, 서울 강남의 대모산에 무료 숲길 맨발걷기 프로그램인 맨발걷기숲길힐링스쿨을 개설하면서, 완전히 새로운 차원의 다양한 맨발걷기 치유의 기적들이 쏟아져 나오기 시작했습니다. 대모산 숲길을 같이 맨발로 걸으며 맨발걷기에 참가한 회원들이 가지고 있던 각종 질병들이 하나씩 둘씩 치유되기 시작하는 놀라운 사태에 직면하게 된 것입니다.

9시간의 대형 뇌수술로도 치유되지 않던 만성두통이 맨발걷기로 치유되고, 갑상선 종양 3cm가 맨발걷기 2개월 만에 1.6cm로 줄어들었습니다. 병원에서 치료가 불가능한 가성점액종, 일명 충수암은 맨발걷기 5개월에 복강 내 퍼져있던 암세포들의 반이 사라지고 9개월 만에 모든 암세포들이 사라지는 놀라운 기적도 나왔습니다.

전국 3,000여 개의 산을 등반한 등산가 한 분이 어느 날 갑자기 걸을 수가 없어 정형외과를 찾아 검사를 하였더니 흉추 9번, 10번이 암세포로 새까맣게 썩었고, 전립선암 PSA 수치가 무려 935.6까지 나오면서 병원에서 치료가 불가하다는 선언을 받았는데, 맨발로 걸어 두 달 만에 PSG 수치가 0.358로 떨어지고 새까맣던 흉추 9번, 10번이 새하

얇게 재생되는 또 다른 기적을 시연하였습니다.

그 이후 80세의 한의사이시고 600병상을 가진 양·한방 협진병원의 현직 이사장이신 분이 7년 동안 파킨슨으로 고생하시다가, 맨발로 걸어 불과 몇 개월 만에 혼자 걷게 되시고, 손 떨림 현상도 사라지고, 60~70년 전 친구들의 이름이 줄줄이 기억되고, 이명 증세까지 90%가 치유되셨다는 놀라운 증언도 해주셨습니다. 양의학, 의학으로도 치유되지 않던 파킨슨이 하루 2~3시간의 황톳길 맨발걷기로 치유된다는 사실을 입증해 보여주신 것입니다.

또한 얼마 전 파리 올림픽 개막식에서 '사랑의 찬가'를 감동적으로 불러준 캐나다 가수 셀린디옹이 앓고 있는 강직인간증후군Stiff Person Syndrome을 28년간 앓아온 한 72세 여성분이 집 뒤 황톳길을 따님들의 부축을 받아 맨발로 걸은 후 하나개해수욕장 갯벌을 맨발로 걷기 시작하면서 지팡이를 놓고 홀로 걷는 기적까지 이루어 내었습니다.

그외에도 생활병의 일종인 고혈압, 당뇨, 고지혈증 등이 나아지고, 치유가 어려운 것으로 알려진 안구건조증, 비염, 이명, 이석증 등이 치유되었고, 더 나아가 각종 자가면역질환, 근골격계질환들도 소리 없이 스러져 내리면서 맨발걷기로 관련 질병들이 예방되고, 치유됨과 동시에 앞으로 질병의 걱정 없는 건강한 삶을 살아갈 수 있다는 사실이 속속 확인되어 왔습니다.

그 과정에서 저자가 이러한 치유의 기적들과 사실들을 체계화한 내용이 2019년 '두 달 안에 아픈 곳이 나아지는' 『맨발걷기의 기적』, 2021년 '땅이 주는 치유의 선물'『맨발로 걸어라』, 2023년 '자연으로 돌아가라'『맨발걷기의 첫걸음』, '질병으로부터의 해방이 시작되다'『맨발걷기가 나를 살렸다』, 2024년 '무병장수의 인류건강학'『맨발걷기학 개론』으로 각각 출판되었습니다. 그리고 이를 통해 맨발걷기 치유의 근거와 이치는 '맨발걷기 3가지 이론체계'로 정리되었습니다. 바로 '접지이론', '지압이론' 그리고 '발바닥 아치와 발가락 이론'입니다.

그리고 세 가지 이론 체계를 꿰뚫는 치유의 메커니즘을 조물주의 섭리로 설명해왔습니다. 바로 태양과 지구 그리고 인간을 포함한 모든 생명체를 창조하신 조물주의 섭리인 것이지요. 우주의 중심에 태양을 놓고, 태양으로부터 생명의 햇살을 받도록 준비하시고 그리고 그 햇살을 받아서 지구상의 나뭇잎들이 탄소동화작용을 하며 산소를 생성해서 지구에서 살고 있는 사람들을 포함한 뭇 생명체들이 살아갈 수 있도록 준비해 놓으셨습니다.

동시에 태양으로부터 지구로 오는 태양풍을 통해서 전자를 지구로 보내 번개와 뇌우를 통해 지구에 대전되게 함으로써, 지구의 뭇 생명체들이 그 전자를 받아 충전하면서 각종 생리적인 작용을 최적화해 나간다는 사실을 발견했습니다. 바로 '접지이론'의 출현이자 통찰입니다.

거기에다 발바닥에 모든 장기와 연결된 지압점들을 다 분포시켜 맨발로 흙길을 걷는 동안 자신의 몸무게로 각 지압점들을 무차별적으로 지압케 함으로써 완벽한 지압 효과를 갖게 한다는 사실을 알게 되었습니다. 바로 자연의 '지압이론'입니다.

또, 발바닥의 아치를 인체공학적 관점에서 정교하게 만들어 맨발로 걷는 동안 아치가 압축, 이완되면서 최고의 스프링효과와 혈액펌핑효과를 갖게 해주셨고, 발가락들이 땅을 꺾쇠처럼 쥐고 끌어당기며 나아가는 추동력을 얻게 함으로써 근골격계 전체가 완벽하게 작동하게 하는 발가락 효과까지 확인하게 되었습니다. 바로 '발바닥 아치와 발가락 이론'의 정립입니다.

이번에 출판하게 된 『맨발걷기 동의보감』은 지난 8년 여 맨발걷기국민운동본부의 활동 중에 채록된 맨발걷기 치유 사례 500건을 바탕으로 123건을 선별하여, 각 질환별로 분류·편집해 발간됐습니다. 국민들 누구든 몸이 아프거나 어떤 질병으로 고생하시는 경우, 해당 분야의 치유사례들을 참고하고 맨발걷기와 섭생을 실천하여, 해당 질병의 위험으로부터 예방되거나 치유될 있다는 믿음입니다.

다시 말해 우리 모두가 각종 현대문명병의 위험으로부

터 자유로워질 수 있음을 확인해 드릴 뿐만 아니라, 각 사례의 주인공처럼 맨발걷기를 실천하실 경우, 위에서 언급한 맨발걷기 이론 체계에 따른 치유효과를 보실 수 있고, 그 결과 누구나 조물주가 설계한 대로의 건강한 삶과 존엄한 죽음을 이룰 수 있음을 시사하고 교훈한다 믿습니다.

이에, 본서 『맨발걷기 동의보감』은 우리 국민 모두가 손쉽게 구입해 집안 가까운 데 비치하셔서, 언제든 가족들과 함께 참고하실 수 있도록, 최저의 가격으로 보급할 수 있게끔 하였습니다. 본서에 수록된 사연자분들처럼 사즉생死卽生의 각오로 하루 3끼 식사하듯이 줄기차게 맨발걷기를 실천하셔서, 누구나 질병의 걱정 없이 건강한 삶을 살 수 있게 되기를 바라 마지않습니다.

끝으로 본서를 편찬할 수 있게 유튜브 증언 내용 전체를 워드로 정리해주신 맨발걷기국민운동본부 주정오 이사님께 깊이 감사드리고, 본서가 편찬될 수 있도록 힘을 합쳐주신 맨발걷기국민운동본부의 전 임원들과 140여 개 전국 지부·지회 회원님 여러분들과 국일미디어의 관계자 여러분들께도 깊은 감사를 드립니다.

2024년 가을의 문턱 대모산 초입에서
맨발걷기국민운동본부 회장
박동창 올림

차례
C O N T E N T S

추천사   4
프롤로그   14
내가 맨발걷기를 하는 이유   26

1장 암이 나았습니다

전립선암 – 박O태   32
편도암 – 서O수   35
방광암 – 박O수   38
폐암 3기 – 최O구   40
간암 – 원O순   42
다발성골수종 혈액암 – 한O희   44
갑상선암 – 민O레   47
대장암 난소, 간까지 전이 – 김O희   50
위암, 복막암 – 문O자   52
난소암, 췌장암 – 이O은   54
유방암 – 박O단   56
췌장암 – 정O희   58
난소암 – 오O희   60
뇌종양 – 소O화   62
림프종 혈액암, 갑상선기능저하증 – 김O수   64
담도암 – 이O혜   66
유방암 – 박O희   68
전립선암 임파선, 간, 폐 전이 – 김O광   70
전립선암 – 황O기   72
◆ 박동창의 한마디   74

2장 심혈관, 호흡·순환기계질환이 나았습니다

협심증 – 김O수	78
협심증 – 이O란	80
급성심근경색, 등 통증 – 경O자	82
관상동맥 석회화, 고혈압 – 김O기	84
울혈성 심부전, 부정맥 – 이O희	86
부정맥 – 박O희	88
부정맥 – 김O구	90
심방세동 – 고O수	92
협심증, 고혈압, 고지혈 – 송O경	94
심장 스텐드, 호흡기병, 베체드병 – 이O수	96
협심증, 고혈압 – 김O옥	98
♦ 박동창의 한마디	100

3장 대사질환이 나았습니다

고지혈, 고혈압 – 황O옥	104
고혈압 – 이O학	106
고지혈, 고혈당, 고혈압 – 김O권	108
고혈압, 고지혈, 당뇨, 지방간 – 이O욱	111
고지혈, 고혈당, 고혈압 – 평O	114
당뇨 – 송O숙	116
고지혈, 천식, 야뇨증 – 이O순	118
고혈압, 당뇨, 신경불안 – 김O부	120
고혈압, 고혈당, 불면증 – 이O인	122
고지혈 – 홍O종 세레나	124
갑상선기능 저하증 – 안O옥	126

당뇨, 고혈압, 불면증 – 김O숙	128
고혈압, 불면증 – 박O승	130
♦ **박동창의 한마디**	132

4장 세균 감염·자가면역, 피부질환이 나았습니다

아토피 – 장O성	136
루프스, 쇼그렌증후군 – 김O순	138
대상포진 – 구O순	141
급성 패혈증 – 홍O열	144
췌장염, 간농양 – 최O숙	147
뇌하수체종양 – 최O정	150
구내염, 비염 – 송O효	152
아토피, 이명 – 김O휘	155
염증, 당화혈색소, 발모 – 정O권	158
가려움증, 두드러기 – 조O환	160
습진, 피부건조증, 이명 – 황O연	162
귀 눈 알러지, 가려움증 – 김O숙	164
두드러기, 면역력 약화 – 김O호	166
섬유근육통 – 윤O숙	168
근골격계질환, 무혈성괴사 – 맹O근	170
매니에르, 우울증 – 문O희	172
♦ **박동창의 한마디**	174

5장 관절, 골격근계질환이 나았습니다

강직인간증후군 – 박O옥	178
고관절 통증 – 정O옥	180
족저근막염 – 권O실	182
근골격계 통증 – 신O현	184
무릎 관절, 고지혈 – 김O택	186
목 디스크, 허리 디스크 – 김O석	188
좌골신경통, 척추관협착증 – 김O순	190
어깨골절 – 박O선	193
어깨골절 – 박O원	196
손기락 류마티스 관절염 – 최O예	198
척추 골절 – 구O란	200
척추관협착증 – 이O단	202
♦ 박동창의 한마디	204

6장 강박증, 우울증, 공황장애가 나았습니다

갱년기 우울증 – 김O희	208
우울증, 공황장애 – 이O숙	211
울화병 – 김O기	214
암으로 인한 우울증, 부정맥 – 조O숙	216
통증, 우울증 – 박O우	218
홧병, 불안장애, 우울증 – 나O주	220
공황장애 – 전O영	222
우울증, 고혈압 – 임O자	224
공황장애, 불안 – 하O영	226
우울증, 대인기피 – 정O수	228
확인강박증, 뇌경색 – 김O현	230
사춘기 우울증, 성적 향상 – 이O연	232
♦ 박동창의 한마디	234

7장 뇌·신경계질환이 나았습니다

뇌전증 – 정O연　　　　　　　　　　238
뇌경색, 중풍 – 김O수　　　　　　　240
척추관협착증, 팔 통증 – 박O숙　　242
불면증, 구강작열증후군 – 김O경　244
좌골신경통, 부정맥 – 진O 스님　　246
뇌출혈, 반신마비 – 조O순　　　　　248
뇌경색, 반신마비 – 김O화　　　　　250
뇌경색, 반신마비 – 이O수　　　　　252
뇌출혈, 반신마비 – 이O택　　　　　254
♦ **박동창의 한마디**　　　　　　　　256

8장 통증, 불면증이 나았습니다

통풍 – 김O숙　　　　　　　　　　　260
두통, 안구통 – 서O선　　　　　　　262
폐부 통증 – 조O한　　　　　　　　264
일자목 통증 – 박O애　　　　　　　266
두통, 무릎 통증, 족저근막염 – 홍O정　268
허리 무릎 통증 – 이O림　　　　　　270
가슴 통증, 불면증 – 이O우　　　　　272
불면증, 심부전 – 정O훈　　　　　　274
불면증, 빈뇨 – 권O임　　　　　　　276
불면증 – 최O희　　　　　　　　　　278
♦ **박동창의 한마디**　　　　　　　　280

9장 소화기계, 장질환이 나았습니다

말기 위암, 임파선, 소화장애 – 문O호	284
소화장애, 약물 폐해 – 김O신	286
역류성식도염, 비염 – 전O우	288
역류성식도염, 기관지염, 이석증 – 이O호	291
역류성식도염, 발톱 무좀 – 배O현	294
유방암, 역류성식도염, 수족냉증 – 신O민	296
루프스, 쇼그렌증후군, 역류성식도염 – 배O이	299
만성위염, 무릎 관절염 – 이O찬	302
장상피화생 위염, 저혈압 – 민O화	304
위장장애, 과민성 방광염 – 고O순	306
요실금, 변비 – 최O숙	308
♦ 박동창의 한마디	310

10장 치매, 파킨슨이 낫고 노화가 멈췄습니다

파킨슨 – 이O일	314
파킨슨, 보행동결 – 조O영	316
파킨슨 – 이O순	318
파킨슨 – 이O화	320
파킨슨 – 김O희	321
파킨슨, 목강직 – 박O경	323
노안, 무릎 관절염, 발톱 무좀 – 이O훈	326
난임, 생리불순, 평발 – 최O경	328
기억력 감퇴, 치매 – 김O범	330
난청, 퇴행성 관절염 – 한O영	332
♦ 박동창의 한마디	334
전국 맨발걷기 추천장소	336

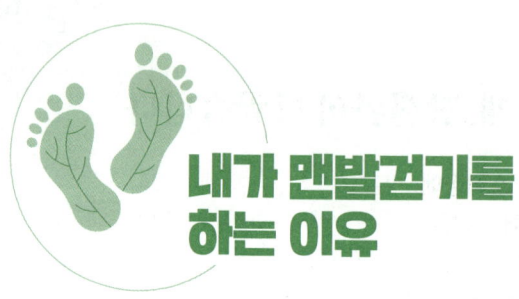

내가 맨발걷기를 하는 이유

안녕하세요. 맨발걷기국민운동본부를 이끌고 있는 박동창입니다. 2001년경 저는 폴란드에서 은행을 경영하고 있었습니다. 당시 IMF 지표에 맞춘 기업 구조조정 때문에 저는 은행을 접고 본국으로 돌아와야 했는데, 은행을 처분하는 과정에서 현지인들과 마찰이 생겨 엄청난 스트레스를 받았습니다. 간수치가 107로 올라가면서 길을 가다 넘어지는가 하면 밤에 잠을 못 자는 일이 반복되었습니다. 의사는 이러다 제가 죽을 수도 있다고 경고했습니다.

마침 주말에 집에서 TV를 보는데 간암 말기로 한 달밖에 못 산다는 판정을 받아, 병원에서 퇴원된 사람이 나왔습니다. 폐와 림프까지 암이 전이되어 병원에서 더 이상 치료할 수 없다고 판단한 거죠. 그런데 그게 오히려 전화위복이 되었을까요? 그 사람은 집 뒤의 청계산에 가서 하루 종일 맨발로 걸었다고 합니다. 그런데 한 달이 지나자 죽지 않고 오히려 더 건강해졌고 몇 달 후 병원 검사에서 암세포가 모두 사라졌다고 합니다. 이 이야기를 듣고 나서 저도 맨발로 걸어야겠다고 다짐했습니다.

원래는 저도 운동을 자주 하는 편이었습니다. 주말마다 폴란드 자택 뒤에 있는 924헥타르의 숲을 신발을 신고 걸었습니다. 그렇지만 잠도 못 자고 간은 물론 몸 전체 상태는 여전히 엉망이었습니다.

그러다 2001년 4월 토요일 아침에 신발을 벗고 숲에 들어갔습니다. 햇볕에 따뜻해진 땅과 연초록 잎들, 달팽이와 지렁이 같은 생명체들을 보며 생명에 대한 연대의식이 생기고 너무나 기분이 좋았습니다. 그날 2시간 이상 맨발로 걷고 집에 와서 오랜만에 숙면을 했습니다. 그때 깨달았습니다. 맨발로 걷는 것이 이런 것이구나! 그 후로 매일 아침 맨발로 한 시간 반씩 걷고 출근하는 생활을 계속했습니다. 그러자 하루에 한 번밖에 안 가던 화장실을 두 번 세 번씩 가게 되었고, 소화도 잘되고 잠도 잘 오기 시작했습니다. 면역력이 약해서 감기 든 사람만 지나가도 감기에 걸리곤 했는데, 맨발로 걷기 시작하면서부터는 감기에 걸리지 않았습니다. 체질이 완전히 변화된 것입니다.

저는 이토록 좋은 맨발걷기를 많은 사람들에게 알리기 위해 2006년에 귀국하면서 『맨발로 걷는 즐거움』이라는 책을 썼습니다. 2016년 금융업에서 완벽히 은퇴한 후에는 대모산에서 '맨발걷기숲길힐링스쿨'을 만들어 매주 토요일 무료 숲길 맨발걷기 프로그램을 시작했습니다.

맨발로 걷는 행위가 실제로 사람들을 치유하고 각종 병들을 낫게 하자, 이 운동이 점차 확산되었습니다. 저는 미국의 접지이론을 연구하고 논문들을 번역하여 우리 회원들에게 알리면서 맨발걷기의 질병치유효과에 대한 이론체계를 갖추었습니다. 맨발로 흙길을 걸으며 건강과 치유를 추구하는 커뮤니티는 우리가 전 세계에서 처음입니다. 다른 나라에는 이런 커뮤니티가 없습니다. 미국의 접지이론 논문들은 대부분 집 안에서의 접지 실험에 관한 것들이었기 때문입니다. 맨발로 걸어서 건강해지고 치유되는 것에 대한 임상실험을 해보자고 의사들과 접촉했지만, 이루어지지 않았습니다.

이러한 딜레마 속에서 결국 맨발걷기는 시민운동으로 진행될 수밖에 없었습니다. 당시에는 시민들이 맨발로 걸을 수 있는 흙길이 거의 없다시피 했습니다. 이에 우리의 헌법 제35조 제1항 "모든 국민은 건강한 환경에서 살 권리가 있다"에 근거하여 '접지권'이라는 권리의 입법을 추진하게 되었고, 그 첫 성과가 2023년 2월 15일 전주시 의회에 "맨발걷기 활성화 지원에 관한 조례"로 구체화되었고 2024년 8월 현재 전국 150개 이상의 지자체가 동 맨발걷기 조례를 통과시켰습니다. 그러면서 각 지자체 차원에서 흙

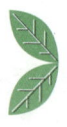

길을 만들고 황톳길을 만들기 시작하였고, 각 회원들에게는 필요한 흙길을 만들어 달라는 청원을 독려하였습니다.

이렇게 대한민국은 지금 전국 각 시, 도, 군 등에서 각 아파트단지나 도시공원 등에 흙길·황톳길을 만드는 일들이 활발하게 전개되고 있어 어디서든 가까운 데 흙길·황톳길을 찾을 수 있는 세상으로 바뀌어가고 있습니다.

우리가 이렇게 노력하면 앞으로 10년 후에는 대부분의 국민들이 맨발로 걷게 될 것입니다. 20년 30년 안에는 대한민국의 맨발걷기가 '케이헬스'의 모델이 되어 전 세계로 뻗어나갈 것이라고 확신합니다. 맨발걷기는 돈이 들지 않고 너무나 쉽습니다. 국가와 세계보건기구가 해야 할 일은 모든 사람들이 언제 어디서나 맨발로 걸을 수 있도록 흙길을 만드는 것입니다. 우리의 힘이 모여서 세상을 바꿔 나갈 것입니다. 여러분도 매일 맨발로 걸으시면 건강해질 것입니다. 매일 땅에서 사세요. 집에서 전화하고 얘기하는 시간에도 밖에 나가 땅 위에서 하세요. 그러면 모두가 싱싱한 나무와 풀처럼 건강한 삶을 향유하게 될 것입니다.

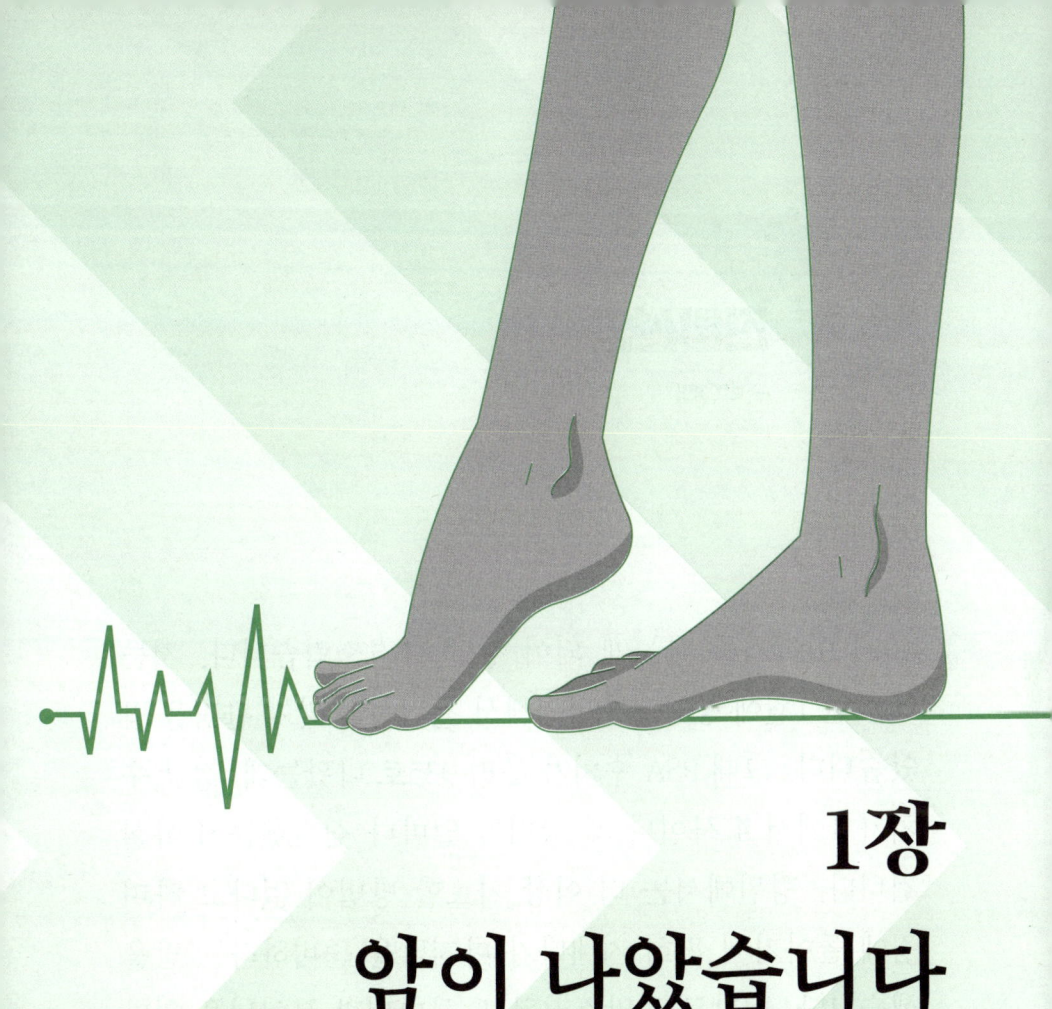

1장
암이 나았습니다

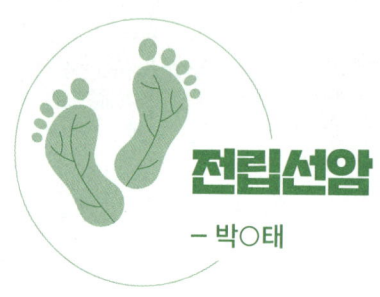

전립선암
– 박○태

    제 이야기를 나누게 되어 정말 감격스럽습니다. 저는 2022년 1월에 중앙보훈병원에서 전립선암 말기 판정을 받았습니다. 그때 PSA 수치가 무려 935로 나왔는데, 정상 수치가 1에서 4 사이니 제 상태가 얼마나 심각했는지 아실 겁니다. 병원에서는 더 이상 치료할 방법이 없다고 하며 집에 돌아가서 편히 지내다가 마지막을 준비하라는 말을 했습니다. 정말로 절망스러웠고, 하나님과 부처님을 원망하며 어머니께 죄송하다는 생각을 많이 했습니다. 부모님께 받은 이 몸을 제대로 관리하지 못한 저 자신이 한심하고 원망스러웠죠.

    그런데 이 절망 속에서 한 줄기 빛 같은 희망이 찾아왔습니다. 바로 제 딸이 저에게 선물해 준 박동창 회장님의 책, 『맨발로 걸어라』 덕분이었습니다. 처음에는 맨발걷기가 얼마나 효과가 있을지 의심했지만, 책을 읽으면서 그 내용이 제게 큰 믿음과 용기를 주었습니다. 저는 이 방법이야말로 나를 살릴 수 있는 마지막 희망이라고 믿게 되었습니다.

당시 저는 앉지도 못하고, 서지도 못하고, 걷기는커녕 한 발자국도 내딛지 못하는 상태였습니다. 하지만 벽을 짚고 보름 동안 연습을 시작했습니다. 벽을 잡고 일어서려고 하면 넘어지고, 다시 일어나면 또 쓰러지고, 그렇게 반복하며 연습을 했습니다. 다리에 힘이 조금씩 생기기 시작한 후에는 집 근처 금대산에 가서 울면서 기어 올라가는 연습을 했습니다. 서 있을 힘도 없었고, 지팡이조차 제대로 잡을 수 없었지만, 포기하지 않았습니다. 매일같이 산을 기어오르며, 조금씩 조금씩 나아졌습니다.

2개월 정도 지나고 병원에 다시 가서 검사를 받았을 때, 믿기지 않게도 PSA 수치가 935에서 0.05로 내려갔습니다. 이 소식에 저뿐만 아니라 제 주치의, 그리고 제 아내까지 모두 놀랐습니다. 정말 기적과도 같은 일이었죠. 그 후에도 매일같이 산을 오르며 맨발걷기를 이어갔습니다. 매일 편도 2km, 왕복 4km를 걸었더니, 3개월 후 병원에서 다시 검사를 받았을 때 PSA 수치는 더욱더 낮아져서 0.008까지 내려갔습니다.

저는 이 경험을 통해 다시 한 번 맨발걷기의 힘을 확신하게 되었습니다. 원래 암세포가 전이되어 새까맣게 변했던 흉추 9번과 10번도 완전히 하얗게 변하여 정상으로 회복된 것을 확인할 수 있었습니다. 제 주치의는 이 결과를 보고 정말 기적이라고 할 수밖에 없다고 말했습니다. 이 모든 변화는 제가 맨발로 걷기 시작한 후에 일어난 일들입니다.

이러한 기적 같은 일이 저에게 일어난 것은 오로지『맨발로 걸어라』라는 책 덕분입니다. 만약 그 책을 만나지 않았더라면, 저는 지금 이 자리에 서있지 못했을 것입니다. 이미 세상을 떠났을지도 모를 일입니다. 그래서 저는 박동창 회장님께 진심으로 감사드립니다.

또한, 제 아내의 정성어린 내조가 없었다면, 이 모든 과정이 가능하지 않았을 것입니다. 아내는 매일 깨끗하고 신선한 생야채와 해산물로 저의 건강을 지켜주었습니다. 처음에는 식욕도 없고, 음식을 받아들이기 어려웠지만, 맨발로 걷기 시작한 후로 소화도 잘되고, 음식도 점차 맛있게 먹을 수 있게 되었습니다.

지금 저는 완치 판정을 받았고, 정상적인 생활을 하고 있습니다. 이 모든 것이 맨발걷기 덕분이며, 박동창 회장님의 지침 덕분입니다. 앞으로도 계속 건강을 유지하며 100세까지 건강하게 살 수 있도록 최선을 다할 것입니다. 제 이야기가 많은 암 환우들에게 희망이 되기를 진심으로 바랍니다. 감사합니다.

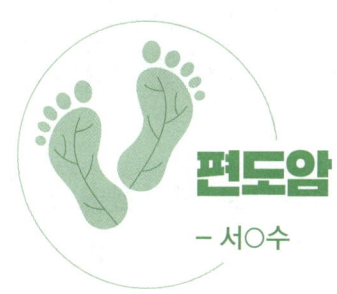

편도암
- 서○수

안녕하세요. 저는 구례 맨발걷기 지회장입니다. 저는 젊었을 때 굉장히 건강했지만, 12년 전인 63살 때 말기암 진단을 받았습니다. 편도에서 시작된 암이 온 몸으로 전이되어 목의 윗부분 절반을 잘라내는 수술을 받았습니다. 이 수술로 귀 뒤에서 가슴까지 횡막을 걷어내고 동맥도 꿰맸습니다. 로봇수술로 입속을 전부 드러냈습니다. 이로 인해 오른쪽은 피가 올라가지 않습니다. 동맥을 잘라버렸기 때문입니다. 동맥이 하나밖에 남지 않아 왼쪽에 스텐트 시술을 했습니다.

하지만 암 치료 후 5년이 지나 좋아졌다고 생각하여 무리하게 먹은 결과, 몸무게가 90kg까지 늘고 허리가 39인치가 되면서 다시 병이 찾아왔습니다. 오른쪽 목의 혈관이 다시금 1/3밖에 남지 않아 스텐트 시술을 또 받았습니다. 이후 통풍, 류마티스, 퇴행성 관절염 등 18가지 병이 생겨

12년 동안 세브란스 병원을 다니며 치료를 받았습니다. 그런데 3주 전, 병원에서 모든 병이 완치되어 다시 올 필요가 없다는 판정을 받았습니다.

저는 맨발걷기를 7개월 전부터 본격적으로 시작했습니다. 그동안 공부도 많이 하고 걷기도 열심히 하면서 건강을 되찾았습니다. 암도 완전히 치유되고 자가면역질환도 모두 치유되었습니다. 세브란스 병원에서는 더 이상 오지 말고 감기 걸리면 동네 병원에 가라고 했습니다. 저는 맨발걷기를 통해 병이 다시 생기지 않을 것이라는 확신을 가지게 되어 지회장에 자원했습니다.

저의 아내도 12년 동안 고생을 많이 했습니다. 제 아내는 소화가 잘되지 않아 활명수를 박스로 먹었는데, 맨발걷기를 시작한 후 소화 문제가 해결되어 활명수를 더 이상 먹지 않게 되었습니다. 어느 날 보니 활명수 박스에 거미줄이 쳐있는 것을 발견했습니다. 그만큼 건강이 회복된 것입니다. 지금 아내는 66살이고 저는 75살입니다. 75살임에도 불구하고 얼굴이 젊어 보이고 혈색도 매우 좋아졌습니다. 아들도 건강 관련 학문에서 석박사 과정을 공부하고 있습니다.

저는 맨발걷기를 통해 완전히 젊어진 기분을 느끼며 잠도 잘 잡니다. 반면 제 주변 친구들은 병원에 입원해 있거나 건강이 좋지 않은 상태인데, 저는 병에서 졸업하여 제

2의 인생을 살게 되었습니다. 오른쪽 뺨이 시퍼렇게 부어 있었고 여름에도 귀가 시렸는데, 지금은 혈색이 돌아오고 귀도 따뜻해졌습니다. 손도 차가웠지만 지금은 따뜻해졌고, 무릎도 아팠지만 이제는 뛰어다닙니다. 통풍과 류마티스 관절염 등 18가지 병을 극복했습니다.

통풍으로 인해 다리와 발가락이 바람만 불어도 아플 정도로 고통스러웠습니다. 지금은 발이 새까맣게 그을려 완전히 건강체로 재탄생했습니다. 암은 2011년도에 시작되어 12년간 고생했지만, 맨발걷기를 시작한 지 7개월 만에 완치되었습니다. 아내도 건강을 되찾았고, 병이 전화위복의 계기가 되었습니다. 저는 앞으로 건강하게 살다가 죽고 싶습니다. 이 모든 것이 맨발걷기의 위력 덕분입니다. 감사합니다.

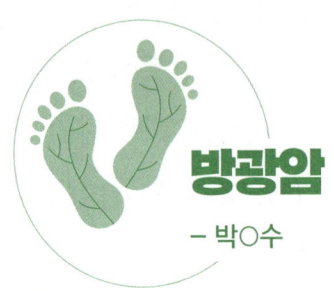

방광암
– 박○수

　안녕하세요, 저는 올해 74세이고 작년 11월 초에 방광암 3기 진단을 받았습니다. 진단을 받은 후 절망에 빠졌지만, 살고 싶은 강한 욕망에 서울 삼성병원을 찾았습니다. 3월에 방광암 수술을 통해 콩팥, 내관, 방광 일부를 완전히 절제했습니다. 수술 후에도 정상적인 생활을 할 수 있을 것이라는 희망을 품고 있었지만, 이후 이어진 세 번의 항암치료는 매우 힘든 시간이었습니다.

　치료 과정 동안 몸이 너무 힘들어서 일어나 걷기도 어려웠습니다. 내가 살 길은 운동밖에 없다는 생각으로 걷기를 시작했습니다. 다른 사람이 한 시간 걸을 거리를 저는 세 시간에 걸쳐 걸어야 했습니다. 그러다가 인천에 있는 아시아드 경기장에서 맨발로 걷는 사람들을 보고 나도 한번 해봐야겠다는 결심을 하게 되었습니다.

　맨발걷기를 시작한 지 20일 만에 자동차를 몰고 가까운

거리를 여행할 수 있을 정도로 기력이 회복되었습니다. 하나게 해수욕장이 접지에 좋다는 얘기를 듣고 차박을 하며 며칠간 맨발걷기를 지속했습니다. 그런 후 삼성병원에 가서 검사를 받았는데, 의사로부터 상태가 매우 좋아졌다는 이야기를 들었습니다. 더욱 희망을 가지고 적극적으로 맨발걷기를 실천했습니다.

8월 초부터 맨발걷기를 시작하여 9월 20일, 약 50일 동안 꾸준히 걸은 후 병원에서 '깨끗하다'는 진단을 받았습니다. 이후 10월 30일, 40일이 더 지난 시점에서 "암이 재발된 곳 없이 깨끗하다"는 말을 들었습니다. 4개월 후에 다시 검사를 받아도 같은 결과를 들었고, 이제는 5년 후를 기약하는 최고의 상황이 되었습니다.

골다공증에 대해서도 질문을 가지신 분들이 많이 있는데, 맨발걷기는 골다공증에도 효과가 있습니다. 접지한 후 잠을 자면 소변에서 칼슘과 인산 배출량이 현저히 줄어들고, 그것이 몸속에 남아서 뼈를 강화시켜주는 역할을 하기 때문입니다.

이 모든 것은 조물주의 섭리라고 생각합니다. 맨발걷기로 건강을 되찾은 저의 이야기가 많은 분들께 희망이 되길 바랍니다. 감사합니다.

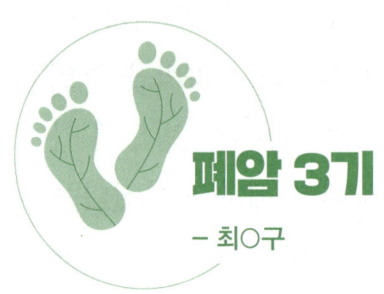

폐암 3기
– 최○구

저는 올해 69세로, 4년 전 폐암 3기 진단을 받고 항암과 방사선 치료를 받았지만 수술은 불가하다는 진단을 받았습니다. 폐암 진단 후 병원 치료를 받으면서 부작용으로 폐렴 치료도 1년 이상 하였습니다. 그런 처지였던 가운데 2020년 1월 5일, 컴퓨터 화면에 '맨발'이라는 단어가 크게 보이며 저에게 다가왔습니다. 그때부터 맨발걷기를 시작하게 되었습니다.

맨발걷기를 시작한 이후 대모산 성지에도 매일 다니며 아침과 저녁으로 1만 5,000보 이상을 걸었습니다. 그렇게 3년 7개월간 꾸준히 맨발로 걷다보니 지금은 의학적으로 암세포가 모두 소멸되었다는 진단을 받았습니다.

저는 맨발걷기가 활성산소를 없애고 면역력을 높이며 우리 몸을 지켜주는 최고의 수비대라는 확신을 가지게 되었습니다. 저는 지금도 최고의 암 치유책이 맨발걷기라고 확신하며, 주변 사람들에게도 적극적으로 맨발걷기를 권유하고 있습니다. 이를 위해 맨발걷기국민운동본부의 구로구지회를 구성하고 운영하고자 합니다.

맨발걷기를 통해 암의 재발과 전이를 막고, 더 건강한 삶을 살아갈 수 있다는 신념을 가지고 있습니다. 앞으로도 계속해서 맨발걷기를 실천하며 많은 사람들에게 이 방법을 전파할 것입니다.

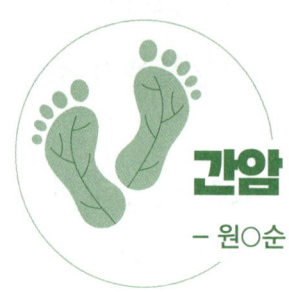

간암
– 원○순

저는 거제에 살고 있습니다. 여러분께 제 이야기를 나누고자 합니다.

2022년 6월, 저는 직장에서 갑자기 쓰러져 대학병원 중환자실로 실려갔습니다. 그곳에서 저는 간암 판정을 받았고, 간색전술을 시술받은 후 10일 동안 깨어나지 못했습니다. 가족들은 제가 죽은 줄로만 알았고, 저 자신도 천국과 지옥을 오가는 기분이었습니다. 다행히 천국에서 저를 다시 내려보내준 덕분에 겨우 깨어나 3일 후 일반 입원실로 옮길 수 있었습니다.

저는 건강관리공단의 권고로 1달 후에야 퇴원하게 되었습니다. 먹기도 힘들고 걷기도 어려운 상태였지만 살기 위해 거제도 근린공원을 찾았습니다. 처음에는 기어서 걷는 듯한 기분으로 30분 걷고 쉬기를 반복했습니다. 그러던 중 누군가가 유튜브에서 맨발걷기를 찾아보라고 권유해주었고, 박동창 회장님의 맨발걷기 영상을 보게 되었습니다. 그 후로 저는 맨발걷기를 시작하게 되었습니다.

맨 처음에는 1시간씩 걸어다녔지만, 점점 시간이 늘어났습니다. 2023년 1월에 다시 색전시술을 받았을 때는 맨발걷기의 효과 덕분인지 힘이 생겨 2일 만에 퇴원할 수 있었습니다. 그 후로는 하루 종일 산과 바다를 오가며 본격적으로 맨발걷기를 했습니다.

2023년 10월에 검사를 받았는데, 11월에는 간암 덩어리가 줄어들었다는 기쁜 소식을 들었습니다. 그 후로 동절기 100일 대장정을 하루도 빠지지 않고 참가했습니다. 맨발로 매일 3만 보를 걸었습니다. 결국 2024년 1월 병원 검진에서는 간수치가 모두 정상으로 돌아왔다는 놀라운 결과를 받았습니다.

이 모든 것은 매일 새벽 6시부터 지회장님과 부회장님의 도움을 받아 근린공원, 산, 바다를 하루 종일 맨발로 걸은 결과입니다. 정말로 감사드리고 존경합니다. 맨발걷기를 통해 저의 건강을 되찾을 수 있었던 이 기적을 여러분께도 꼭 나누고 싶습니다.

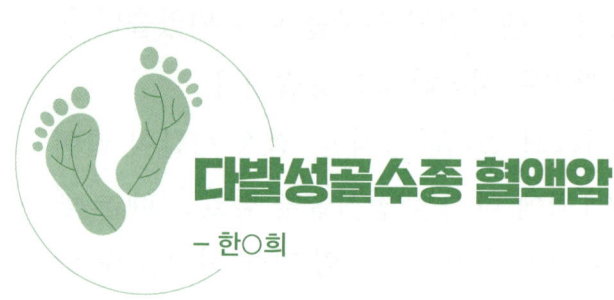

다발성골수종 혈액암
- 한○희

저는 하남시에서 왔습니다. 제 병에 대해 말씀드리자면, 저는 혈액암 중에서도 다발성 골수종을 앓고 있습니다. 이 병은 적혈구가 생성되지 않는 병으로, 현재 배우 안성기 씨도 이 병을 앓고 있는 것으로 알고 있습니다. 최근 급격히 늘어나고 있는 병이죠. 다발성 골수종에도 여러 종류가 있는데 저는 적혈구가 생성되지 않는 유형에 속합니다. 더욱이, 이 암이 제 신장을 공격해 급성 신장병까지 발병하게 되었습니다.

작년 11월 처음 이 병이 발병한 후, 지금까지 항암치료를 16번 받았습니다. 당시 의사들은 제게 45%의 확률로 2년을 더 살 수 있다고 했습니다. 서울대병원에서는 추가적인 항암치료를 권했지만, 저는 신장을 먼저 다스리기 위해 깊은 산속의 자연의원으로 들어가 한 달간 머물렀습니다. 현대의학에서는 신장이 나빠지면 회복이 불가능하다고 하지만, 저는 자연치유를 통해 신장을 회복시키려는 의지를 가지고 있었습니다.

저는 그렇게 건강에 대한 공부를 시작했습니다. 박동창 회장님의 책도 세 권이나 사서 읽고 있었죠. 깊은 산속에서 신장을 다스리면서 이렇게 많은 공부를 하다 보니 이제는 자신감이 생겼습니다. 특히, 맨발걷기가 제 건강 회복에 큰 도움을 줄 것이라는 확신이 들었습니다.

맨발걷기를 시작하기 전에는 온몸이 아파 걸을 수조차 없었습니다. 암이 뼛속까지 전이되어 작년 11월에는 걷지도 못했습니다. 그러나 추운 겨울에도 구멍 뚫린 덧신을 신고 경주에서 맨발로 걷기 시작했습니다. 그때부터 제 건강은 점차 나아졌습니다. 현재는 하남에서 가까운 금대산을 자주 오르며 맨발걷기를 계속하고 있습니다.

맨발걷기를 시작하면서 제 건강 상태는 놀라울 정도로 개선되었습니다. 예전에는 피가 생성되지 않아 보름에 한 번씩 수혈을 해야 했습니다. 하지만 6월부터 8월까지 3개월간 항암치료를 거부하고, 8월에 검사 결과를 보니 헤모글로빈 수치가 9.1까지 올라갔습니다. 그 이후로는 수혈이 필요 없게 되었고, 의사도 수혈을 하지 않아도 된다고 했습니다. 저는 음식 조절과 맨발걷기를 꾸준히 실천하며 건강을 회복하고 있습니다.

서울대병원에서는 2개월에 한 번씩 검진을 받으라고 하

지만, 저는 괜찮다고 했습니다. 병원에서 처방받은 약도 하나도 먹지 않고 있습니다. 원래 신장의 크레아티닌 수치가 4였는데, 현재는 2.1까지 내려갔습니다. 정상인의 수치는 0.4에서 1.2 사이입니다. 저와 같은 시기에 진단받은 환자들이 대부분 투석을 받다 사망했지만, 저는 신장 수치가 크게 개선되었습니다.

또한, 암 수치도 크게 줄어들었습니다. 처음 진단받았을 때 36%였던 암 표지자 수치가 현재는 6.1%까지 내려갔습니다. 저는 앞으로도 이렇게 생활하면 지금까지 살아온 것보다 훨씬 건강하고 젊게 살 수 있을 것이라는 확신을 가지고 있습니다.

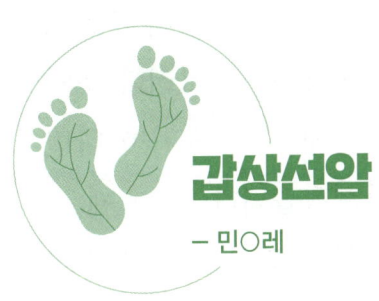

갑상선암
– 민O레

안녕하세요, 저는 올해 65세가 됐습니다. 맨발걷기를 시작한 지는 3년 정도 되었어요. 57세에 갑자기 이유 없이 기운이 떨어져 밥숟가락도 못 들 정도로 힘들게 지냈습니다. 그때는 마치 산 송장처럼 살았어요. 뜨거워도, 추워도 밖에 나가지 못하고 링거를 1년 넘게 맞으며 지냈습니다. 그러던 중 갑상선암 진단을 받았고, 자율신경도 매우 불안정하다는 진단을 받았습니다. 그동안 목 디스크와 허리 디스크도 심했고, 종합병원 같은 몸 상태였죠. 그럼에도 불구하고, 예쁜 딸이 있어서 버틸 수 있었습니다.

삶의 의욕이 없어 죽고 싶다는 생각을 세 번이나 했어요. 밥숟가락도 들지 못해 밥도 못 먹고 체중이 45~46kg밖에 나가지 않았습니다. 걷지도 못해 화장실 가는 것도 무서웠고, 완전히 폐인처럼 겨우 숨만 쉬며 살았습니다.

그 일이 벌어진 지 8년이 되었네요. 공황발작도 겪어 응급실에 간 적도 있었습니다. 예전에도 산에 다니며 맨발로 걷기는 했지만, 본격적으로는 하지 않았어요. 그러다 우연히 맨발걷기국민운동본부 카페를 알게 되어 죽기 아니면 살기라는 마음으로 천천히 걷기 시작했습니다. 그때 제 고통은 이루 말할 수 없었어요. 갑상선암 진단을 받고 추적 관찰에 들어갔고, 먹는 것도 조심하며 오로지 맨발걷기만 했습니다.

맨발로 걷기 시작한 지 3~4개월 되었을 때, 혹이 커졌다는 말을 들었습니다. 하지만 실망하지 않았어요. 느낌이 좋았기 때문에 계속 걸었고, 1년에 한 번씩 추적 관찰을 받으며 검사를 했습니다. 2년 후에는 검사 결과를 들으러 갔는데, 초음파 검사를 하신 선생님이 할 말이 있다고 해서 수술을 해야 하나 싶어 무서웠습니다. 하지만 검사 결과, 더 이상 검사하러 오지 않아도 된다는 소식을 들었습니다. 혹이 작아졌는지 커졌는지, 없어졌는지 묻지도 않고 감사한 마음으로 나왔습니다. 지금 생각하면 자세히 물어볼 걸 후회되기도 하지만, 결과만 좋으면 된다고 생각했습니다.

자율신경도 많이 좋아졌습니다. 겨울에도 맨발걷기를 했어요. 첫 해에는 추운 데 나가면 심장이 벌렁거리고 떨려서 못했지만, 두 번째 해부터 조금씩 걷기 시작하니 두려움이 사라졌습니다. 여름에도 대모산에 가서 돗자리 펴고 도시락을 먹고 다녔습니다. 매일같이 걷다 보니 족저근막염에 걸렸을 땐 발도 아프고 잠도 못 자고 했지만, 잠 잘 땐 잘 자고 못 잘 때는 그냥 내버려 두었습니다. 발도 찔려 보름 동안 고생도 해봤지만, 그 후 면역이 생겨 두려움이 없어졌습니다.

저는 음악을 들으면서 걷기보다는 땅과 교류하며 자연 속에서 바람을 느끼며 감사하는 마음으로 걷습니다. 지금 제 장딴지는 살이 쪄서 튼튼해졌고, 자연에 대한 감사도 느끼며 살고 있습니다. 아플 때는 그냥 나가서 맨발로 걷습니다. 그래서 지금 까만 제 발이 너무 예뻐요.

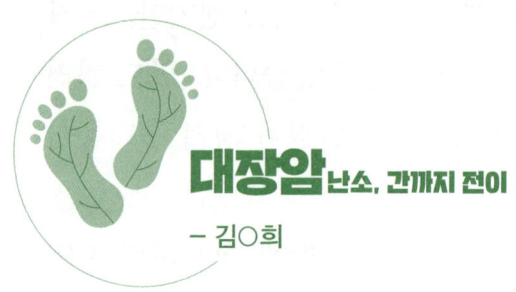

대장암 난소, 간까지 전이
― 김○희

　안녕하세요, 저는 올해 66세입니다. 8년 전 대장암 4기 진단을 받고 난소, 자궁, 간까지 전이되어 총 4번의 대수술을 받았습니다. 지금까지 약 100번의 항암치료를 받았고, 현재도 항암 중입니다. 최근에는 독한 신약을 투약하고 있어 성대에 후유증이 와서 목소리가 변했습니다.

　작년 9월, 전립선암 말기 환자가 두 달 만에 완치되었다는 영상을 박동창 회장님 유튜브에서 보고, 그 다음날부터 맨발걷기를 시작했습니다. 지금도 항암치료의 부작용을 맨발걷기로 견디고 있습니다. 암 종양 수치가 400대까지 올라가고 아랫도리로 번져가고 있어서 신약을 쓰고 있는데, 그 신약이 엄청 독한데도 이렇게 견뎌내는 것은 맨발걷기 덕분인 것 같습니다.

　처음에는 대장암 수술로 20cm를 절제했고, 6개월 만에 난소로 전이가 되었습니다. 1년 후 자궁으로 전이되었고,

그 다음에는 간으로 전이되었습니다. 간은 고주파 치료를 받았고, 나머지는 모두 수술로 제거했습니다. 이후로도 쉬지 않고 항암치료를 하다 보니, 현재는 일반 항암제가 듣지 않아 신약을 사용하고 있으며, 난소와 자궁으로 전이되었던 자리는 유착이 심해 수술도 불가능하다고 합니다. 그래서 매일 탄금대 숲길을 걷고 있습니다.

통증이 올 때는 자기 최면을 걸어 '암세포야 모두 사라져라, 모두 죽어라'라고 되뇌입니다. 그렇게 30분 이상 걷다 보면 통증이 사라집니다. 매일 1시간 정도 걷고 있으며, 날마다 365일 맨발로 숲길을 걷고 있습니다.

의사 선생님과 상의는 계속하고 있지만, 맨발로 걷는 것이 근원적으로 암의 원인을 해소해주기 때문에 더 이상 악화되지 않을 것이라 믿고 있습니다. 하루에 두 번, 세 번으로 횟수를 늘려 숲에서 전화도 하고, 책도 읽으며 건강하게 살도록 노력하고 있습니다.

항암 중에도 해맑은 미소와 고운 모습을 유지할 수 있는 것은 맨발걷기 덕분이라고 생각합니다. 저는 반드시 치유될 것이라 믿고 있습니다. 감사합니다.

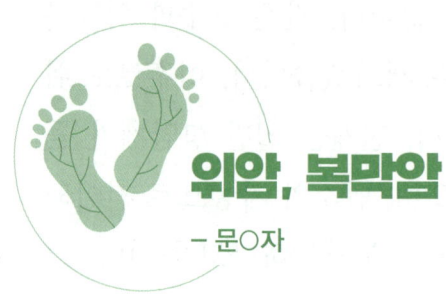

위암, 복막암
– 문O자

안녕하세요, 저는 77세로, 2020년 10월에 위암 수술을 받았습니다. 수술 후 8차례의 항암치료를 마친 후, 복막에 암이 새로 생겼다는 진단을 받았습니다. 그 후로 저는 하루 종일 개화산에서 맨발로 걷고 땅과 접지하는 삶을 살며 치유의 기적을 경험하게 되었습니다. 최근 병원에서 혈액검사를 받았는데, 의사가 혈액이 너무 깨끗하다고 놀라며 암의 재발이 없을 것이라는 진단을 받았습니다. 덕분에 지금은 암이 완치된 상태입니다.

제가 맨발걷기를 시작한 건 작년 6월 12일부터입니다. 집에서 아침 11시에 나와 도시락과 간식을 챙겨 산에 올라갑니다. 여름에는 저녁 7시, 겨울에는 5시 반이나 5시에 산에서 내려오죠. 하루 종일 산에 있지만, 계속 걷는 것은 아닙니다. 중간중간 평상에서 쉬고 땅과 접지하며 앉아 있기도 합니다. 추울 때는 작은 이불을 덮고, 딸이 사준 오리

털 바지와 여러 겹의 옷을 입고 다녔습니다. 이렇게 하면 하루 종일 산에 있어도 춥지 않습니다.

지난 10월 25일 외과에서 피검사를 했는데, 의사가 혈액이 너무 맑아졌다고 해서 놀랐습니다. 원래 항암치료는 작년 5월까지 8번 했고, 이후에는 산에 다니며 몸을 회복했습니다. 병원에서 항암치료 후 두 달 만에 복막에 암이 전이되었다고 했지만, 저는 별다른 치료를 하지 않고 꾸준히 산에 다녔습니다. 3개월 후에 병원에서 검사를 받았더니 많이 좋아졌다고 했습니다.

처음에 맨발걷기를 시작하게 된 것은 항암치료 후 개화산에 갔을 때입니다. 개화산에는 정부에서 조성한 황토 맨발걷기 길이 있습니다. 처음에는 맨발로 걷는 것이 힘들었지만, 계속해서 도전했습니다. 비가 오거나 눈이 와도 하루도 빠지지 않고 맨발로 걷기 운동을 했습니다. 지금은 몸이 완전히 회복되었지만, 손발 저림만 남아 있습니다. 이 또한 시간이 지나면 좋아질 것이라고 믿습니다.

위암은 수술로 완치되었고, 복막암도 자연스럽게 치유되었습니다. 이제 저는 밥도 잘 먹고, 변도 잘 보고, 아침에 일어나면 꼭 화장실을 갑니다. 제 나이가 77세지만 목에 주름도 없고 얼굴은 복사꽃처럼 젊음을 유지하고 있습니다. 하루 종일 개화산에서 맨발로 걷고 땅과 접지하며 살아온 덕분입니다.

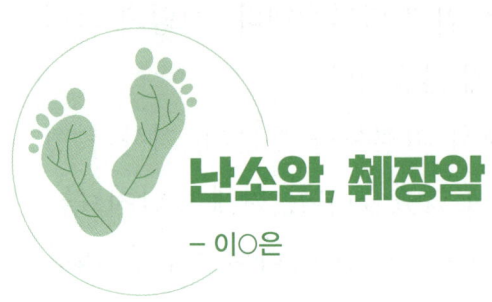

난소암, 췌장암
– 이○은

안녕하세요, 저는 순천에 사는 60세입니다. 저는 난소, 직장, 맹장, 쓸개, 림프, 비장이 없습니다. 2018년에 난소암 판정을 받고 항암치료를 여섯 번 했어요. 정말 건강해진 줄 알았는데, 3년 반이 지나서 재발했어요. 수술을 했고, 의사들이 난소를 수술하면서 비장과 맹장도 제거했습니다. 병원에서 항암치료를 또 여섯 번 했고, 1년 반 후에 이번에는 췌장암이 생겼다는 소식을 들었습니다.

그때 저는 병원에 맡겨서 내 장기를 다 떼어내고 죽는 것이나 밖에서 살다 죽는 것이나 똑같겠다는 생각이 들었어요. 그래서 자연치유로 이기리라고 결심했습니다. 편백숲에 가서 하루 종일 앉아있고, 운동도 열심히 했지만, 치유가 되지 않았습니다.

어느 날 동네 언니가 학교 운동장에서 같이 걷자고 해서 나갔는데, 어떤 분이 맨발로 걷고 있는 걸 보고 이유를 물었습니다. 그분이 맨발로 걸으면 다 나을 수 있다고 하길래, 그 자리에서 신발을 벗었습니다. 그 후 순천지회 톡방에 초대받아 들어가니 회원이 350명 정도 있더라고요. 첫 모임에 동네 80대 할머니를 모시고 갔고, 거기서 박동창 회장님의 책을 알게 되어 아들에게 책을 사달라고 했어요. 책을 읽고 나니 맨발걷기와 접지라는 것에 대해 알게 되었고, 매일 세 번 맨발로 걷기 시작했습니다.

췌장암 판정 후 병원을 나와 그냥 살다가 죽겠다고 생각했는데, 맨발로 걷기 시작하면서 변화가 나타났습니다. 3개월 후 병원 검진에서 혈액 수치가 내려간 것을 확인했어요. 의사는 수술을 권유했지만, 크기가 그대로라 수술하지 않기로 했습니다. 3개월 후 또 병원에 가서 검진했을 때 암세포가 자라지 않았다는 소식을 들었습니다. 작년 12월 말과 올해 1월 2일 검진에서는, 암 크기가 줄어들지 않았지만, 혈액 수치가 더 내려갔다는 걸 확인했습니다.

55세에 암 수술을 하면서 환갑까지 살 수 있을지 의문이었는데, 지금은 환갑을 맞이했습니다. 어제는 지인이 환갑 떡을 많이 해줘서 주변 사람들과 나눠 먹었어요. 건강하게 살면 70, 80, 90까지 떡을 해주겠다고 하더군요.

저는 맨발걷기를 통해 몸의 변화를 경험하며, 자연치유의 힘을 믿게 됐습니다. 앞으로도 꾸준히 이어나갈 생각입니다. 감사합니다.

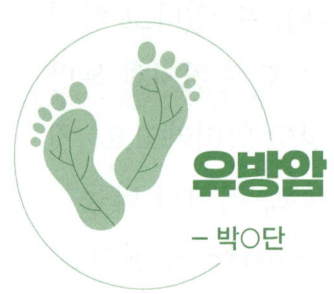

유방암
― 박○단

    저는 순천에 살며 올해로 64세입니다. 저는 두 번이나 유방암에 걸린 경험이 있습니다. 처음 암 진단을 받은 건 제가 40대 후반이었으니, 벌써 16년이 지났네요. 그때는 정말 하늘이 무너지는 것처럼 너무 힘들었어요. 하지만 제 성격이 조금 강한 편이라, '내가 이겨낼 수 있다'는 생각을 하게 되었어요. '지금 죽으면 너무 억울하다'는 마음도 들었고요. 그래서 수술을 받은 후에도 누워있지 않고 계속 걸으려고 노력했어요. 그때는 제가 열심히 살다보니 이런 병에 걸렸다고 생각했어요.

    당시에는 맨발걷기라는 걸 몰라서 신발을 신고 전국의 산을 다니며 열심히 걸었어요. 그런데 암이 2017년에 다시 재발했을 때, 우연히 유튜브를 통해 맨발걷기가 건강에 좋다는 걸 알게 되었습니다. 그때부터 맨발걷기를 시작해서 지금까지 4년째 이어오고 있습니다. 맨발걷기를 시작한 후로 제 삶은 많이 달라졌어요. 무엇보다도 건강에 대한 자신감이 생겼고, 삶에 대한 태도가 긍정적으로 바뀌었습니다. 맨발로 걷다 보면 땅을 보고 걸어야 하니까 자연스럽게 겸손해지고, 마음의 여유도 생기며 욕심도 많이 내려놓게 되었어요. 그리고 선한 일을 하고 싶다는 마음도 생기더군요, 그것도 앞장서서요.

올해 3월 6일에 병원에 가서 검사를 받았는데, 의사 선생님이 암이 깨끗이 사라졌다고 하셨어요. 저는 맨발걷기가 큰 역할을 했다고 생각합니다. 그리고 식도 후두염도 나아셨어요. 식도 후두염은 2년 전에 생겼지만, 병원에 기지 않고 맨발걷기로 자연스럽게 나았죠.

또 하나 놀라운 변화는 남편과의 관계입니다. 제 남편은 특수부대 출신인데, 저는 그동안 그가 단순히 술주정을 부린다고만 생각했어요. 그런데 작년에야 그게 술주정이 아니라 정신질환이었다는 것을 알게 되었습니다. 38년 만에 남편을 이해하게 된 거죠. 이 또한 맨발걷기를 통해 제 아집이 풀리고 변화된 덕분이라고 생각해요. 이제는 남편이 변해야 한다고 생각하기보다, 제가 변하면서 남편을 이해하게 되었어요. 지금은 남편도 맨발걷기를 하고 있어요. 저는 요즘 제 삶에서 가장 행복한 시간을 보내고 있어요. 감사합니다.

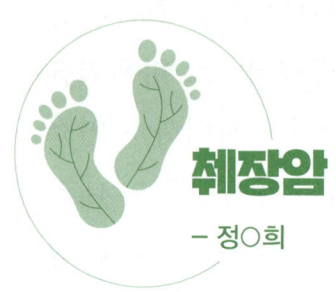

췌장암
- 정○희

저는 올해 80세입니다. 30년간 공직 생활을 했습니다. 제 이야기는 2023년 4월 27일, 갑작스러운 복통으로 병원을 찾으며 시작되었습니다. 그곳에서 췌장암 4기, 간 전이 진단을 받았습니다. 혹시나 하는 마음에 한 달 반 후 삼성병원에서도 다시 검사를 받았지만, 결과는 같았습니다. 이후 큰 병원에서 6월 말부터 항암치료를 시작했습니다.

항암치료를 시작하면서, 8월 말부터 맨발걷기를 시작했습니다. 집 근처 작은 750m 야산에서 하루에 만 보씩 두 시간 정도 걸었습니다. 한 달 후 9월 말에 검사를 받았으나, 췌장과 간의 암세포는 변동이 없었습니다. 그래서 항암약의 단위를 올리고 3회 더 항암치료를 받았습니다.

11월 중순, 검사를 받았더니 간의 암세포는 사라지고 췌장에만 조금 남아있다는 희망적인 결과를 받았습니다. 그리고 또 3회 더 항암치료를 했습니다. 동절기를 맞아 과천 우림농원 비닐하우스에서 하루 4~5시간 맨발걷기를 한 달 정도 지속했습니다. 2024년 1월 6일 병원 검사를 받았더니, 암세포가 모두 사라졌다는 놀라운 결과를 들었습니다. 담당 의사 선생님도 매우 놀랐습니다.

이 모든 과정은 현대의학과 맨발걷기의 아름다운 협치 사례라고 생각합니다. 맨발걷기를 통해 머리가 어지럽던 상황이 해결되고, 15년 동안 고통받던 안구 건조증도 나았습니다. 의사 선생님도 "아버님 같은 분만 계시면 대한민국에 암 환자가 하나도 없을 것"이라고 말씀하셨습니다. 다른 사람들은 신발을 신고 다니지만, 저는 맨발로 걸으면서 건강을 되찾았습니다.

또한, 맨발걷기를 통해 안구 건조증도 사라졌습니다. 그래서 이제 몸에 이상이 없습니다. 음식은 특별히 가리지 않습니다. 먹고 싶은 것은 먹었고, 한약은 일절 먹지 않았습니다.

지금은 얼굴이 맑고 깨끗해졌고, 혈액순환이 잘 되어 장기 활동이 활발해졌습니다. 어지러움 증상도 없어졌고, 잠도 잘 잡니다. 맨발걷기를 통해 건강이 최상인 상태에 도달했습니다. 그래서 열심히 맨발걷기를 하면서 의사 선생님께도 이 비밀을 알려드려야겠다는 생각이 듭니다. 축하를 받아야 할 일이지만, 저는 그저 감사한 마음뿐입니다.

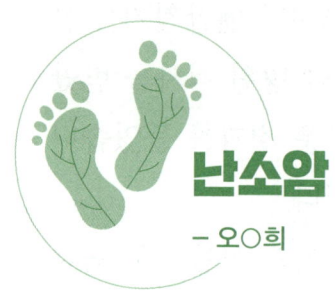

난소암
― 오○희

 안녕하세요, 저는 평택 지회장입니다. 제 이야기를 들려드리고자 합니다. 2022년 8월 20일, 건강검진을 받았는데 아랫배에 복수가 있고 난소가 보이지 않는다는 전화를 받았습니다. 급히 서울 병원에 예약하고 8월 22일 CT와 MRI를 찍었습니다. 8월 25일 난소암이 복막에까지 전이되었다는 진단을 받았습니다.
 9월 1일 입원 후 2일 아침 7시에 복강경 수술을 했고, 난소암 확진을 받았습니다. 이후 선先항암 3회를 진행했고, 복막에 암세포가 많아 개복 수술을 계획했습니다. 11월 30일에 개복 수술을 했고, CT 결과 45개의 암세포를 모두 제거했습니다. 복막에만 암세포가 있어 기타 장기를 건드리진 않았지만, 수술 과정에서 자궁을 적출했습니다.
 항암치료는 3주 간격으로 진행했으며, 대전 한방병원에서 치료를 병행했습니다. 6개월간 여섯 번의 항암을 마쳤고, 종양 수치는 17로 떨어졌습니다. 면역항암제를 1년 반 동안 복용해야 했는데, 약값이 한 달에 450만 원이나 됐습니다. 3개월 후 CT 결과 림프구가 커져 다시 항암을 시작했습니다. 탁솔과 아바스틴을 사용하는 치료를 12주 동안 진행했고, 중간에 힘들어서 일주일을 쉬기도 했습니다.

첫 번째 항암치료 후에도 암세포가 남아 있어 두 번째 항암치료를 시작했습니다. 12월 28일, 두 번째 항암치료를 마쳤고 종양 수치는 기준치 이하로 떨어졌습니다. CT 결과 암세포가 모두 사라졌다는 기쁜 소식을 들었습니다. 이제 2개월마다 종양 수치 검사를 받으며, 6개월 후 CT를 찍을 예정입니다.

암세포가 사라진 것은 항암치료뿐만 아니라 맨발걷기의 효과도 컸습니다. 저는 여름에는 하루 14시간, 겨울에는 5~6시간 맨발로 걷기를 했습니다. 처음에는 한 시간 두 시간 걷기 시작했지만, 암이 재발하면서 걷는 시간을 늘리기 시작했습니다. 평택 배다리공원에 500m 맨발길을 개척했고, 지금은 하루에 200명 정도가 걷고 있습니다.

암 환우분들께 드리고 싶은 말씀은, 밥 먹고 잠자는 시간을 제외한 모든 시간을 흙 위에서 맨발로 보내야 한다는 것입니다. 이렇게 한다면 암을 이길 수 있다고 확신합니다. 모두 건강을 되찾으시길 바랍니다.

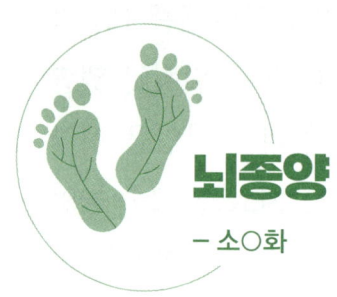

뇌종양
– 소○화

저는 남원에서 자영업을 하고 있는 60대 남성입니다. 취미로 가축과 난을 키우며 지내던 중, 2021년 12월에 큰 사고를 당해 머리를 다쳤습니다. MRI 검사와 봉합술을 위해 기본 검사를 받는 과정에서, 2021년 건강검진 때는 발견되지 않았던 폐 부분의 이상 음영이 발견되었습니다. 이후 좌측 폐암 판정을 받았고, 2022년 2월에는 좌측 폐 일부 절제술을 받았습니다. 절제술 후에도 암이 전이될 것을 우려해 항암치료를 네 번 더 받았습니다.

하지만 2022년 12월에 우측 폐와 뇌에 암이 전이되었음을 알게 되었습니다. 뇌에는 전이된 암세포가 다섯 개나 있어서 큰 걱정이었습니다. 표적항암제를 처방받았지만, 이는 폐를 위한 치료 방법이지 뇌종양을 치료할 방법은 아니었습니다. 선택의 여지가 없었던 저는 2023년 2월 초, 소승호 씨의 권유로 맨발걷기를 시작했습니다. 맨발걷기가 생소했지만, 희망을 잃지 않고 남원의 덕음산 애기봉을 하루 3시간, 광암산을 하루 2시간씩 격일로 맨발로 걸었습니다.

그리고 2023년 3월 초, 다섯 개의 뇌종양을 치료하기 위해 감마 나이프 방사선 치료 수술을 받았습니다. 주치의는 수술이 4시간 이상 소요될 거라고 했지만, 믿을 수 없는 일이 일어났습니다. 다섯 개의 뇌종양 중 세 개가 흔적도 없이 사라졌습니다. 나머지 두 개만 방사선 치료를 받아 수술 시간은 2시간으로 단축되었습니다. 현재는 주기적으로 경과 관찰을 하고 있습니다.

만약 다른 곳으로 전이되었을 때 실망하고 자포자기했다면 오늘의 저는 없었을 것입니다. 이 자리를 빌어 맨발걷기를 소개해준 지인에게 감사 인사를 전합니다. 앞으로도 맨발걷기를 꾸준히 이어갈 것입니다. 저와 같은 상황에 처한 분들에게 도움이 되고자 노력하며 남은 시간을 보내겠습니다. 감사합니다.

또한, 제가 직접 경험한 치유 사례를 통해 암뿐만 아니라 더한 병도 맨발걷기를 통해 나을 수 있음을 보여드리고 싶습니다. 감사합니다.

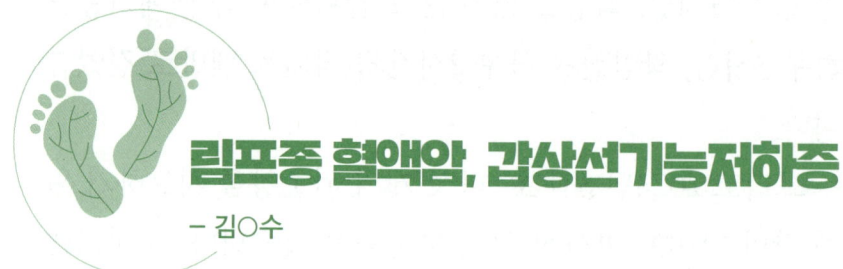

림프종 혈액암, 갑상선기능저하증
– 김○수

저는 림프종 혈액암에 걸렸던 경험이 있고, 갑상선기능저하증으로 7년 동안 약을 복용해왔습니다. 올해 1월 말쯤, 림프종 혈액암이 재발하여 교수님의 권유로 항암치료와 임상약을 병행하기로 했습니다. 초기 계획은 1년 동안 치료를 받는 것이었지만, 중간에 맨발걷기를 시작하게 되면서 제 인생이 변하기 시작했습니다.

항암치료 3개월째에 맨발걷기를 시작했고, 그 후 3개월, 총 6개월 만에 항암치료를 조기 완성할 수 있었습니다. 처음에 교수님께 맨발걷기에 대해 말씀드렸더니 산에서 걷는 것은 매우 위험하다며 반대하셨지만, 저는 이미 몇 번 산에 다녀온 후 에너지가 생기는 느낌을 받아 계속 걷게 되었습니다. 결국 교수님도 제가 공원에서 가볍게 산책하는 것은 괜찮다고 하셔서, 그렇게 맨발걷기를 병행하며 치료를 이어갔습니다.

항암치료가 갈수록 힘들어졌지만, 제 몸이 조금씩 좋아지는 것을 느꼈습니다. 5개월째쯤에는 항암치료가 더 힘들다고 교수님께 말씀드렸더니, 검사 결과 암세포가 많이 깨끗해졌다고 하셨습니다. 결국 6개월째 검사를 마치고, 교수님께서 이제 항암치료를 그만해도 되겠다고 하셨습니다. 지금은 항암치료 없이 맨발걷기로만 건강을 유지하고 있습니다.

또한, 갑상선기능저하증으로 7년 동안 약을 먹어왔는데, 최근 3개월 동안 맨발걷기를 하면서 갑상선 수치도 많이 좋아졌습니다. 20일 전 검진에서는 필요한 수치가 100에서 70으로 내려갔기에, 의사 선생님께서 약을 조정해주셨습니다. 한 달 후 다시 검진을 받고 상태를 확인하기로 했습니다.

맨발걷기의 효과를 확신하게 되었습니다. 하나님께 감사드리며, 이끌어주신 회장님과 함께 걷는 모든 분들께 감사의 말씀을 전하고 싶습니다. 여러분의 격려와 응원이 저에게 큰 힘이 되었습니다. 앞으로도 계속 맨발걷기를 실천하여 건강을 지키고, 더 나아진 결과를 여러분께 전해드릴 수 있도록 하겠습니다. 감사합니다.

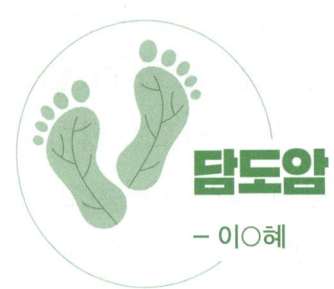

담도암
- 이○혜

2021년 3월, 제게 간내 담도암 3기라는 원치 않는 암이 찾아왔습니다. 항암치료를 15번 받았고, 같은 해 6월 14일에 간을 70% 절제하고 담낭도 절제하는 큰 수술을 받았습니다. 암이 없어질 거라고 생각했지만, 수술 후 담즙이 새는 문제가 발생했습니다. 이로 인해 다시 개복 수술을 할 수 없었고, 1년 반 동안 누워서 지내야 했습니다.

처음 10개월 동안 배액관을 차고 거의 누워만 있었습니다. 담즙이 새면 엠브란스를 불러 한 달에 한 번씩 입원을 반복했습니다. 그렇게 큰 수술과 항암치료를 25번이나 받았지만, 배액관을 차고 있는 상황에서는 맨발걷기를 할 수 없었습니다. 그러나 마음속에는 맨발걷기를 해야겠다는 강한 마음이 있었습니다.

배액관을 제거한 후, 보호자의 부축을 받아 산에 가기 시작했습니다. 흙길이 나오면 무조건 신발을 벗고 맨발로 걸었습니다. 처음에는 주말에만 할 수 있었지만, 그 짧은 시간 동안 제 컨디션이 급속도로 좋아지는 것을 느꼈습니다. 어느 날 평일에 보호자 없이 혼자 산에 갔지만, 체력이 부족해 도중에 돌아오게 되었습니다. 그 후 거의 매일 맨발걷기를 시작했고, 6개월 만에 건강이 많이 회복되었습니다. 지금은 암 환자로 보이지 않을 정도로 좋아졌지만, 여전히 4개월에 한 번씩 검진을 받고 있습니다.

암 치료 중이던 시기에 코로나가 번성했지만, 주말에는 멀리 있는 산에도 다녔습니다. 3~4시간 거리를 당일로 다녀오기도 했습니다. 맨발걷기를 하고 나면 컨디션이 좋아져 밤에 돌아와도 피곤하지 않았습니다. 4개월마다 받는 검진에서는 아직까지 암 전이 소견이 없습니다.

저는 숲속에서 맨발걷기를 할 때마다 꺼진 유전자가 다시 켜지는 느낌을 받았고, 치유될 것이라는 확신을 가졌습니다. 항상 감사하는 마음으로 걷는 것이 중요하다고 생각합니다. 암에 걸렸지만 걸을 수 있음에 감사했고, 지금도 행복하게 걷고 있습니다. 앞으로도 건강이 계속 좋아질 것이라고 믿습니다. 최근 다리가 골절되었지만, 아침에 2시간 반, 오후에도 1시간 반씩 맨발걷기를 하고 있습니다. 감사합니다.

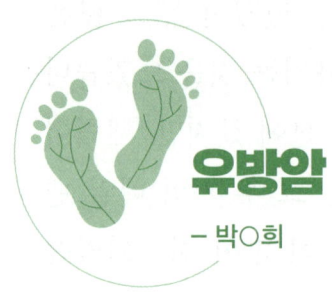

유방암
— 박○희

저는 약사로 40년 동안 일해왔고, 만능 스포츠 선수로서 건강을 자부하며 살아왔습니다. 저는 매일 2만 보에서 3만 보를 걸었고, 골프, 테니스 등 안 해본 운동이 없을 정도로 활동적이었습니다. 제 건강에는 항상 자신이 있었고, 고추장, 된장, 김장김치 등 모든 음식을 직접 만들어 먹으며 생활했습니다.

그러던 중, 2023년 2월에 유방암 3기 진단을 받게 되었습니다. 겨드랑이에 통증이 있어 동네 병원에 갔는데, 큰 병원에서 유방암이라는 소식을 들었습니다. 그때부터 제 삶은 완전히 달라졌습니다. 항암치료를 시작하며 모든 근육이 사라지고 손톱, 발톱이 새카맣게 변했으며, 머리카락도 빠졌습니다. 특히, 한 달 동안 밥을 먹지 못해 거의 집에 누워 지내야 했습니다. 4월에 약국을 접고 항암치료에 집중했습니다.

그러다 우연히 유튜브에서 맨발걷기를 알게 되었고, 5월부터 맨발로 걷기 시작했습니다. 맨발로 걸으니 밥을 먹을 수 있게 되었고, 그로 인해 조금씩 힘이 생겼습니다. 맨발걷기를 시작하면서부터 방귀와 트림이 나오기 시작했는데, 이는 저에게 생명의 징후처럼 느껴졌습니다.

저는 매일 아침 도시락을 싸들고 부천 원미산에 가서 하루 종일 맨발로 지내고, 저녁에 퇴근하는 생활을 시작했습니다. 가끔은 영종도 바닷가에 가서 바닷물 접지를 하기도 했습니다. 2개월 반 만에 오른쪽 유방의 암이 사라지고, 왼쪽 유방의 암이 반으로 줄었습니다. 손톱도 새로 하얗게 자라났고, 소변의 pH가 산성에서 중성 또는 알칼리성으로 변하는 놀라운 변화를 겪었습니다.

아직 완치라고 말하기는 이르지만, 항암 8회와 맨발걷기를 병행하며 암이 소멸되는 과정을 겪고 있습니다. 앞으로도 매일 맨발로 살며 완치를 향해 나아가고자 합니다.

맨발걷기가 회장이라면 바닷가 어싱은 왕 회장이라고 생각합니다. 다음 주 목요일에 항암치료가 있는데, 그 전날 바닷가 어싱을 하러 갈 계획입니다. 그 다음 날 암 수치가 얼마나 나오는지 보고 싶습니다. 저는 죽음에서 살아난 여자입니다. 감사합니다.

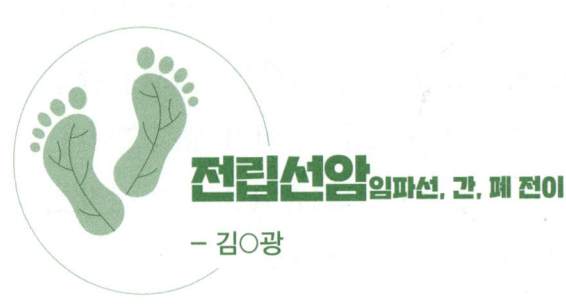

전립선암 임파선, 간, 폐 전이
— 김○광

저는 69년생으로 2022년부터 소변에 핏덩어리가 쏟아져 나오는 혈뇨, 급박뇨, 야간뇨로 고생했습니다. 특히 야간뇨로 인해 잠을 제대로 이루지 못했고, 화장실에 갈 때마다 고통스러웠습니다. 처음에는 단순한 비대증으로 생각하고 9월에 병원에 가서 PSA 수치를 검사했는데, 비대증으로 나와 시술을 받았습니다. 그러나 시술 후 증상은 더욱 심해졌고, 다시 병원을 찾게 되었습니다.

2023년 1월 9일, PSA 수치가 5.0718로 높게 나왔고, 이후 추가 검사에서 전립선암 4기, 뒷골뼈, 임파선, 간, 폐로 전이된 상태라는 충격적인 진단을 받았습니다. 의사로부터 수술이 불가능하다는 말을 들었을 때, 저는 큰 절망감을 느꼈지만, 아내와 가족에게는 강한 모습을 보이려고 애썼습니다.

암 진단 후, 저는 운동만이 살 길이라고 생각해, 천문대를 오르며 운동을 시작했습니다. 그러나 항암치료를 받으며 면역력이 떨어지는 것을 경험했고, 운동의 효과에 의문을 가지게 되었습니다. 그러던 중 우연히 황톳길을 발견하게 되었습니다. 아내의 조언으로 황톳길을 걷기 시작했지만, 처음에는 큰 변화를 느끼지 못했습니다.

그 후, 박은영 맨발걷기국민운동본부 김해 지회 총무님을 만나게 되었고, 그녀의 강력한 권유로 하루 10시간의 맨발걷기를 시작했습니다. 처음에는 힘들었지만, 총무님의 말씀을 듣고 실천하면서 점점 변화를 느끼기 시작했습니다.

맨발걷기를 시작한 지 17일째인 3월 27일, PSA 수치가 5.0718에서 0.3856으로 떨어지는 기적을 경험했습니다. 5개월 후인 8월 3일, 뒷골뼈 스캔과 CT 검사 결과, 전이되었던 뒷골뼈가 정상보다 더 깨끗해졌고, 폐와 간의 전이암도 모두 사라졌습니다. 8월 23일의 PSA 검사에서는 수치가 0.008로 나왔습니다.

저는 매일 아침 6시에 계곡에 내려가 2시간 동안 걷고, 아침 식사 후에는 도시락을 싸서 8시 반에서 9시 사이에 황톳길로 가서 오후 3시까지 걷습니다. 저녁에는 아내와 함께 7시에서 9시까지 걷습니다. 하루 총 10시간을 맨발걷기에 투자하고 있으며, 이러한 시간 투자만큼 몸이 좋아지는 것을 느낍니다.

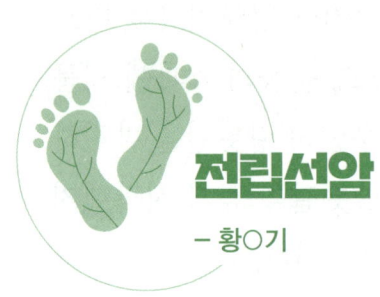

전립선암
– 황O기

저는 1953년생으로 올해 70세가 됐습니다. 현재 저는 강남 솔라로에서 일을 하고 있으며, 지인의 소개로 맨발걷기국민운동본부 카톡방에 참여하게 되었습니다.

2022년 6월 2일, 저는 우연히 호르몬 양이 줄어들고 소변 줄기가 가늘고 약해진 것을 발견했습니다. 이에 역삼역 근처 비뇨기과를 방문해 피와 소변 검사를 받았는데, PSA 수치가 정상 범위인 4.0을 훨씬 넘는 17.70으로 나왔습니다. 그때 담당 의사가 수치를 보고 매우 놀라며 암일 가능성을 강하게 시사했지만, 저는 특별히 아픈 곳이 없어서 큰 걱정을 하지 않았습니다. 하지만 계속해서 PSA 수치가 내려가지 않고, 오히려 조금씩 올라가는 것을 보면서 불안감이 생겼습니다. 인터넷 검색을 통해 전립선암의 후유증과 수술 방법, 그리고 가장 안전한 치료 방법을 알아보았습니다. 그 결과 로봇 수술이 가장 정밀하고 안전하다는 것을 알게 되어 큰 병원에 진료 예약을 했습니다. 그러나 시간이 지나면서도 PSA 수치는 계속해서 상승했습니다. 7월 5일에는 16.50, 8월 9일에는 16.43, 그리고 11월 30일에는 23.80까지 올랐습니다. 이로 인해 저는 병원에서 정밀검사를 받게 되었고, 그 결과 전립선암 악성도가 9로 판명되어 12월 1일 암환자로 등록되었습니다.

병원에서는 즉시 수술을 권유했지만, 저는 자연치유에 대한 강한 믿음을 가지고 있었습니다. 특히 박성태 교수님의 사례를 접하면서, 맨발걷기를 통한 치유에 대한 확신을 가지게 되었습니다. 저는 수술을 거부하고, 매일 맨발로 걷기 시작했습니다. 영하의 날씨에도, 비가 오나 눈이 오나 꾸준히 맨발걷기 운동을 이어갔습니다.

맨발로 걷는 동안, 저는 박성태 교수님의 명상을 들으며 "세포야, 나아야 돼"라는 말을 반복하며 제 몸과 대화를 나눴습니다. 이러한 과정 속에서 저는 몸이 점차 좋아지는 것을 느꼈습니다. 피부, 시력, 식욕, 수면의 질 등이 눈에 띄게 개선되었고, 걸음걸이도 빨라졌으며, 염증 수치와 오십견도 해소되었습니다. 그뿐만 아니라 긍정적인 마음의 파동이 저를 더욱 건강하게 만들었습니다.

이 모든 경험을 통해 맨발걷기의 중요성을 다시금 깨달았고, 이를 통해 전립선암을 극복할 수 있었던 것에 깊이 감사드립니다.

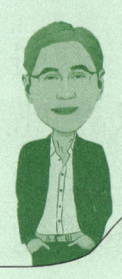

박동창의 한마디

전 세계적으로 연간 약 960만 명에 이르는 수많은 사람이 암으로 사망하고 있습니다 우리나라는 연간 약 8만 명.

그렇다면 왜 암, 뇌종양이 발병하는 것일까요? 신발을 신고 살면서, 땅이나 흙과의 접지가 차단되어, 활성산소가 몸 밖으로 배출되지 못하고 몸속을 돌다가 몸의 전압을 올리고 성한 세포를 공격하여 암세포로 돌변케 하기 때문입니다.

두산백과도 '활성산소가 암과 고혈압, 고혈당 등 현대 문명병의 90%의 원인을 제공하는 것'으로 밝히고 있고, '그 활성산소를 없애면 그러한 질병에 걸리지 않게 된다'고 명확히 밝히고 있습니다.

미국의 소화기내과 전문의인 윌리엄 솔트2세도 "활성산소의 증가는 세포막의 손상을 가져오고, 각종 암의 원인이 될 뿐만 아니라 혈관의 내벽에 손상을 입힘으로써 심혈관질환이나 심장마비의 위험을 키운다"고 밝히고 있습니다.

그런데도 현대의학계는 그 근본적인 암의 원인인 활성산소를 제거하는 데 큰 관심을 기울이지 않고 오로지 약물의 처방이나 주사제, 또는 방사선을 통한 항암치료나 수술에만 몰두하고 있습니다.

일본의 신의학을 선언한 후나세 순스케, 아보 도오루 등의 의학자들은 "일본에서 매년 33만 명의 암환자가 숨을 거두는데, 그 중 80%에 이르는 26만 명은 암이 아닌 맹독성 항암제 투여, 방사선 조사, 불필요한 수술 등과 같은 암치료에 따른 중대한 부작용으로 사망한다"고 밝히고 있습니다.

그러므로 암으로 고통받는 환우분들은 물론 암을 예방하고자 하는 분들은 당장 '흙이 생명을 살린다'라는 확고한 믿음과 신념으로 생명의 숲길을 맨발로 걷고 접지하여야 합니다.

맨발로 걸으면 땅속에서 전자가 몸속으로 들어와 모든 염증의 근원인 활성산소를 중화시키고 소멸시키기 때문에 암세포가 소멸됩니다.

맨발로 걸으면 지압효과를 통해 혈액순환이 왕성해지고 따라서 몸의 면역체계가 강화될 뿐만 아니라, 접지효과를 통해 암세포 생성의 근원인 활성산소를 소멸시킴으로써, 결과적으로 암세포의 근본이 소멸하도록 하고, 동시에 우리 몸의 면역기능을 강화합니다.

즉 맨발걷기를 하면 면역항암제가 자연스럽게 발생, 강화되어, 암을 예방할 뿐만 아니라 발생한 암을 치유하는 것입니다.

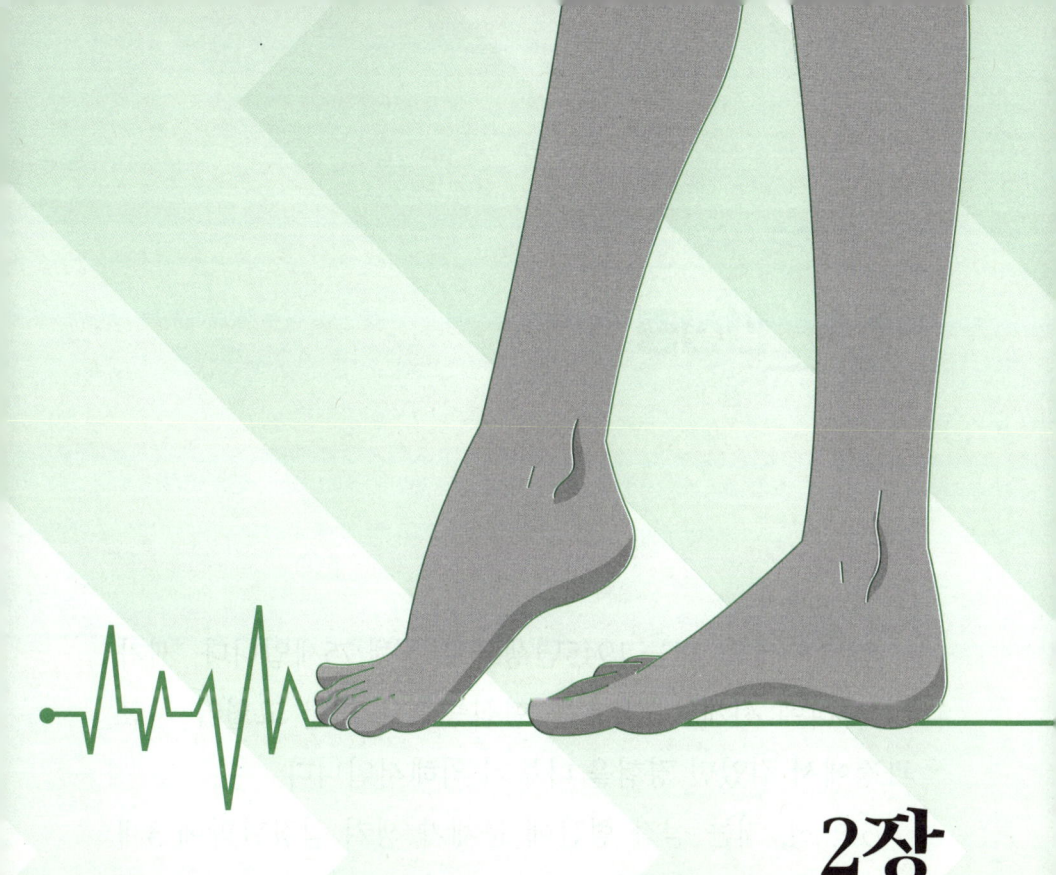

2장
심혈관,
호흡·순환기계질환이
나았습니다

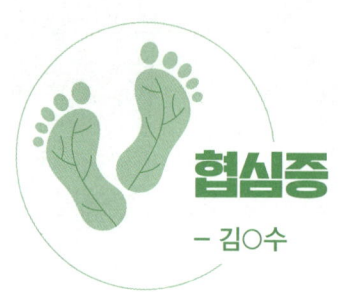

협심증
— 김○수

　안녕하세요, 저는 1945년생으로 올해 75세입니다. 제가 이 자리에 서게 된 이유는 협심증으로 인한 고혈압 치료 과정에서 겪었던 경험을 나누기 위해서입니다.

　3년 전, 저는 심장 혈관에 문제가 생겨 심장판막에 3개의 스텐트를 삽입하는 시술을 받았습니다. 그 이후로 매 6개월마다 병원에 가서 약을 복용하며 치료를 받았습니다. 그러나 특별한 차도가 없었습니다.

　그러던 중, 3개월 전 맨발로 걷기 운동을 시작했습니다. 약 100일 동안 맨발로 꾸준히 걸었는데, 며칠 전 아산병원의 안정민 박사님께서 제 검진 결과를 보고 "혈액이 너무나 깨끗해졌습니다. 앞으로 2년 동안 병원에 오실 필요가 없습니다. 나머지 소견서는 동네 병원에 보내드릴 테니 그곳에서 약을 지어 드시고 2021년 9월에 다시 오세요"라는 완치 판정을 내리셨습니다.

이전 3년 동안 한 번도 혈액이 맑아졌다는 말을 들은 적이 없었기에, 이번 진단 결과는 정말 놀라웠습니다. 그동안 받아온 검사들은 체혈검사와 심전도검사, 그리고 큰 드럼통 같은 기계 안에 들어가서 받는 정밀 검사 등이 있었습니다. 처음에는 그 기계에서 촬영하는 것이 암에 걸릴 수도 있다고 하여 들어가길 꺼렸지만, 박사님께서 "할아버지 몸에 핵이 있으면 있지 여기는 핵이 없다"고 안심시켜 주셨습니다.

　이 정밀 검사 결과, 제 혈액이 매우 깨끗해졌다는 진단을 받게 되었습니다. 맨발걷기의 효과는 여기서 끝나지 않았습니다. 맨발로 걷기 전에는 고무타이어에 기대어 허리를 펴곤 했는데, 요즘은 그런 동작을 하지 않아도 허리 통증이 사라졌습니다. 맨발로 걷기를 통해 혈액 상태가 좋아졌을 뿐만 아니라, 허리 통증까지 해소된 것입니다.

　이처럼 맨발걷기는 제 건강을 크게 개선시켜 주었습니다. 앞으로도 꾸준히 맨발걷기를 이어가며 건강을 유지할 계획입니다. 제 경험이 협심증이나 다른 건강 문제로 고생하시는 분들께 조금이나마 희망이 되기를 바랍니다. 감사합니다.

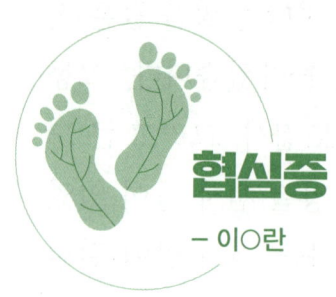

협심증
- 이○란

안녕하세요, 저는 대전 유성구 관평동에 사는 64살입니다. 3년 전, 가끔 심장이 갑자기 확 조여졌다가 사라지는 현상이 하루에 한두 번씩 생기다가, 나중에는 3번, 4번으로 점점 늘어났습니다. 저는 또 발이 너무 차가워서 3년 동안 고생을 했습니다. 9월에는 발이 너무 차가워서 제가 스스로 깜짝깜짝 놀랄 정도였어요. 그래서 병원도 다녀봤고, 침도 맞아봤고, 안마원에서도 안마를 받았지만, 치유되지 않았습니다. 몸무게도 지금보다 7~8kg 더 나갔고, 몸이 무거워서 그런 줄 알고 매일 아침 신발을 신고 만보 걷기를 3년간 했지만, 고쳐지지가 않았어요.

그러던 중에, 지난 7월 KBS '생로병사의 비밀' 프로그램을 보고 나서 7월 중순부터 하루도 빠짐없이 아침에 맨발로 만보를 걷기 시작했습니다. 약 3주 후, 발이 너무너무 따뜻해졌어요. 처음에는 이상하다고 생각하면서도, 진짜 효과가 있는지 겨울이 되면 스스로 증명해보겠다고 마음먹었습니다. 그리고 정말로 지금은 발이 하나도 안 시렵습니다. 오늘 아침 영하 5도였는데도 아침에 나가서 맨발로 만보를 걸었습니다. 옷만 따뜻하게 입고 걸으면 괜찮아요.

지금은 남편의 발에 제 발이 닿으면 오히려 제 발이 더 뜨겁다고 하며, 남편도 정말 효과가 있는 것 같다고 말해줍니다. 제가 맨발로 걷기 위해 나가면 가족들도 많은 응원을 해주고 있습니다. 전에는 발이 차가워서 방에서도 룸슈즈를 신었는데, 지금은 룸슈즈 없이 지내고 있습니다. 저희 31살 아들도 어머니 왜 룸슈즈를 안 신느냐고 묻곤 합니다.

또한 체지방이 다 빠져서 20년 된 바지가 다 큽니다. 맨발걷기로 7~8kg을 뺀 상태에서 지금은 아무리 열심히 맨발로 걸어도 몸무게가 그대로 유지되는데, 너무 배고파요. 때가 되면 잘 먹고, 9시 넘으면 잠이 오고, 4시에 일어나서 강아지 오줌도 누이고, 5시면 나가려고 합니다. 지금은 맨발로 걷는 것이 너무 행복합니다. 맨발로 걸은 이후로 얼굴 피부가 좋아졌다는 이야기도 많이 듣고 있습니다.

그리고 서두의 협심증 증세와 수족냉증도 맨발 강의를 들으면서 제가 그때 혈액순환이 안 돼서 그랬다는 것을 알게 되었습니다. 지금은 그 현상을 거의 잊고 지내고 있고, 가끔 한 번씩 느끼지만, 그것도 점점 좋아지고 있는 것 같아요.

이 모든 변화 덕분에 제 삶은 훨씬 행복해졌습니다.

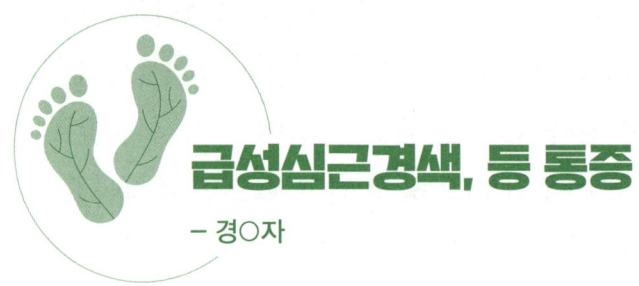

급성심근경색, 등 통증
– 경○자

저는 맨발걷기와 동망접지패드를 통해 치유된 경험을 여러분께 나누고자 합니다. 저와 박동창 회장님이 처음 만난 것은 2016년 혹은 2017년이었지만, 그때는 맨발걷기를 꾸준히 하지 않았습니다. 2018년에 다시 만나뵈었을 때, 회장님과 함께 오신 분들의 건강하고 반짝이는 피부를 보고 저도 다시 맨발걷기를 시작하게 되었습니다.

제가 본격적으로 맨발걷기를 시작한 이유는 높은 혈압과 콜레스테롤 때문이었습니다. 병원에서는 약을 권했지만, 저는 약을 먹지 않기로 했습니다. 그러던 어느 날, 대모산에서 내려오다가 갑자기 가슴에 통증이 왔습니다. 처음에는 참을 만했지만, 이틀 후에 가슴 통증이 심해져 응급실에 갔고, 급성심근경색 진단을 받고 스텐트 시술을 받았습니다. 의사 선생님은 시술이 5분만 늦었어도 생명이 위험할 뻔했다고 하셨습니다.

사실 심장 문제가 나타나기 전에도 저는 약 12년 동안 등 통증으로 고생하고 있었습니다. 밤마다 통증이 심했지만, 낮에는 견딜 만해서 병원에 갈 생각을 못 했습니다. 결국 10년 후에 병원을 찾아갔지만, 의사 선생님은 오래된 통증이라 방법이 없고 진통제만 처방해 주셨습니다. 그러나 저는 약을 먹지 않고 버티고 있었습니다.

스텐트 시술 후에도 등 통증은 여전했기에, 회장님께 전화를 드려 제 상황을 말씀드렸습니다. 회장님께서는 당시 접지시트를 막 개발하시던 때였고, 시제품을 주시려고 하셨습니다. 처음에는 죄송해서 거절했지만, 결국 하나를 받게 되었습니다. 그 시트에 누워 자자마자 등 통증이 사라졌습니다. 믿기 어려워 3일 동안 실험을 해봤지만, 정말로 통증이 없어졌습니다. 12년 동안 고생하던 통증이 접지매트를 사용한 후로 완전히 나았습니다. 이는 접지하면서 혈액순환이 잘 되었기 때문이라고 생각합니다. 또한, 그동안 족저근막염도 사라졌고, 굳은살이 새살로 돌아왔으며, 피부도 좋아지고 잠도 잘 자게 되었습니다.

지금 제 심장은 어떠냐고요? 아주 좋습니다. 비록 약은 먹고 있지만, 건강한 상태를 유지하고 있습니다. 스텐트 시술 전에는 맨발걷기를 규칙적으로 하지 않았지만, 지금은 꾸준히 실천하고 있습니다.

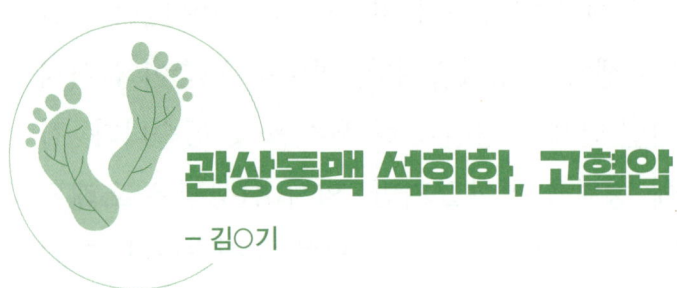

관상동맥 석회화, 고혈압
― 김ㅇ기

안녕하세요, 저는 현재 70세로, 전 대한산업안전협회장을 역임했습니다.

저는 관상동맥 석회화, 고혈압, 그리고 중성지방 문제를 겪고 있었습니다. 심장의 관상동맥이 석회화되어 정상 수치가 1~100인데, 저의 수치는 330에서 540까지 올라갔습니다. 지난 5월 4일, 의사는 저에게 스텐트를 넣어야 한다고 진단했습니다. 그때 저는 어떻게 할지 고민하다가 박동창 회장님의 권유로 맨발걷기를 시작했습니다.

5개월 동안 맨발걷기를 실천했는데, 그 사이에 스위스로 출장을 갔을 때도 매일 한 시간씩 꾸준히 맨발로 걸었습니다. 그리고 귀국 후 9월 21일, 삼성서울병원에서 초음파 검사와 여러 가지 검사를 진행했는데, 의사는 제 혈관이 막히지 않고 피가 잘 흐르니 병원에 올 필요가 없고 안정적으로 지내면 된다고 판단했습니다. 현재 저는 매우 좋은 상태를 유지하고 있습니다.

맨발걷기를 시작한 지 5개월 만에 이러한 결과가 나왔습니다. 혈압도 10포인트 정도 떨어져 지금은 120 플러스 마이너스 5, 80 플러스 마이너스 5 정도로 정상 수치를 유지하고 있습니다. 중성지방도 5월 4일에 97이었는데, 9월에는 61로 떨어졌습니다.

박동창 회장님께서 말씀하신 혈액의 희석효과, 즉 혈액의 적혈구가 서로 밀어내면서 혈액이 묽어지고 피의 흐름이 2.7배 빨라진다는 이론이 사실임을 저도 몸소 느끼고 있습니다. 스텐트를 삽입하시 않고도 건강을 유시할 수 있었던 것은 맨발걷기의 효과 덕분이라 생각합니다.

물론 심장 관상동맥의 석회화 수치는 나이와 함께 계속 쌓이기 때문에 현재는 540 이상일 수도 있다는 의사의 소견이 있지만, 피의 흐름이 좋으면 스텐트 삽입 없이도 건강을 유지할 수 있다는 것이 의사의 판단입니다. 현재 저는 맨발걷기로 건강한 삶을 살고 있습니다.

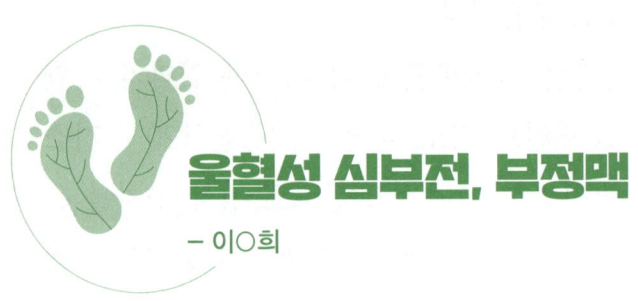

울혈성 심부전, 부정맥
– 이○희

　안녕하세요, 저는 관악구 신림사거리에 사는 69세입니다. 저는 젊은 시절 척추측만증 진단을 받고 29살부터 수영을 시작했어요. 그 이후로 35년 동안 꾸준히 수영을 하며 건강을 유지했죠. 그러나 코로나19로 인해 수영장을 1년간 못 가게 되면서 제 건강에 큰 변화가 생겼습니다.
　2022년 11월, 숨이 차고 힘들어져 병원을 찾았더니 울혈성심부전, 부정맥, 갑상선기능저하증이라는 진단을 받았습니다. 삼성의료원에서 검사 결과 심장 기능이 20%로 떨어져 있었고, 혈압도 수축기 90, 이완기 50대로 매우 낮아졌습니다. 각종 혈압약, 당뇨약, 혈전 용해제를 복용해야 했고, 건강이 많이 나빠졌습니다.
　그런데 2023년 7월 1일부터 보라매공원에서 맨발걷기를 시작하면서 놀라운 변화가 생겼습니다. 저는 아침저녁으로 하루 3시간 이상 맨발로 걷기 시작했어요. 이로 인해 수축기 혈압이 110으로 정상으로 돌아왔고, 깊은 숙면을 취하게 되었으며, 기분도 좋아지고 숨이 차고 힘든 증상도 사라졌습니다. 정말 기적 같았어요.

맨발걷기를 시작한 계기는 교우분의 추천이었습니다. 처음에는 반신반의했지만, 유튜브 동영상을 보고 큰 감명을 받아 실천에 옮기게 되었습니다.『맨발걷기의 첫걸음』이라는 책도 읽고 더욱 확신을 갖게 되었어요.

지금은 병원에서 세 달분의 약을 처방받아 먹고 있지만, 맨발걷기를 통해 혈압이 정상으로 돌아온 것을 의사선생님께 말씀드렸습니다. 하지만 의사선생님은 큰 반응을 보이지 않으셨습니다. 그럼에도 불구하고 저는 매일 꾸준히 맨발로 걷고 있고, 지금까지 두 달 23일째 계속하고 있습니다. 맨발걷기를 통해 얻은 가장 큰 변화는 수면의 질입니다. 전에는 잠을 제대로 자지 못했는데, 이제는 깊은 잠을 잘 수 있게 되었어요. 그리고 역류성식도염 증상이 완전히 사라졌고, 소화도 잘 되고 있습니다. 기분도 매우 좋아졌습니다.

이제는 척추측만증도 맨발걷기를 통해 자연스럽게 좋아질 것이라고 생각합니다. 비록 코로나로 인해 1년간 수영을 못 하면서 여러 가지 건강 문제가 생겼지만, 맨발걷기를 통해 다시 건강을 되찾고 있는 중입니다. 앞으로도 계속 열심히 걸으며 건강을 지키고 싶습니다.

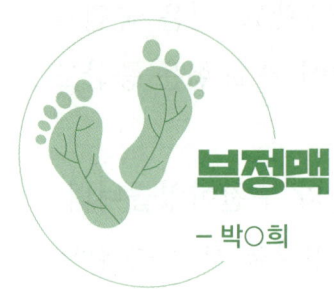

부정맥
– 박○희

안녕하세요, 저는 수원 영통에 사는 53살입니다. 저는 2022년 9월 11일부터 맨발로 걷기 시작했습니다. 동아일보에 실린 박성태 교수님의 전립선암 치유사례를 보고, 그 다음 날부터 대모산을 찾아 하루 3시간씩 맨발로 걷기 시작했어요.

저는 약 2년간 만성 두통으로 고생했어요. 병원에서는 갱년기 두통이라고 했지만, 약을 먹어도 소용이 없었죠. 그런데 맨발걷기를 시작한 지 3일 만에 두통이 사라졌습니다. 정말 신기한 경험이었어요.

또한, 저는 약 3년간 부정맥, 특히 심실 조기수축으로 고생했어요. 맥박이 건너뛰는 증상이 계속되었죠. 병원에서는 하루에 3만 개에서 4만 개의 부정맥 신호가 나타난다고 했습니다. 맨발걷기를 3주간 지속한 후 병원에 갔더니, 부정맥 신호가 40개 수준으로 정상 범위로 돌아왔습니다.

병원에서도 놀라워하며, 이제는 정기 검사만 하자고 했습니다.

부정맥 진단을 받았을 때, 병원에서는 심장세동기를 달아야 한다고 했지만, 저는 약을 먹거나 기기를 다는 대신 맨발걷기를 선택했습니다. 서울대 병원에서도 제게 심방제세동기를 달자고 했지만, 회사 생활과 병행하기 어려워 포기했죠.

이제 맨발걷기를 6개월 동안 꾸준히 하고 있습니다. 덕분에 건강이 눈에 띄게 좋아졌습니다. 예전보다 얼굴 색도 좋아졌고, 전반적인 건강 상태가 크게 개선되었습니다.

물론, 이 방법이 모든 분들에게 동일한 효과를 줄 수는 없겠지만, 저처럼 만성 두통이나 부정맥으로 고생하는 분들이 있다면, 맨발걷기를 시도해보시기를 강력히 추천드립니다. 매일 꾸준히, 마치 세 끼 밥을 먹듯이 맨발걷기를 생활화하면 분명 좋은 결과를 얻으실 거라 믿습니다. 감사합니다.

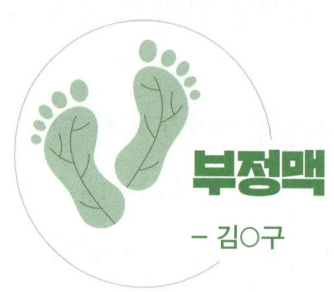

부정맥
― 김○구

저는 80세로 저는 공군 대령으로 퇴역했습니다. 금년 3월, 집에서 텔레비전을 보다가 오른쪽으로 픽 쓰러졌습니다. 일어나지 못해 보훈병원에 갔더니, 조동 부정맥이라는 진단을 받았습니다. 심장박동이 20 이하로 떨어지면 사망인데, 저는 30까지 떨어져 심장박동기를 다는 시술을 받았습니다.

그 후로 체력이 약해져서 힘들었지만, 맨발선녀님께서 맨발걷기를 권유하셨습니다. 회장님의 유튜브와 책을 보며 맨발걷기의 중요성을 깨닫게 되었고, 약을 모두 끊으라는 선녀님의 조언도 따랐습니다. 지난해 5월부터 11월까지 7개월 간 하루에 맨발로 6,000보를 학교 뒤에서 걸었고, 선녀님을 따라 열심히 맨발걷기를 했습니다.

맨발걷기를 하면서 체력도 좋아졌습니다. 특히 여름에는 숨이 차서 힘들었지만, 겨울에도 계속 걷기로 결심했습니다. 목표를 우능산으로 삼아 열심히 단련했습니다. 그러던 중 9월 10일, 건강보험공단 직원이 검사를 했고, 9월 12일, 유공자인 제가 매우 건강해져 요양보호대상자에서 탈락했습니다.

원래 목표는 85세까지 사는 것이었지만, 맨발걷기를 통해 90세까지 목표를 세우게 되었습니다. 열심히 하면 95세까지도 살 수 있을 것 같습니다. 지금은 당뇨약과 신장약, 전립선 약을 모두 끊었고, 심장박동기로 인해 순환기 내과 약만 남아있습니다.

공복 혈당량은 170~180으로 200가까웠던 깃이 지금은 130~140으로 떨어졌습니다. 혈압도 전에는 168정도였는데 지금은 120~128 정도로 안정되었습니다. 발 부종도 사라졌습니다.

심장박동기를 차고 있으니 혈액을 묽고 맑게 유지해야 합니다. 앞으로도 맨발걷기를 계속해서 건강하게 오래 살겠습니다. 감사합니다.

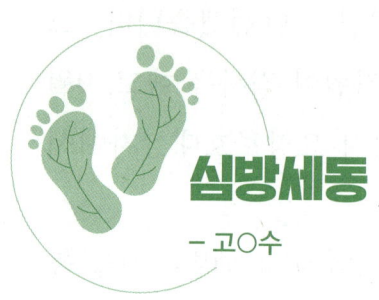

심방세동
– 고○수

　안녕하세요, 저는 제주에 사는 77세입니다. 저는 지난 19년 동안 심방세동과 전립선 비대증으로 고생하며 다양한 자연치유법을 공부하고 실천해왔습니다. 구당 선생님의 침뜸, 팔체질 의학, 수경침, 그리고 독일의 김지현 선생님의 KSNS를 공부하며 건강을 지키려고 노력했습니다. 그러나 이런 치료법들은 제 자신을 완전히 치료하지는 못했습니다.

　2023년 1월, 주치의는 제 간이 붓고 물혹이 생기고 동맥이 폐색되는 등 건강이 심각하게 악화되었으니 큰 병원에 가보라고 했습니다. 그때 저는 이미 박동창 회장님의 맨발걷기 영상을 보고 맨발걷기를 시작한 상태였습니다. 큰 병원에 가기 전, 저는 주치의에게 1년 전 검사 결과와 1월 검사 결과, 그리고 석 달 후 검사 결과를 비교해달라고 부탁했습니다. 결과는 놀라웠습니다. 37가지 혈액검사 항목이 모두 정상으로 돌아온 것입니다.

19년 동안 복용했던 약을 그만두고, 저는 매일 제주 삼양해수욕장에서 3시간씩 맨발걷기를 시작했습니다. 그 후로 산티아고 순례길에서도 수백 명의 사람들을 만나 맨발걷기의 효과를 알렸습니다.

심방세동은 처음 발생할 때는 증상이 있었지만, 이후로는 가끔 일 년에 한두 번 가슴이 답답한 정도였습니다. 주치의는 죽을 때까지 약을 먹어야 한다고 했지만, 저는 제 몸에 대한 자신감과 정신력으로 약을 갖고 다니지 않았습니다. 맨발걷기를 시작한 지 3개월 후, 제 건강이 크게 개선되었음을 확인했습니다.

이후, 저는 제 아내와 함께 맨발걷기를 시작했고, 그녀도 건강이 좋아졌습니다. 지금은 아내의 친구들까지 함께 걷고 있습니다. 이들은 약을 끊고 건강한 삶을 살고 있습니다. 저는 앞으로도 제주 삼양해수욕장에서 맨발걷기 인구의 확산을 위해 노력할 것입니다.

저는 제 경험을 통해 맨발걷기의 놀라운 효과를 몸소 느꼈고, 이를 많은 사람들에게 전파하고자 합니다. 건강을 되찾은 기쁨을 다른 이들과 나누며 여생을 보낼 것입니다. 감사합니다.

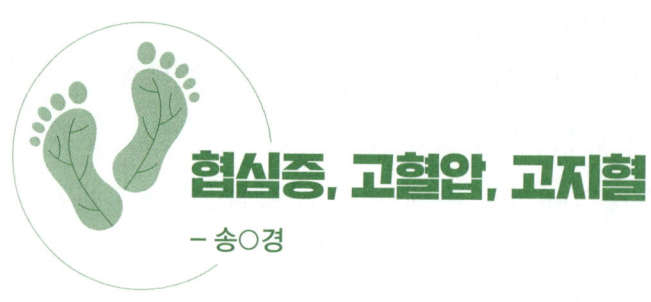

협심증, 고혈압, 고지혈
— 송○경

안녕하세요, 저는 김해 장유에 사는 58세입니다. 저는 5년 전 협심증으로 인해 가슴 통증과 구토 같은 전조 증상을 겪었습니다. 병원에서는 관상동맥우회술을 받아야 한다고 했고, 8시간에 걸친 수술을 받았습니다. 수술 후에도 어깨와 등의 통증이 심해서 일상생활이 매우 힘들었습니다. 그러던 중 유튜브를 통해 박동창 회장님의 책을 읽게 되었고, 맨발걷기에 대해 알게 되었습니다.

저는 한의원을 다닌 적도 있었지만, 주치의 교수님이 한의원 치료를 권하지 않으셔서 대안으로 맨발걷기를 시작했습니다. 처음 맨발걷기를 시작한 날, 기분이 너무 좋았고 계속해서 두 달 정도 꾸준히 걸었습니다. 그러자 어깨 통증이 사라지고, 잠도 잘 자게 되었습니다. 체중도 자연스럽게 줄었고, 몸 상태가 눈에 띄게 좋아졌습니다.

그 이후로 하루도 빠지지 않고 매일 4~5시간씩 맨발걷기를 했습니다. 이렇게 꾸준히 걷다 보니 혈압과 콜레스테롤 수치도 정상으로 돌아왔고, 고혈압 약도 조금씩 줄여서 결국 끊게 되었습니다. 지금은 혈압이 128 정도로 매우 안정적입니다. 맨발걷기를 통해 몸이 가벼워지고, 약을 끊으니 건강이 더 좋아졌습니다.

맨발걷기의 효과를 직접 경험한 후, 저는 김해 맨발걷기 단톡방을 열심히 보고, 그 내용을 주변 사람들에게 많이 퍼뜨렸습니다. 많은 사람들이 저의 권유로 맨발걷기를 시작했고, 그들도 몸 상태가 좋아졌다고 말합니다. 저를 아는 사람들은 예전의 저와 비교해 얼굴이 좋아지셨다고 하면서 맨발걷기를 따라 하기 시작했습니다.

제가 스스로 체험한 결과로, 맨발걷기는 제 삶의 전환점이 되었습니다. 5년 전만 해도 가슴이 아프고 토할 것 같았지만, 지금은 건강을 되찾아 알바도 하면서 행복한 삶을 살고 있습니다. 주변 사람들에게도 맨발걷기를 권하며, 그들이 건강을 되찾는 모습을 보면서 큰 보람을 느낍니다.

맨발걷기를 통해 저는 진정으로 행복한 삶을 찾았습니다. 관상동맥우회술을 받은 후에도 건강을 회복할 수 있었고, 이제는 맨발걷기를 통해 자연스러운 치유를 경험하며 살고 있습니다. 앞으로도 계속 맨발걷기를 하면서 건강한 삶을 이어가고 싶습니다. 맨발걷기는 저에게 정말 큰 선물이었고, 여러분께도 꼭 추천하고 싶습니다.

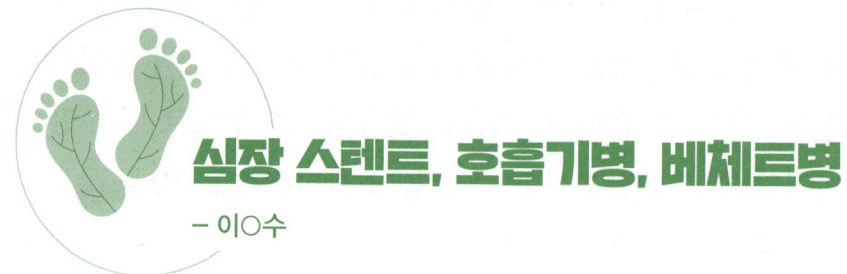

심장 스텐트, 호흡기병, 베체트병
- 이○수

안녕하세요, 저는 구미에서 왔고, 나이는 76세, 돼지띠입니다. 제 이야기를 들려드리려 합니다.

저는 25년 전인 1997년에 심장 수술을 받았습니다. 스텐트 수술이었는데, 의사가 제 상태가 너무 심각하다고 하여 수술을 망설였어요. 결국 제 아는 의사의 선배가 부탁해서 수술을 받을 수 있었고, 다행히 살아남았습니다. 그 후로 15가지 약을 먹으며 살아왔습니다.

심장 문제 외에도 호흡기가 좋지 않아 축농증과 비후성 비염이 있었고, 폐도 좋지 않았습니다. 경북대학교병원을 포함해 7군데 병원을 다니며 치료를 받았죠. 요즘에는 백내장, 녹내장, 베체트병, 호흡기와 간 질환 등 여러 가지 질병에 시달리고 있습니다.

제가 가장 힘들었던 것은 심장이 굳어서 반만 움직이는 상태였습니다. 숨이 가빠서 100미터도 걷기 힘들었어요.

그런데 지금은 맨발걷기를 시작한 지 2개월이 되면서 상황이 많이 좋아졌습니다. 저는 구미 맨발 걷기 동호회장을 맡고 있습니다. 동호회를 만든 이유는 제가 좋아진 경험을 나누고 싶어서였습니다.

이전에는 운동장을 한 바퀴도 돌지 못했지만, 이제는 15바퀴를 걸어도 아무렇지 않습니다. 맨발걷기가 활성산소를 제거하는 데 도움이 된다고 들었는데, 정말 그런 것 같습니다. 그래서 기분이 매우 좋습니다.

베체트병도 나아져서 약을 먹지 않고 있고, 2년 전에는 의사가 스텐트가 늙어서 1, 2년밖에 못 살 거라고 했지만, 지금은 건강하게 지내고 있습니다. 백세 넘게 살 자신도 있습니다. 겨울에 밖에 나가면 추워서 핏줄이 당겨 힘들었는데, 접지매트를 사용하면서 많이 좋아졌습니다. 동시에 맨발걷기를 하면서 건강을 회복했습니다.

저는 지금 매우 건강합니다. 이 모든 것은 항산화 효과, 혈액 희석 효과, ATP 생성 효과가 복합적으로 작용한 덕분이라고 생각합니다. 앞으로도 건강하게 지낼 자신이 있습니다. 감사합니다.

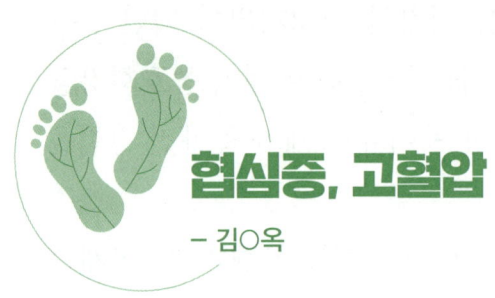

협심증, 고혈압
– 김O옥

저는 성북구 보건소에서 근무하는 간호사입니다. 저는 50대이고, 급성 협심증, 고혈압, 불면증을 겪었지만 맨발걷기를 통해 놀라운 치유 효과를 경험했습니다.

약 1년 6개월 전, 가족 간병으로 병원에 있던 중 급성 협심증을 앓게 되어 혈압약과 협심증 약을 복용하기 시작했습니다. 그러나 혈압약을 복용하면서 식은땀, 졸음, 감정 기복 등의 부작용을 겪었습니다. 그러던 중, 약을 끊고 다른 방법을 찾고자 노력하게 되었습니다.

MBC에서 완치한 암 환자분의 소식을 듣고 대모산에서 매주 토요일마다 맨발걷기 모임이 열린다는 것을 알게 되어 8월 초부터 참석하기 시작했습니다. 이제 맨발걷기를 3개월 정도 실천해왔습니다. 아침 출근 전 1시간, 점심 후 30분, 저녁 후 1시간씩 매일 꾸준히 걸었습니다.

불면증이 있었던 저는 밤에 2~3시간마다 한 번씩 깨곤 했습니다. 그러나 맨발걷기를 시작한 후로는 박성호 원장님께서 말씀하신 대로 지압 효과 덕분에 침을 맞는 것과 같은 효과를 느꼈습니다. 한 달 정도 걷고 난 뒤, 처음으로 잠이 쏟아지는 경험을 했고, 그 이후로는 깨지 않고 5시간에서 6시간 동안 숙면을 취할 수 있게 되었습니다.

협심증의 특유의 쪼이는 증상도 맨발걷기를 통해 혈액의 점도가 묽어지면서 사라졌습니다. 이를 통해 접지효과가 얼마나 중요한지 알게 되었습니다. 어싱earthing이라는 개념도 박동창 회장님을 통해 처음 접하고 관련 논문을 읽으며 새로운 세상을 발견하게 되었습니다.

이제는 동네 어르신들도 잠이 안 와서 힘들어하는 분들을 직접 모시고 구청 앞 지압길을 함께 걷고 있습니다. 어제도 5분 정도 걷고 나니 너무 시원하다고 하며 감사해하셨습니다.

제가 혈압약을 복용하기 시작했을 때는 혈압이 180에 100이었습니다. 협심증 진단을 받고 심장 CT까지 찍었는데, 3주 전 혈압약을 완전히 끊었을 때는 120에 80으로 정상수치로 돌아왔습니다. 이러한 경험을 통해 맨발걷기의 효과를 확신하게 되었고, 앞으로도 많은 사람들에게 이 방법을 알려 건강한 삶을 전파하고 싶습니다.

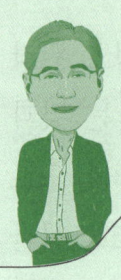

박동창의 한마디

 아스피린은 한때 혈액을 묽게 하는 좋은 약이라고 하여 매일 먹을 것을 권하기도 했던 약입니다. 그래서 60대가 넘은 분들이나 심장질환 등이 있는 분들은 장복해오곤 하였지요. 그런데 최근 아스피린이 뇌출혈의 원인을 제공한다는 의견들이 나오기 시작했습니다. 과연 우리가 먹는 약들이 인체에 모두 긍정적인 측면만 있는 것인지, 혹시 아스피린처럼 상시 복용할 경우 부정적인 측면은 없는 것인지 생각해 봐야 합니다.

 부작용이 있는 약과 달리 부작용이 전혀 없는 치유법이 바로 맨발걷기입니다. 맨발걷기는 단순히 혈액만을 묽고 유연하게 정화시키는 것이 아니라 혈액속 독소까지 정화하여 혈관 자체를 깨끗하고 건강하게 만들어줍니다.
 회원들의 주치의들께서 "혈액이 너무나 깨끗해졌다", "지난 수

십 년 치료 경험상 최고의 치유사례다"라고 각각 찬사를 보내고 있음도 그를 뒷받침합니다.

미국의 공학 물리학자 가에탕 쉬발리에 박사와 심장의학자 스티븐 시나트라 박사는 〈접지가 심혈관질환의 주 요인인 혈액의 점성을 낮춘다〉라는 논문을 발표했습니다. 그들은 "인간의 몸을 땅의 표면에 직접 접촉하는 것은 여러 종류의 심혈관질환의 위험 요인들에 대한 유익한 효과 등을 포함한 인간의 생리와 건강에 아주 흥미로운 효과를 가져온다는 사실이 밝혀졌다"라고 하였습니다. 그리고 "접지는 심혈관질환과 그 위험을 줄이는 가장 단순하지만 가장 근원적인 해결책"이라고 결론지었습니다.

접지는 혈전의 형성을 방지하므로 맨발로 숲길을 걷는다면 심장마비나 뇌출혈의 위험으로부터 벗어날 수 있습니다. 하루 3끼 식사 하듯 하루 3회 지속적으로 맨발로 걸어서 독자 여러분들 모두 심혈관계질환에서 자유로워지기를 바랍니다.

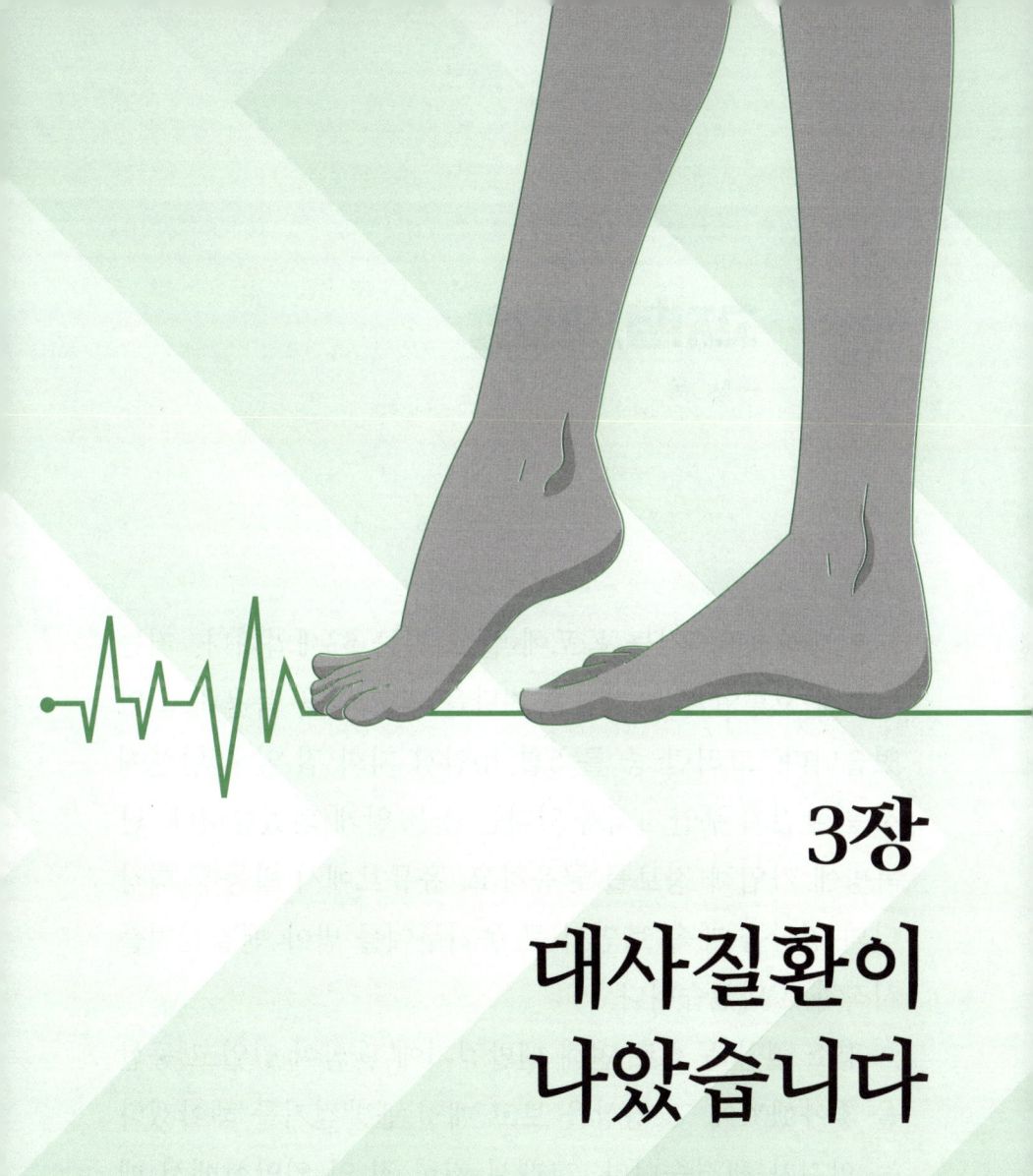

3장
대사질환이 나았습니다

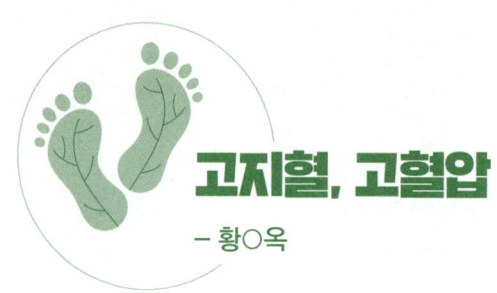

고지혈, 고혈압
- 황○옥

안녕하세요. 저는 목포에 살고 있는 53세입니다. 저는 4년 전 고혈압과 고지혈증 진단을 받고 약을 복용하고 있었습니다. 그러던 중 올 6월 10일경 저희 집 앞 입암산에서 맨발걷기 무안지회가 있다는 것을 알게 되었습니다. 단톡방에 가입해 정보를 공유하고, 유튜브에서 박동창 회장님의 영상을 계속 보면서 큰 동기부여를 받아 맨발걷기를 시작하게 되었습니다.

평소 혈압 문제로 인해 맨발걷기에 관심이 있었고 등산을 좋아했기에 그 영상을 보고 매일 맨발걷기를 해야겠다는 의지가 생겼습니다. 그래서 저희 집 앞 입암산에서 맨발걷기를 시작했습니다.

저는 전에는 혈압이 160 정도였고, 4년간 혈압약을 먹으면서 120 정도의 정상 수준으로 유지하고 있었습니다. 그런데 6월 10일부터 맨발걷기를 시작하고, 그로부터 2달이 지나서 혈압약을 중단하게 됐습니다. 그동안 하루도 빠짐없이 맨발걷기를 했습니다. 약을 끊고 나서도 핸드폰으로 하루에 2~3회씩 혈압을 재보았는데, 수치가 계속 정상으로 나오는 것이었습니다. 그래서 맨발걷기가 정말 좋다는 것을 체험했습니다.

3달간 계속 혈압을 재봤는데, 오늘 아침에도 106에 64가 나왔습니다. 저는 맨발걷기로 많은 혜택을 누리고 있습니다. 그동안 두세 달 동안 핸드폰에 저장된 혈압 수치를 의사 선생님께 보여드렸더니, 혈압약을 끊어도 된다고 하셨습니다.

고지혈증도 병원에서 혈액 검사를 했더니, 200 이상이면 약을 먹어야 하는데 저는 100밖에 나오지 않아서 약을 복용할 필요 없다고 하셨습니다. 그날 가슴이 뛰고 설레며 너무 감동했습니다.

저는 하루에 거의 한 시간 이상 매일 걷습니다. 시간이 있을 때는 더 걷기도 하고요. 입암산이 바로 집 앞 횡단보도만 건너면 있어서 언제든지 갈 수 있습니다. 저는 걸을 때 물을 뿌리며 걷고 있고, 맨발걷기를 좋아하시는 분들도 산길을 쓸며 봉사하고 계십니다.

회장님께서 가능하면 아침에 한 번, 저녁에 한 번씩 걸으면 좋겠다고 하셨습니다. 축하해주셔서 감사합니다.

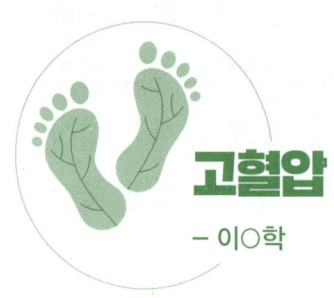

고혈압
— 이○학

　안녕하세요, 저는 연수 지회장입니다. 올해 나이 69세로, 무인경비 사업을 하며 오랜 시간 도둑 잡는 일을 해왔습니다. 전자공학을 전공하여 회로도 설계에 능통한 제가 이 자리에 서게 된 이유는, 맨발걷기를 통해 치유한 고혈압과 대상포진 사례를 공유하고자 함입니다.

　2000년 6월, 저는 대장암 판정을 받았습니다. 매일 밤을 새우며 영상을 보아야 했고, 기지국이 있는 건물에서 근무하면서 전자파와 스트레스로 큰 타격을 받았던 것이 원인이었습니다. 아산병원에서 긴급 수술을 받고 항암치료를 6개월 동안 진행했습니다. 다행히 2기 초반에 발견되어 치료를 받을 수 있었습니다.

　산을 좋아해 백대 명산을 두루 다녔고, 배드민턴 클럽에 가입하여 격렬한 운동을 했습니다. 하지만 2022년부터 혈압이 급상승하기 시작했습니다. 특히 8월에 코로나에 확진된 후 혈압이 163까지 올랐고, 평균 혈압은 140에서 150까지 올라갔습니다. 혈압이 내려가지 않아 고민하던 중, 맨발걷기를 해야겠다는 생각이 들었습니다.

맨발걷기를 하루에 만보씩 걸었더니, 14일 만에 혈압이 117에 75로 내려갔습니다. 의심스러워 여러 번 재보았지만 동일한 결과가 나왔습니다. 40일을 걸은 후 적십자병원에서 청진기로 측정했을 때도 120에 80이라는 정상 수치가 나왔습니다. 접지의 중요성을 깨달았고, 맨발걷기를 지속하며 현재 혈압은 보통 107에서 75 정도로 유지되고 있습니다.

KBS '생로병사의 비밀'에 출연하며 맨발걷기의 효과를 증명하기 위해 신발을 신고 걷는 실험을 했습니다. 신발을 신고 걸으니 혈압이 다시 138까지 올라갔지만, 맨발로 걸으니 다시 정상으로 돌아왔습니다. 이로써 활성산소가 중화되지 않으면 운동을 할수록 혈압이 상승한다는 사실을 깨달았습니다.

매일 아침 6시, 송도의 봉제산에 올라 어르신들께 강의를 하며 맨발걷기의 중요성을 알리고 있습니다. 맨발걷기는 혈압을 낮추고 면역력을 강화하는 데 큰 도움이 되었습니다. 이를 통해 건강을 회복하고, 다른 사람들에게도 도움을 줄 수 있어 매우 기쁩니다. 감사합니다.

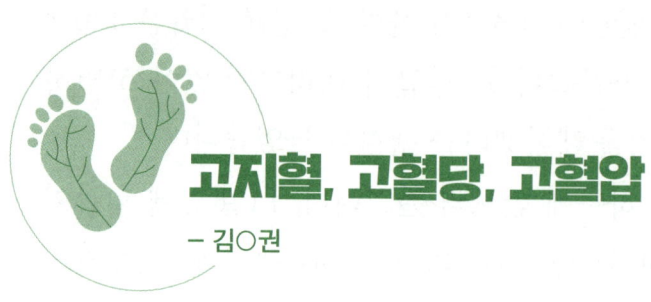

고지혈, 고혈당, 고혈압
– 김○권

저는 올해 74세이고, 맨발로 걷기를 시작한 지 7개월이 되었습니다. 제가 맨발걷기를 시작한 계기는 저희 딸 덕분이었습니다. 딸이 현재 49세인데, 매일 병원에 가서 포도당을 맞아야만 활동을 할 수 있었어요. 결혼해서 아이들을 키우고 있는데, 온 가족이 딸의 건강 때문에 많은 걱정을 했습니다.

어느 날 딸이 목욕탕에 갔다가 맨발걷기 표지판을 보고 맨발걷기를 시작했더라고요. 딸은 5주 동안 맨발로 걷고 나서부터 병원에 가서 포도당 주사를 맞지 않고도 생활할 수 있게 되었습니다. 이제는 아침에 30분에서 한 시간, 점심 때, 그리고 오후 5시 넘어서 꼭 저와 만나 맨발로 걷고, 바닷가에서 30분씩 정기적으로 걷습니다. 딸이 저에게도 맨발로 걸어보라고 권유해서 저도 걷기 시작했습니다.

저는 수면장애가 있어서 술을 마시지 않으면 잠을 잘 수가 없었습니다. 스트레스가 많아 알코올에 중독되다시피 했죠. 그런데 맨발로 걷기 시작하고 일주일이 지나자 몸이 녹초가 되는 걸 느꼈습니다. 저는 하루에 3만 보 이상을 걸었습니다. 지금도 새벽 5시에 나가서 아침에 걷고, 10시 11시쯤 다시 걷고, 오후 4시 반쯤 또 걷고 통나무에 발을 담급니다. 그리고 술을 끊은 지 6개월이 되었습니다. 제 얼굴이 180도 바뀌었다고 사람들이 신기해합니다.

저는 원래 혈압이 굉장히 높았습니다. 술을 많이 마시는 사람들은 보통 혈압, 당뇨, 고지혈증, 간 수치가 높기 마련이죠. 그런데 맨발걷기를 시작하면서 약을 먹지 않게 되었습니다. 두 달 동안 약을 먹지 않고도 혈압이 정상으로 돌아왔습니다. 이 모든 것이 우리 박동창 회장님의 유튜브를 통해 접지 이론을 배우고 걸어야겠다는 확신을 가지게 된 덕분입니다.

비 오는 날이 가장 행복합니다. 혼자 비옷을 입고 걷는 시간이 참 좋습니다. 3개월 동안 맨발로 걷고 회장님의 강의 내용을 들으니 약을 끊어도 되겠다는 생각이 들었고, 실제로 한 보름 동안 혈압약을 끊고도 괜찮았습니다.

다른 병원에 가서 혈압을 쟀더니 180이던 혈압이 110으로, 당 수치도 100으로 나왔습니다. 의사 선생님이 어떻게 했느냐고 물으셔서 맨발걷기를 하고 있다고 말씀드렸습니다. 피검사 결과도 정상이어서 내년 1월에 다시 검진을 받기로 했습니다.

저는 이제 혈압약을 먹지 않고 지냅니다. 밤에 쥐가 나는 현상도 사라졌습니다. 저는 테니스를 아주 좋아하는데, 척추관협착증 때문에 못했습니다. 그런데 지금은 3게임을 해도 거뜬합니다. 이런 변화가 정말 신기합니다. 이제는 맨발걷기에 중독되었다고 해도 과언이 아닙니다. 만나는 사람마다 맨발걷기를 만병통치약이라고 이야기하고 있습니다.

회장님께서 늘 강조하신 것처럼, 우리 인간은 흙을 피해서는 살 수 없습니다. 접지하지 않으면 우리는 신발 속에 갇혀 지내게 됩니다. 회장님께 깊이 감사드립니다. 저는 누구를 만나든 어떤 모임에 가든 제 발바닥이 찢어질 정도로 맨발로 걷고 있습니다. 우리 아이가 오늘 여기 함께 왔으면 더 많은 경험을 이야기할 수 있었을 텐데 조금 아쉽습니다.

10년 동안 협착증으로 고생하여 테니스를 못했지만, 이제는 한 번에 세 게임도 거뜬히 하고 있습니다.

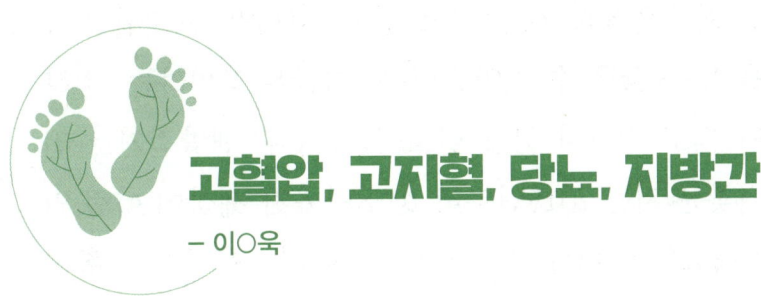

고혈압, 고지혈, 당뇨, 지방간
― 이○욱

안녕하세요, 저는 강원도 동해안 최북단 고성에서 온 64세이고, 성자년 쉬띠입니다. 작년 12월 31일자로 경찰관 37년을 무사히 마치고 정년 퇴임했습니다. 제 이야기를 나누게 되어 반갑습니다.

저는 20년 전, 40대 초반에 당뇨, 고혈압, 고지혈증, 지방간, 허리 좌골신경통 등 여러 질병을 가지고 있었습니다. 당시 체중은 86kg에 허리 둘레는 38인치였습니다. 말 그대로 움직이는 종합병원이었죠. 그러던 중, 경찰병원에서 식전, 식후 혈액 검사를 받게 되었고, 검사 대기 중에 공원에서 맨발로 걷는 80대 어르신을 만났습니다. 그 어르신의 권유로 맨발걷기를 시작하게 되었습니다. 처음에는 발바닥이 무척 아팠지만, 시간이 지날수록 통증이 사라졌고, 집에 돌아가서는 오랜만에 깊은 잠을 잘 수 있었습니다.

맨발걷기를 꾸준히 하면서 제 몸은 놀라운 변화를 겪었

습니다. 체중은 58kg로 줄었고, 당뇨, 고혈압, 고지혈증 등의 약을 모두 끊을 수 있었습니다. 지금은 약이라는 건 하나도 안 먹고 건강한 삶을 살고 있습니다. 맨발걷기로 건강을 되찾은 저는 2015년부터 2018년까지 '세상에 이런 일이', '생로병사의 비밀', '몸신처럼 살아라', '특종세상 휴먼다큐', '강원도가 좋다' 등 다양한 방송 프로그램에 출연하며 제 경험을 나눴습니다.

2019년에는 대한 울트라마라톤에서 주관하는 초장거리 경주에 참가했습니다. 해남 땅 끝에서 강원도 고성 통일전망대까지 622km 거리를 6박 7일 동안 하루에 100km씩 잠을 자지 않고 완주했습니다. 그중 절반 정도인 약 300km는 맨발로 완주했습니다. 또한 제주도 해안 200km와 강화도에서 강릉 경포대까지 308km도 맨발로 완주했습니다. 아스팔트든 자갈길이든 가리지 않고 맨발로 걸을 수 있을 정도로 발바닥이 단련되었습니다.

저 혼자만의 맨발걷기에 그치지 않고, 제 딸도 대학원에서 맨발걷기로 석사 논문을 작성하여 석사학위를 취득했습니다. 주제는 우리 고성에서 모래 위의 맨발걷기와 신발 신고 걷기의 장단점, 노인들의 허리 통증, 수면의 질, 삶의 질 등을 비교 분석하는 것이었습니다. 2년 전 '생로병사의 비밀'에서도 그 논문이 방영되었습니다. 지금은 부천대학교 재활 스포츠과 겸임교수로 근무하고 있습니다. 맨발걷

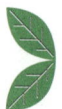

기로 제 건강을 되찾았고, 제 딸에게는 멋진 평생 직장이 생기는 결과를 얻었습니다.

맨발걷기를 처음 시작하는 분들께 드리고 싶은 말은, 다치는 것을 너무 두려워하지 말라는 것입니다. 저는 밤길에도 잘 다닙니다. 철사나 가시가 박히면 바늘로 빼내고 소독약을 바르면 끝입니다. 맨발로 운동을 하다 보면 모든 것이 긍정적으로 변합니다. 긍정적으로 변하면 어떤 부정적인 상황도 여유롭게 대응할 수 있습니다. 그만큼 맨발걷기는 건강뿐만 아니라 성격까지 변화시킵니다.

맨발걷기는 돈 한 푼 들이지 않고 부작용도 없는 만병통치약입니다. 하지만 체중을 줄이려면 식생활 조절과 규칙적인 생활이 필요합니다. 칼로리를 계산하고 인스턴트 식품과 밀가루 음식을 피하며, 고기를 소량으로 섭취하는 것이 좋습니다. 술은 일주일에 반 병 정도의 막걸리만 마십니다. 중요한 것은 늦게 자더라도 아침에 일어나는 시간을 항상 일정하게 맞추는 것입니다.

맨발걷기는 제 인생을 바꾸어 놓았습니다. 여러분도 한 번 시도해 보시길 권합니다. 감사합니다.

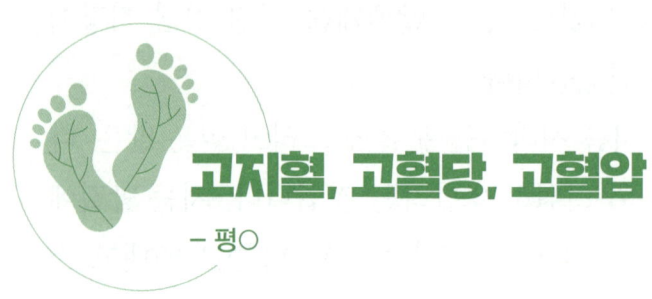

고지혈, 고혈당, 고혈압
– 평○

안녕하세요, 저는 73세로 고혈압, 고지혈, 당뇨 등 대사성질환을 앓고 있었는데, 약을 먹어도 혈압이 180대를 넘나들고 당화혈색소도 6.9로 당뇨병 수준이었습니다. 그러던 중 2021년 6월 중순부터 오금공원에서 맨발걷기를 시작하게 되었습니다.

처음 맨발걷기를 시작하게 된 계기는 우연히 만난 안젤라라는 분 덕분이었습니다. 운동은 평소에도 좀 했지만 맨발로 걷지는 않았는데, 오금공원에서 맨발로 걷고 있는 안젤라를 만나게 되었습니다. 그녀가 맨발걷기로 건강이 좋아졌다고 말하자 저는 바로 신발을 벗고 맨발걷기를 시작하게 되었습니다.

맨발로 처음 걷기 시작했을 때는 발이 너무 아팠지만 하루 30분씩 2주 동안 꾸준히 걸었고, 그 후로는 시간을 늘려 하루 한 시간씩 걷기 시작했습니다. 발에 이상한 느낌이

들기도 했지만, 이것이 좋은 현상이라는 이야기를 듣고 신발을 벗고 더 열심히 걷게 되었습니다.

제가 고혈압이 오래되어 약을 먹어도 혈압이 잘 떨어지지 않았고, 당화혈색소도 높았습니다. 맨발걷기를 시작하고 나서도 한동안 혈압이 크게 변하지 않았지만, 꾸준히 걸으면서 변화를 느끼기 시작했습니다. 특히 7월에는 제가 좋아하는 고구마를 두 박스나 먹어서 체중이 2kg이나 늘었지만, 하루 한 시간 반씩 꾸준히 맨발로 걷는 것을 멈추지 않았더니 원래대로 돌아왔습니다.

9월에 병원에 갔을 때, 혈압은 135로 안정되었고, 당화혈색소도 6.4로 떨어졌습니다. 의사 선생님도 제 건강 상태가 매우 좋아졌다고 칭찬해주셨습니다. 저는 정말 놀랐습니다. 평소 고구마를 많이 먹었고, 체중도 늘었기 때문에 건강이 나빠졌을 거라고 생각했는데, 오히려 좋아진 것입니다. 고지혈증 관련 수치도 매우 좋아졌다고 들었지만, 구체적인 수치는 확인하지 못했습니다.

이 모든 변화는 맨발걷기의 효과라고 확신합니다. 현재도 아침과 저녁에 각각 한 시간 반 정도씩 맨발로 걷고 있습니다. 앞으로도 꾸준히 맨발걷기를 하며 건강을 유지하고자 합니다. 다음 검진 때도 좋은 결과를 기대하며 열심히 걷겠습니다. 감사합니다.

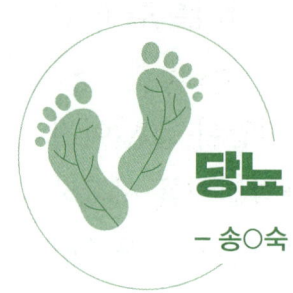

당뇨
– 송○숙

안녕하세요. 저는 1956년 6월 17일생으로, 현재 68세입니다. 오늘 저는 당뇨를 극복한 제 이야기를 여러분께 들려드리고자 합니다.

2021년 8월, 건강검진을 받았는데 건강보험공단에서 혈당 수치가 높다며 빨리 병원에 가보라는 연락을 받았습니다. 병원에 가보니 공복 혈당이 460이었고, 당화혈색소는 8로 매우 높았습니다. 의사 선생님은 즉시 입원하라고 했지만, 저는 일주일 입원이 어렵다고 말씀드렸습니다. 대신 인슐린을 맞으라는 권유를 받았고, 인슐린을 사와서 맞는 방법을 배우게 되었습니다.

저는 당뇨나 고혈압 약을 전혀 복용한 적이 없었기에 인슐린 주사를 맞는 것이 두려웠습니다. 그래서 인슐린을 맞지 않겠다고 결심했습니다. 대신 병원을 일주일에 한 번씩 방문하며 관리하기로 했습니다. 그러던 중, 저는 맨발걷기를 시작하게 되었습니다. 사실 맨발걷기에 대해서는 친구를 통해 알고 있었지만, 건강할 때는 크게 관심을 두지 않았습니다.

맨발걷기를 시작하면서 약물 치료와 병행했습니다. 처음에는 약물 복용을 하루 두 번 했지만, 점차 줄여갔습니다. 병원에서는 제 건강 상태가 좋아지는 것을 보고 칭찬을 아끼지 않았습니다. 그러나 저는 약에 의존하는 것 같아 불안했습니다. 결국 2023년 1월 10일, 모든 약물을 끊고 맨발걷기에 집중하기로 결심했습니다.

맨발걷기를 하면서 하루에 1만 5,000보에서 2만 보를 걸었습니다. 식단 관리도 병행했는데, 아침과 저녁은 가볍게 먹고 점심만 탄수화물을 포함한 식사를 했습니다. 그 결과, 현재 제 당화혈색소는 5.8로 낮아졌고, 공복 혈당은 83에서 97 사이로 안정되었습니다.

약을 끊은 후에도 혈당 수치가 안정적으로 유지되면서 자신감을 얻었습니다. 처음에는 두려움도 있었지만, 이제는 주변 사람들에게도 제 경험을 이야기할 수 있을 만큼 자신감이 생겼습니다. 저는 하루에 2만 보 이상을 걷고 있으며, 건강을 유지하고 있습니다. 오히려 당뇨가 저에게 건강한 삶을 위한 전화위복의 기회를 제공해주었다고 생각합니다.

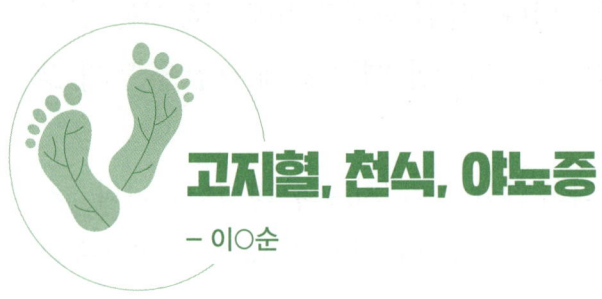

고지혈, 천식, 야뇨증
— 이○순

안녕하세요, 저는 1952년생 은평구에 삽니다. 저는 중학교 때부터 중이염과 비염, 그리고 위축성 위염으로 고생해 왔습니다. 시험 기간이나 아이를 낳고 힘들 때마다 귀에서 물이 흐르고 비염이 심해져 소염제, 진통제, 항생제를 달고 살았습니다.

그러던 중 어느 날 병원에서 위암일지도 모르니 검사를 받으라고 해서 조직검사를 받았고, 다행히도 위암은 아니었지만 위축성 위염 진단을 받았습니다. 그때부터 걷기 운동을 시작하며 자연치료를 시도했습니다.

코로나에 걸린 후 상황이 더욱 악화되었습니다. 호흡이 곤란해지고 혈압이 180~200까지 오르면서 응급실에 실려갔고, 천식과 고지혈증 진단을 받았습니다. 총콜레스테롤 수치가 304에 달해 약물 복용을 시작했으며, 밤마다 5~7회 화장실에 가야 하는 야뇨증까지 생겼습니다.

그러던 중 박동창 회장님의『맨발로 걸어라』는 책을 보고 바로 실천에 옮겼습니다. 첫날 맨발로 걷고 나서는 단 한 번도 깨지 않고 숙면을 취했습니다. 이후 약물 복용을 중단하고 맨발로 걷기를 꾸준히 한 결과, 한 달 반 만에 총 콜레스테롤 수치가 304에서 230으로, LDL 수치가 160에서 106으로 개선되었습니다. 야뇨증도 사라지고 숙면을 취할 수 있게 되었습니다. 그 후로 천식과 고지혈증 약물도 모두 끊고, 건강한 일상을 보내고 있습니다.

제 발은 엄지발가락을 제외하고는 모두 눌리고 삼각형 모양이었으며 발톱도 거의 없었습니다. 손톱깎기로 발톱을 자르는 것이 일상이었는데, 맨발걷기를 시작한 후 발이 점점 예뻐지고 통통해져 정말 놀랐습니다.

이 외에도 백내장, 황반변성, 간 결절 등 여러 건강 문제를 겪었지만, 맨발걷기를 시작한 후 많은 부분에서 호전되고 있습니다. 손에 있던 황달기도 사라졌고, 소화도 잘 되어 쾌변을 보게 되었습니다. 변의 상태가 놀라울 정도로 좋아져 장어처럼 변이 나올 정도입니다.

황반변성의 경우 예전에는 횡단보도를 건널 때 눈이 부셔서 어려움을 겪었지만, 지금은 눈이 많이 좋아져 거의 문제가 없습니다. 아직 간 결절에 대한 검사를 다시 받지는 않았지만, 모든 것이 좋아질 것이라는 믿음으로 매일 맨발걷기를 하고 있습니다.

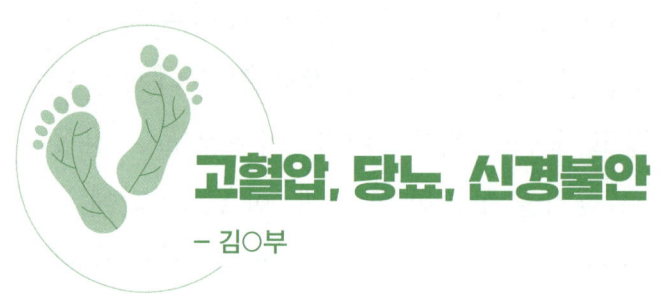

고혈압, 당뇨, 신경불안
― 김○부

저는 66세입니다. 40년 동안 혈압약을 복용해왔고, 30년 동안 당뇨약을 복용해왔으며, 간장약, 관절약, 신경안정제까지 복용해왔습니다. 최근 발목의 연골이 다 닳았다는 진단을 받고 수술을 권유받았지만, 어떻게 하면 좋을지 고민하던 중 맨발걷기를 시작하게 되었습니다.

20일 전부터 모든 약을 끊고 맨발로 걷기 시작했습니다. 약을 끊고 나서 처음에는 혈압이 190까지 올라가기도 했지만, 오늘 아침에는 148까지 내려왔습니다. 공복 혈당도 121로 안정되었고, 불면증도 신경안정제 없이 완전히 해소되었습니다. 변비도 크게 좋아졌습니다.

저는 맨발걷기를 통해 자연스러운 치유를 경험하고 있습니다. 주변에서는 혈압약을 다시 먹으라고 권유하지만, 저는 맨발걷기의 효능을 믿고 계속해서 자연식을 병행하며 치유의 길을 걷고 있습니다.

특히 저는 체중을 18kg 감량하여 허리 사이즈가 41에서 35로 줄었고, 병원 검사 결과 모든 혈액 수치가 정상으로 돌아왔으며, 40년 동안 저를 괴롭혔던 지방간도 해소되었습니다. 간 섬유화도 사라졌습니다.

발목 통증도 맨발로 걷고 발목까지 땅에 묻으니 회복되고 있다고 느끼고 있습니다. 앞으로도 계속 맨발걷기를 이어가면, 제 건강이 더 좋아질 것이라는 확신을 갖고 있습니다. 수술 없이 자연치유로 건강을 회복하고 싶습니다. 감사합니다.

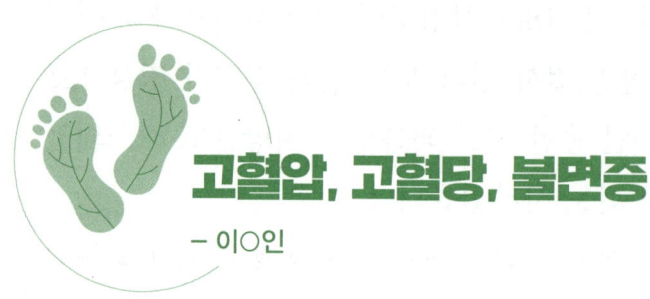
고혈압, 고혈당, 불면증
- 이○인

　안녕하세요, 저는 69세이고, 지금은 건강하게 잘 지내고 있습니다. 하지만 예전에는 불면증과 고혈압, 고혈당으로 인해 힘든 시간을 보냈습니다. 40세에 폐경이 왔고, 2002년 월드컵 이후로 혈압약을 복용하기 시작하면서 불면증이 생겼습니다. 병원에서는 수면제 졸피뎀을 처방해 주었지만, 약에 의존하는 삶이 싫었습니다.
　어느 날 새벽 2~3시에 잠들고 일찍 깨는 어려운 상황 속에서 성당에 다니며 지인을 만났고, 그분을 통해 맨발걷기를 알게 되었습니다. 그분의 권유로 작년부터 맨발걷기를 시작하게 되었습니다. 처음에는 수면제 없이 잠을 잘 수 있을까 걱정했지만, 그분의 엄격한 조언 덕분에 약을 끊게 되었습니다.
　맨발걷기를 통해 숙면을 취하게 되면서 공복 혈당이 낮아졌고, 오랫동안 복용하던 고혈압과 고지혈증 약도 줄일 수 있었습니다. 시력교정 수술 후 눈이 시리고 부신 증상도 맨발걷기를 통해 호전될 것이라는 희망을 가지고 있습니다. 약 20년 가까이 약에 의존하던 불면증과 병약한 삶이 맨발걷기를 통해 건강한 삶으로 바뀌었습니다.

맨발걷기를 시작한 첫 날, 발바닥에 닿는 그 느낌이 너무 좋았습니다. 매일 꾸준히 걸었고, 처음에는 1시간이 지루했지만 점차 1시간 반도 걷게 되었습니다. 동계 미션도 꼭 지켰습니다.

맨발걷기를 통해 체력이 좋아지면서 피로감도 줄어들었습니다. 예전에는 하루에 두세 가지 스케줄을 소화하기 힘들었지만, 이제는 연달아 활동할 수 있게 되었습니다. 남편도 제가 체력이 좋아진 것을 보고 올해 3월부터 함께 걷기 시작했습니다.

공복 혈당은 맨날 124, 125였던 수치가 이제는 103까지 내려갔습니다. 무릎에 물이 차는 것도 없어졌습니다. 한의원도 끊게 되었습니다.

저는 더 열심히 맨발걷기를 하며 건강을 유지하려고 합니다. 지금은 약의 도움 없이 숙면을 취하고 있어 매우 만족스럽습니다. 감사합니다.

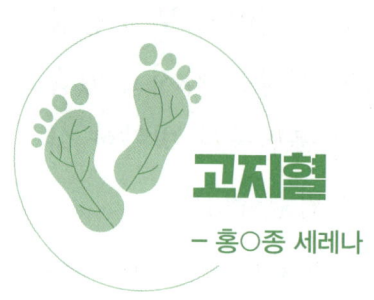

고지혈
– 홍O종 세레나

저는 1961년생으로 올해 61살입니다. 2021년 3월 17일, 건강검진에서 고지혈증을 진단받았습니다. 총콜레스테롤 수치는 265로 정상 범위인 190 이하를 훌쩍 넘었고, 저밀도 콜레스테롤은 181로 역시 정상 수치인 129 이하를 초과했습니다. 의사 선생님은 평생 약을 먹어야 할 수도 있다고 하셨습니다. 저는 건강 교실에서 식단 관리를 받기로 하고, 열심히 야채와 단백질 위주의 식사를 하며 탄수화물과 과일 섭취를 줄였습니다. 그러나 3개월 동안 체지방률이 전혀 줄지 않았습니다.

그러던 중 7월 5일에 우연히 맨발걷기에 대해 알게 되었습니다. 유튜브에서 '박동창의 맨발 강의'를 밤새 들으면서 맨발걷기가 제 살 길이라는 확신을 갖게 되었습니다. 그래서 7월 6일부터 매일 1시간에서 1시간 30분씩 학교 운동장의 흙길을 맨발로 걷기 시작했습니다. 힘들 때는 아파트 화단에 신문지를 깔고 아침과 오후에 각각 한 시간씩 누워 있기도 했습니다.

7월 29일에 다시 건강검진을 받았는데, 결과가 놀라웠습니다. 총콜레스테롤 수치는 185로, 저밀도 콜레스테롤 수치는 118로 떨어졌습니다. 의사 선생님도 이렇게 짧은 시간에 수치가 크게 개선된 것을 보고 놀라셨습니다. 제가 식단 관리와 함께 매일 맨발로 흙을 걷는 것을 설명드리자, 의사 선생님도 흙을 걷는 것이 건강에 도움이 된다는 사실을 인정하셨습니다.

그리고 건강관리교실의 간호사님이 14명의 참가자 중 저만이 정상 수치로 돌아왔다는 사실을 알려주셨습니다. 맨발걷기의 효과를 확실히 입증받은 순간이었습니다. 하느님께서 저를 통해 맨발걷기의 치유 효과를 보여주셨다고 생각합니다.

그러나 7월 29일 이후에 허리 디스크와 손발 저림 증상이 심해져 병원에 갔습니다. 맨발걷기 카톡방에서 이 증상이 명현현상임을 알게 되었고, 맨발걷기를 계속 이어갔습니다. 점차 기운이 회복되었고, 혈액 검사 결과도 더욱 개선되었습니다.

저는 앞으로도 맨발걷기를 꾸준히 실천하며 완전한 정상 건강을 되찾을 것입니다. 모두가 맨발걷기의 효과를 경험할 수 있도록 응원해주시길 바랍니다. 감사합니다.

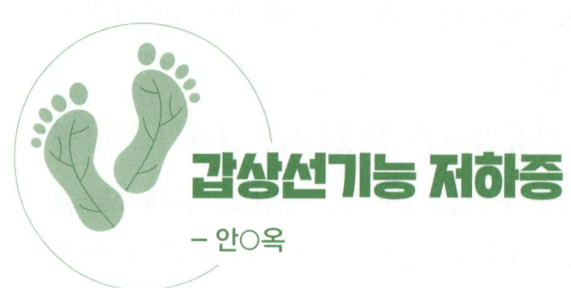

갑상선기능 저하증
– 안○옥

안녕하세요, 저는 69세로 제가 갑상선기능저하중을 극복하고 새로운 삶을 살게 된 이야기를 나누고자 합니다.

2012년에 갑상선기능저하중 진단을 받았습니다. 그전부터 기운이 너무 빠지고 자꾸 눕고 싶어서 병원을 찾았더니 그런 진단이 나온 것이죠. 이후 호르몬제를 복용하기 시작했습니다. 하지만 별다른 차도가 없었습니다.

약을 8년, 9년간 꾸준히 복용하면서도 나아지지 않아, 신경이 많이 쓰였습니다. 진료를 받을 때마다 언제 약을 끊을 수 있냐고 물어보면 평생 먹어야 한다는 답변만 돌아왔죠. 그러던 중 약을 오래 복용하면 치매가 올 수 있다는 기사를 보고 더 이상 약을 먹고 싶지 않았습니다.

2019년 10월, 집 옆 공원에서 한 사람이 맨발로 걷는 것을 보고 호기심이 생겼습니다. 별다른 말 없이 걸어가는 그 사람을 보고 '나도 한번 해볼까?' 하는 생각이 들었어요.

동아일보에서 본 맨발걷기에 관한 기사와 유튜브에서 본 영상을 통해 대모산의 맨발걷기 모임을 알게 되었습니다. 그래서 대모산에 가서 맨발걷기를 배우기 시작했죠.

처음에는 정말 힘들었습니다. 특히 겨울에는 너무 춥고 발이 시려서 그만둘까 하는 유혹도 많았습니다. 하지만 카톡방에서 다른 사람들이 맨발걷기를 꾸준히 하는 모습을 보며 힘을 얻었습니다. 영하 16도에서도 양말을 두 겹씩 끼고 꾸준히 맨발걷기를 이어갔습니다.

그 결과 2020년 2월, 병원에서 갑상선 기능이 정상으로 돌아왔다는 놀라운 진단을 받았습니다. 그때부터 약을 반으로 줄여 복용하다가 결국 완전히 끊게 되었습니다. 처음에는 많이 불안했지만, 7월에 다시 검사를 했을 때 모든 수치가 완전히 정상으로 나왔습니다. 의사도 이제는 약을 끊고 1년에 한 번씩 피검사만 하라고 했습니다.

지금은 하루에 4시간씩 맨발걷기를 하고 있습니다. 오전에 2시간, 오후에 2시간씩 걷고 있습니다. 그러면서 숙면을 취할 수 있게 되었고, 발저림과 자다가 쥐가 나는 증상도 완전히 사라졌습니다. 약을 끊으면서 기운이 많이 생겼고, 탈모도 거의 없어졌습니다.

이제는 매일 활기 넘치는 행복한 삶을 살고 있습니다. 맨발걷기를 통해 새로운 삶을 얻었습니다.

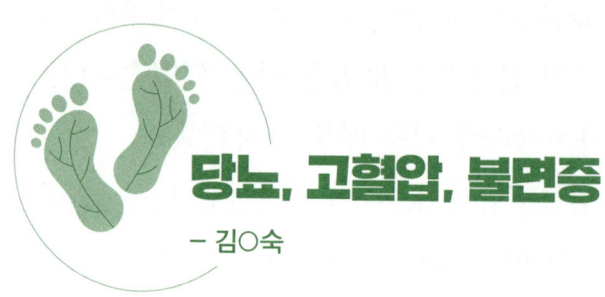

당뇨, 고혈압, 불면증
– 김○숙

    안녕하세요, 저는 78세입니다. 저는 당뇨와 고혈압으로 30년 동안 약을 복용해왔습니다. 그러던 중 작년 2월부터 맨발걷기를 시작하게 되었습니다.

    맨발걷기를 시작하고 5개월에서 6개월 정도 지났을 때, 저는 혈압약과 당뇨약을 끊을 수 있었습니다. 처음에는 혈압이 150에서 160, 130으로 나왔는데, 한 번은 혈압이 80까지 내려갔습니다. 그래서 약을 끊고 지켜봤더니, 혈압이 120 정도로 유지되었고 더 이상 올라가지 않았습니다.

    맨발걷기를 처음 시작할 때는 당뇨 환자가 맨발걷기를 하면 절대로 안 된다는 이야기를 들었지만, 돌부리에 다쳐서 피가 나도 3, 4일 후에 상처가 나았습니다. 저는 계속 맨발걷기를 했고, 상처는 잘 아물었습니다.

    또한, 저는 우울증으로 잠을 못 자서 수면제를 복용하고 있었는데, 지금은 수면제 없이도 잘 자고 있습니다. 맨발걷기를 시작하면서부터 혈압과 혈당, 그리고 불면증까지 모두 해결되었습니다.

특히 부끄러운 이야기지만, 맨발걷기를 하면서 방광 기능이 좋아졌습니다. 전에는 참기가 어려웠는데, 지금은 두 시간도 참을 수 있게 되었습니다. 그리고 제 머리카락도 다시 나기 시작했습니다. 이마에 솜털이 많이 나서 정말 기쁩니다.

맨발걷기의 효과를 많이 보고 있어서, 매일매일 하고 싶어졌습니다. 그렇게 맨발걷기를 하다보니, 이제는 맨발걷기에 중독이 된 것 같습니다.

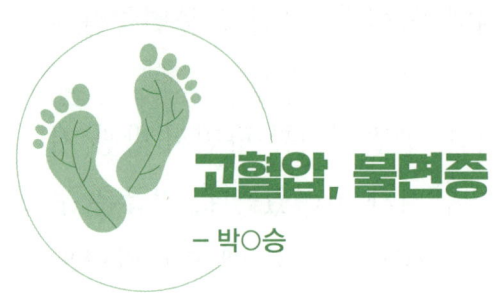

고혈압, 불면증
- 박○승

안녕하세요, 저는 울산에 삽니다. 저는 걷기를 너무 좋아해서 대학교 시절 전국 국토순례 대행진에서 맨 앞장서서 깃발을 들고 일주일간을 걸었던 경험이 있습니다. 그때 이후로 걷기를 계속 좋아하고 잘해왔습니다. 제 발의 아치 모양이 좋아서 그런지, 많이 걸어도 물집 한번 잡히지 않았습니다. 그렇게 씩씩하게 다치지 않고 잘 걸어왔습니다.

하지만 생활하면서 불면증과 고혈압으로 고생을 했습니다. 고혈압은 3년 전까지 160에서 170까지 올라갔고, 불면증은 거의 20년 가까이 지속됐습니다. 새벽 1시에 잠에서 깨면 2시, 3시 매 시간마다 깨어나는 바람에 낮에 생활이 굉장히 힘들었습니다. 잠을 못 자는 고통 속에서도 먹고 살기 위해 오뚜기 같은 인생을 살다 보니, 잠을 못 자는 것을 대수롭지 않게 생각하고 병원도 가지 않았습니다.

그러다 1년 전, 맨발걷기를 알게 되었습니다. 맨발로 걷기 시작한 지는 만 1년이 좀 넘었고, 햇수로는 2년 정도 되었습니다. 맨발걷기의 매력에 빠지게 된 계기는 신발도 필요 없고 양말도 신지 않는다는 점이었습니다. 처음 맨발로 걸었을 때의 느낌은 이루 말할 수 없을 정도로 굉장한 충격이었고, 온몸이 땅에서 노는 듯하고 제 몸이 춤을 추는 듯한 느낌을 받았습니다. 그 첫 느낌이 너무 좋아서 글로 한번 써보고 싶을 정도였습니다.

맨발걷기를 시작한 후, 첫째로 잠을 너무 잘 잡니다. 잠에 들면 아침 6시나 7시에 일어납니다. 이렇게 오래 잘 수 있었다는 사실에 저 자신도 굉장히 놀라고 있습니다. 혈압도 아주 좋아져서 지금은 110에 80으로 정상입니다. 신발 신고 걸었던 삶과 맨발로 걷는 삶을 비교해보면, 제대로 된 인간의 삶을 살고 있다고 느낍니다. 잠도 못 자고 힘들게 살았던 과거가 기억나지 않을 정도로 지금은 굉장히 활기차고 즐겁고 행복한 하루하루를 살고 있습니다.

맨발걷기를 통해 불면증과 고혈압을 치유하게 되어 정말 감사하게 생각합니다.

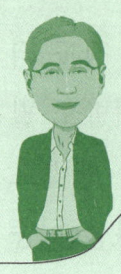

박동창의 한마디

고혈압이란 성인 기준 수축기 혈압이 140mmHg 이상이거나 이완기 혈압이 90mmHg 이상일 때를 말합니다. '침묵의 살인자'라고 지칭되는 고혈압은 관상동맥질환과 뇌졸중, 신부전 등 전신에 걸쳐 다양한 합병증을 일으킬 수 있습니다.

고혈압의 근원적인 치유는 맨발걷기입니다. 맨발걷기 시 이뤄지는 접지는 몸속의 활성산소를 중화시키는 천연의 항산화제 역할을 합니다. 이로 인해 몸속의 독소를 소멸시켜 혈액을 깨끗이 하며 혈관까지 건강하게 만들어 주기 때문에 맨발걷기가 중요합니다.

또한 우리 국민 전체의 약 1/3이 당뇨병 또는 당뇨병 전 단계의 상태로 살아가고 있는 바, 저자는 그 원인을 현대인들이 부도체의 신발을 신고 사는 생활을 일상화하면서 땅과의 접지차단에 따른 전자의 고갈(Electron Deficiency) 현상으로부터 비롯되었다고 판단하고 있습니다. 제1형 당뇨는 췌장의 중앙에 위치한 랑게르한스섬의 베타세포가 자가면역기전의 이상으로 파괴되어 인슐린이 분비되지 아니하거나 그 분비가 부족하여 발생한다는 것이 학계의 정설인 바, 여기서 자가면역기전의 이상이 바로 전자의 결핍에 따른 면역계의 오작동에 의해 비롯되기 때문입니다. 제2형 당뇨는 췌장에서 인슐린은 정상적으로 생성되지만, 인슐린이 혈액 속의 포도당을 세포의 미토콘드리아 발전소 속으로 밀어 넣어주려면 전자가 충전되어 있어야 하는데, 접지 차단으로 전자가 부족하여 인슐린이 제 기능을 하지 못하기 때문입니다.

실제 맨발걷기국민운동본부 회원들 중에서는 제1형 당뇨로 인슐린펌프를 달고 매일 인슐린을 주사해야 했던 사람이 맨발로 1년을 걸은 후, 인슐린펌프를 떼고서도 혈중 포도당 농도가 100 정도의 정상을 유지하고 있는 사례가 증언되었고, 제2형 당뇨로 공복혈당량이 500 또는 460이었던 사람들이 집 앞 황톳길을 맨발로 걸어 2~3개월 만에 100 이하의 정상 혈당으로 돌아온 사례가 증언되었습니다. 2023년 7월 방송된 KBS '생로병사의 비밀' '맨발로 걸어 생긴 일' 편에서도 실험에 참가한 세 사람 모두 한 달을 맨발로 걸어 당화혈색소가 내려온 사실이 방영되었습니다. 이는 맨발걷기야말로 당뇨의 원인을 해소한다는 사실을 증명합니다. 따라서 고혈압은 물론 당뇨와 고지혈 등 생활병을 근원적으로 예방하고 치유하려면 매일 하루 3끼 식사하듯 맨발로 걸으며 땅속으로부터 생명의 자유전자를 정기적으로 받아들여야 합니다.

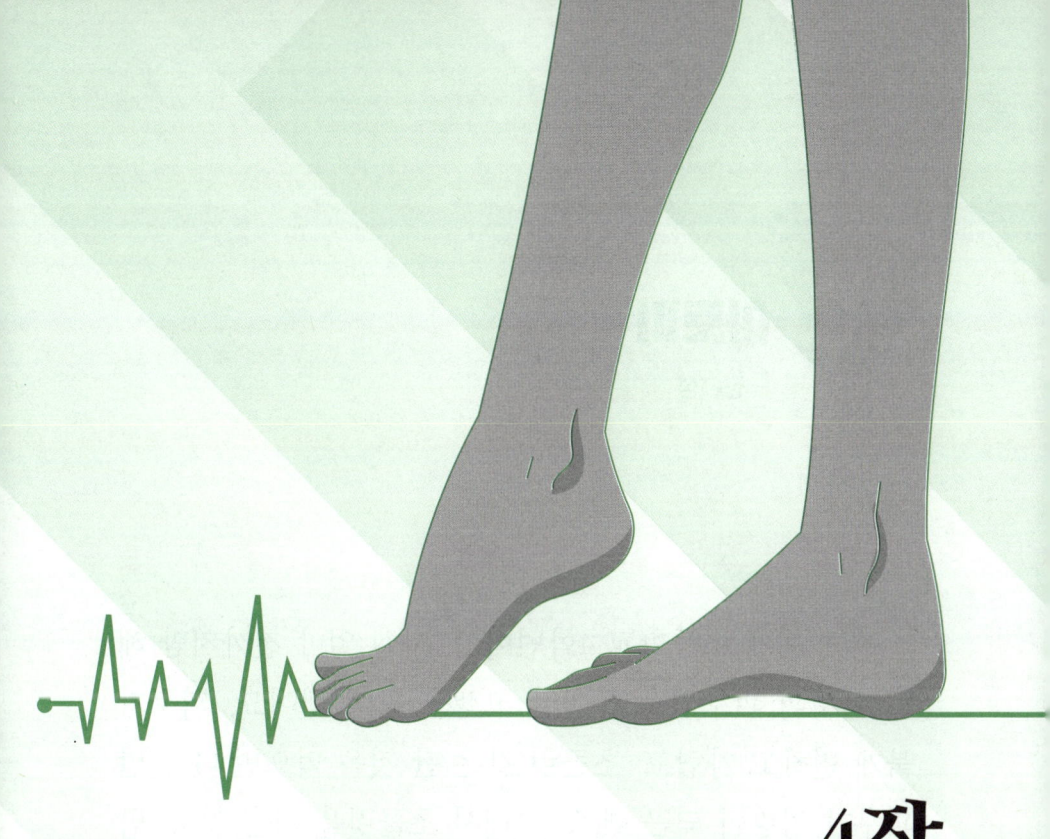

4장
세균 감염·자가면역, 피부질환이 나았습니다

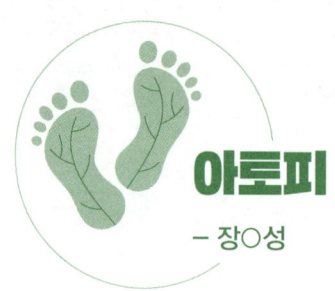

아토피
- 장○성

　저는 현재 초등학교 4학년이고, 사실 얼마 전까지만 해도 아토피 피부염으로 정말 고생을 많이 했어요. 피부가 붉게 변하고 가렵고, 초콜릿 같은 단 것을 먹으면 다음 날 피부가 엉망이 되곤 했죠. 그래서 초콜릿을 먹는 것도, 밖에서 뛰어노는 것도 마음껏 할 수 없었어요. 그런데 이 모든 것이 한 달 만에 크게 변했어요.

　제가 처음 맨발걷기를 시작한 건 한 달 전, 박동창 선생님의 강의를 듣고 나서였어요. 그때 저는 강의 중에 질문도 많이 하고, 선생님이 알려주신 방법을 실천해보기로 결심했죠. 그래서 매일 학교 운동장에서 맨발로 걷기 시작했어요. 비가 오는 날에도 우산을 쓰고 걸었죠. 학교에서뿐만 아니라 집에서도 흙 위를 맨발로 걸으면서 시간을 보냈어요. 한 번에 15분 이상씩 시간을 맨발에 쏟아 부으며 꾸준히 걸었죠.

그리고 한 달이 지난 지금, 제 피부는 완전히 달라졌어요. 예전에는 팔과 다리에 새빨갛게 올라오던 염증이 지금은 거의 다 사라졌어요. 아직 약간 남아있긴 하지만, 이대로 계속 걸으면 완전히 나을 것 같아요. 무엇보다도 행복한 것은, 이제 초콜릿을 먹어도 피부에 아무런 문제가 생기지 않는다는 거예요. 어제도 초콜릿을 먹었는데, 지금 제 피부는 정말 깨끗해요. 아토피가 거의 다 나은 거죠.

맨발걷기의 효과는 정말 놀라워요. 염증이나 피부병 같은 문제는 물론이고, 암까지도 치유된다고 하니 정말 대단한 것 같아요. 이제 저는 예전보나 훨씬 활기차고, 공부도 더 잘되고 있어요. 성격도 더 밝아졌고, 요즘엔 정말 날아다니는 기분이에요. 이 모든 변화가 박동창 선생님 덕분이에요. 선생님은 제 마음속에 희망의 나무를 심어주셨고, 저는 이제 아토피에서 거의 벗어났어요. 선생님 덕분에 공부도 더 재미있어졌고, 삶이 더 행복해졌어요.

저는 이제 친구들에게도 맨발걷기를 권하고 있어요. 제 친구 중 한 명은 축구를 정말 좋아하는데, 그 친구도 맨발로 축구를 하면 더 잘할 것 같아요. 그리고 제 여동생도 제가 변한 모습을 보고 따라할 것 같아요. 윗물이 맑아야 아랫물이 맑다는 말처럼, 제가 잘하면 동생도 잘할 거라 믿어요. 앞으로도 저는 맨발걷기를 계속할 거고, 건강하게 자라서 더 큰 일을 할 수 있는 사람이 되고 싶어요.

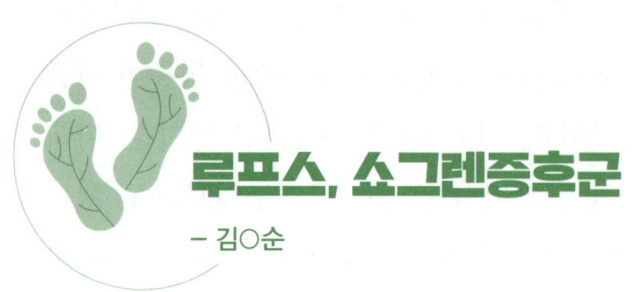
루프스, 쇼그렌증후군
– 김○순

안녕하세요. 저는 서울 강동구에 사는 62세이며, 20년 간 루프스와 쇼그렌증후군을 앓아왔습니다. 이 병들은 자가면역질환의 일종으로, 약 없이는 일상생활이 매우 어려운 상황이었죠. 처음에는 스테로이드 400mg과 항말라리아제 400mg을 하루에 네 알씩 먹었고, 시간이 지나며 약의 양을 줄여 200mg을 복용하게 되었습니다. 하지만 상태가 크게 호전되지 않아 힘든 나날을 보냈습니다.

작년에 엄마와 남동생들과 함께 울릉도로 여행을 갔을 때, 한 부부가 저에게 맨발걷기를 권유했습니다. 처음에는 반신반의하며 시작했지만, 점점 그 효과를 느끼게 되었습니다. 9월 16일부터 맨발걷기를 시작했고, 처음엔 발바닥이 너무 아팠지만 점점 적응이 되었습니다.

비 오는 날 산을 오르다가 손목이 골절되는 사고를 당했지만, 이후 동네 뒷동산에서 매일 맨발로 걷기 시작했습니다. 영하 17도의 추운 날씨에도 빠짐없이 걷다 보니 몸이 점점 좋아지는 것을 느꼈습니다. 초기엔 발바닥이 시리고 아팠지만, 점점 단련되면서 재미를 느끼게 되었죠.

맨발걷기를 한 지 100일쯤 되었을 때, 약을 끊고도 일상생활을 무리 없이 할 수 있겠다는 확신이 생겼습니다. 최근 병원검진에서도 거의 모든 수치가 정상으로 돌아왔습니다. 중성지방 수치도 약을 먹을 때보다 정상 범위에 들었고, 약 없이도 건강한 생활을 하고 있습니다.

루프스는 자가면역질환으로, 발열, 전신 쇠약감, 우울증, 극심한 피로감, 발진, 부종, 체중 감소 등의 증상이 나타납니다. 쇼그렌증후군으로는 구강건조, 안구건조, 침샘 부종, 충치, 목의 건조, 피부 건조, 피로감, 관절염 등을 겪었습니다. 특히, 침샘부종은 발병 3년 후부터 나타났고, 40세에 진단받아 43세에 수술을 받았습니다.

처음 발병했을 때는 무릎과 손가락 관절 통증으로 일상생활이 불가능할 정도였습니다. 동네 정형외과를 찾았지만 효과를 보지 못하고, 대학병원에서 루프스 진단을 받았습니다. 이 병은 희귀병이라 산정특례를 받으며 치료를 받았습니다. 처음에는 움직이기조차 힘들었고, 가족들의 도움을 받아야 했습니다.

맨발걷기를 시작한 후, 제 삶은 크게 변했습니다. 발바닥의 통증은 시간이 지나면서 사라졌고, 맨발걷기의 긍정적인 효과를 몸소 체험하게 되었습니다. 혈액검사 결과도 개선되었고, 약을 끊어도 건강한 생활을 이어가고 있습니다. 남편과 아들들도 저의 변화를 기뻐하고, 함께 걷기 운동을 즐기고 있습니다.

이제 맨발걷기는 저의 건강을 지켜주는 중요한 일부분이 되었고, 앞으로도 꾸준히 실천할 것입니다. 맨발걷기를 통해 루프스병과 쇼그렌증후군을 극복하고, 다시 건강한 삶을 되찾게 되어 정말 기쁩니다.

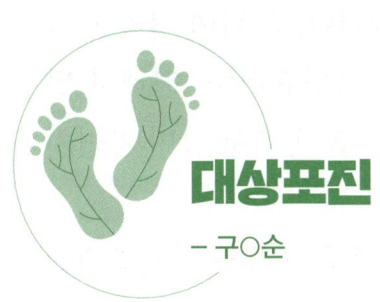

대상포진
– 구○순

안녕하세요, 저는 현재 강서지회장으로 임명되어 활동하고 있습니다. 지금부터 제가 어떻게 맨발걷기로 극심한 대상포진을 치유했는지, 그리고 그 경험을 통해 어떻게 건강을 되찾았는지 말씀드리겠습니다.

저는 2016년에 처음으로 대상포진 증상이 나타났습니다. 그때는 단순한 몸살로 생각해서 학교에서 일을 계속했어요. 하지만 두 달이 지나면서 눈과 머리, 온몸으로 염증이 번졌습니다. 학교를 그만둘 수 없어서 참고 다녔지만, 결국 2017년에 병원에 실려갔습니다. 삼성서울병원 응급실에서 중환자실로 옮겨졌고, 두 달 동안 가족 면회도 할 수 없을 정도로 심각한 상태였습니다.

피부와 장기의 80~90%가 손상되었고, 신경 손상으로 온 몸에 고름이 나와 뼈까지 드러났습니다. 생명포기각서를 쓰고 호스피스 병동으로 옮겨지면서 가족들에게는 장

레 준비를 하라는 이야기를 들었습니다. 그런데 그곳에 있으면 그냥 죽을 것 같다는 생각이 들었습니다. 그래서 병원을 박차고 나와 양평과 강화도의 흙 속에서 살며 자연치유의 길을 택했습니다.

2017년에 병원을 나와 자연 속에서 생활하기 시작했습니다. 양평 암환자촌과 강화도를 거치며 하루 8시간씩 산에서 맨발로 살았습니다. 그리하며 피부는 재생되고, 죽음에 내몰렸던 삶이 정상으로 되돌아오는 기적을 이루었습니다. 맨발걷기는 타들어가는 피부 괴사를 살려내고, 죽어가는 목숨을 건강한 생명으로 되살려냈습니다.

맨발로 땅을 밟고 체질식을 하며 생활한 결과, 피부가 재생되고 원래 모습을 되찾게 되었습니다. 황반변성도 없어지고, 관절염과 허리 통증도 모두 맨발걷기로 치유되었습니다. 이렇게 극적인 치유 과정을 겪으면서 저는 주변의 어려운 환우분들에게 이 경험을 나누고, 그들을 맨발로 인도하는 진정한 맨발걷기의 전도사가 되었습니다.

지금은 40대의 건강하고 야들야들한 피부를 가진 건강한 중년의 삶으로 재탄생했습니다. 저는 이제 제 경험을 바탕으로 많은 사람들을 돕고 있습니다. 병원에서는 손을 놓고 있는 분들도 저와 만나 맨발걷기를 통해 건강을 되찾고 있습니다.

이렇게 극심한 고통과 싸우면서 저는 체질식의 중요성

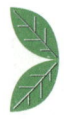

도 깨달았습니다. 아무리 좋은 음식이라도 체질에 맞지 않으면 독이 될 수 있습니다. 현재 저는 체질식을 통해 많은 분들을 뒤에서 돕고 있습니다. 제 딸도 저의 병증을 보고 성악을 전공하다가 식품영양학으로 전공을 바꿨습니다. 그녀는 지금 현대 본사에 들어가 있습니다. 가정에 병을 가진 환자가 하나 있으면 그 가정에 고통일 수 있지만, 큰 축복으로 전화위복이 될 수 있다는 것을 저는 몸소 체험했습니다.

제가 경험한 치유의 과정은 병원에서는 이루어질 수 없었던 기적 같은 일이었습니다. 자연치유와 맨발걷기, 체질에 맞는 음식을 통해 저는 다시 건강을 되찾았습니다. 이제 저는 맨발걷기의 전도사로서 많은 사람들에게 이 경험을 나누고, 그들이 건강을 되찾을 수 있도록 돕고 있습니다. 여러분들도 포기하지 마시고, 자연치유의 힘을 믿어보세요. 감사합니다.

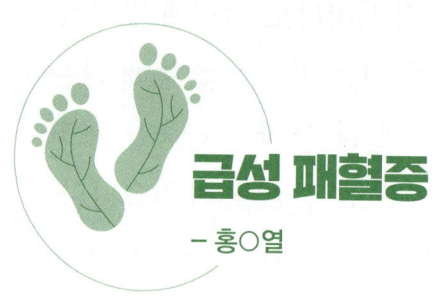

급성 패혈증
– 홍○열

안녕하세요, 저는 전기공학을 전공했고, 전기 사업에 종사했던 70세의 평범한 사람입니다. 그러나 제 인생은 2020년 12월 3일, 급성패혈증으로 인해 큰 전환점을 맞이하게 되었습니다.

그날 저는 천안에서 급성패혈증으로 인해 쓰러졌습니다. 병원에 도착한 지 3일 만에 의사들은 제가 살아날 가능성이 없다고 말하며 사실상의 사망 선고를 내렸습니다. 제 가족들은 병원에서 제 마지막 얼굴을 보고, 영정사진을 준비하며 장례식장을 예약했습니다. 병원에서는 호흡기를 제거하겠다고 했지만, 가족들은 이를 반대하고 끝까지 호흡기를 유지해달라고 요청했습니다.

기적처럼 제 심장은 멈추지 않았지만, 저는 한 달 동안 무의식 상태로 지내게 되었습니다. 이 기간 동안 병원과 가족들 사이에는 많은 논쟁이 있었습니다. 병원에서는 오른팔과 오른발이 썩어가고 있으니 절단해야 한다고 했지만, 아내는 이를 거부하며 죽더라도 원래 모습으로 인생을 마감하자고 주장했습니다. 결국 절단 없이 극약 처방을 통해 폐가 회복되었고, 45일 만에 의식을 되찾았습니다.

2021년 새해가 밝고, 2개월 후에야 일반 병실로 옮겨질 수 있었습니다. 그 동안 제 체중은 63kg에서 40kg으로 급격히 줄었습니다. 병원에서는 제가 이제 정상적인 생활은 불가능하고 휠체어에 의지해 살아야 할 것이라고 진단했습니다.

퇴원하기 전, 휠체어 생활을 하던 중 우연히 유튜브에서 박동창 회장님의 맨발걷기 강의를 보게 되었습니다. 저는 이것이 제 마지막 희망이라고 생각하고, 땅에서 네 발로 기더라도 반드시 회복하겠다고 결심했습니다. 가족의 도움으로 하루에 3시간에서 5시간씩 네 발로 걷기 시작했습니다. 처음에는 10m, 20m를 걷다가 점점 거리를 늘려갔고, 제 몸이 부드러워지는 변화를 느끼기 시작했습니다.

양쪽 다리의 신경이 죽어 있었지만, 접지선을 연결하면서 신경이 살아나는 것을 느낄 수 있었습니다. 검게 변했던 손과 발에 피가 돌기 시작했고, 생명이 돌아오는 것을 체감했습니다. 천안에서 1년 동안 매일 3시간에서 5시간씩 맨발로 걷기를 실천했습니다. 황톳길 4km가 있는 산에서 치유를 계속했죠.

그 후 동탄으로 이사와서도 맨발걷기를 지속했습니다. 2년 가까이 꾸준히 실천한 결과, 제 몸은 80% 정도 회복되었습니다. 전기공학 전공자로서 손아귀의 힘을 기르기 위해 2년 동안 노력한 끝에 펜치를 잡을 수 있게 되었습니다. 아직 완전한 회복은 아니지만, 현재는 85% 정도의 회복 상태입니다. 좌변기에 앉는 것과 누웠다 일어나는 것이 아직 어렵지만, 계속해서 맨발걷기를 통해 완전한 회복을 목표로 하고 있습니다.

지금도 매일 아침 1시간, 퇴근 후 1시간씩 맨발로 걷고 있으며, 낮에도 시간이 나면 맨발걷기를 실천하고 있습니다. 전기 사업에 종사했던 경험을 살려 접지기구를 만들어 잘 때는 접지 가락지와 발찌를 착용하고 잡니다. 많은 친구들과 지인들이 제 회복을 기적이라고 말하지만, 이는 박동창 회장님의 맨발걷기 덕분이라고 생각합니다.

이제는 맨발걷기를 홍보하면서 봉사하는 삶을 살고 있습니다. 맨발걷기를 통해 회복된 제 인생을 나누며, 많은 사람들에게 이 방법을 알리고 싶습니다. 동탄에서 지회장으로서 맨발걷기의 치유 효과를 널리 전파하며, 인생을 마무리할 때까지 감사한 마음으로 살아가고 싶습니다.

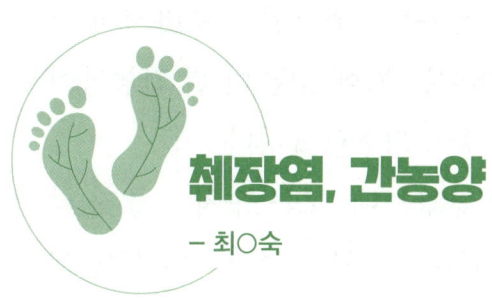

췌장염, 간농양
– 최○숙

안녕하세요, 저는 현재 68세이고, 2007년부터 집으로 찾아가는 요양보호사로 일하고 있습니다. 이 일을 하며 많은 경력을 쌓았고, 지금도 많은 분들이 저의 서비스를 요청하십니다.

제가 맨발걷기를 시작한 이야기를 나누고자 합니다. 저는 만 65세 때, 갑작스럽게 배가 아파서 기독교 병원에 갔습니다. 검사 결과 급성 췌장염이라는 진단을 받았고, 염증 수치가 1,000이 넘어서 바로 입원했습니다. 그러나 4일이 지나도 원인을 발견하지 못해 퇴원했고, 두 달 정도 지나 다시 배가 아파서 병원에 재입원했지만, 또 원인을 찾지 못했습니다.

2022년 12월에 다시 배가 아파서 응급실에 갔을 때는 죽을 만큼 아팠습니다. 췌장 내시경 검사를 통해 췌장이 노화로 인해 막혀 있다는 진단을 받았고, 세 번째로 4일 만에 퇴원했습니다. 그런데 2023년 2월 1일에 또다시 배가 아파서 병원에 갔더니 이번에는 간에 고름이 낀 간농양이라는 진단을 받았고, 18일 후에 퇴원했습니다.

이후 7월에 정기검진을 받았는데, 모든 수치가 좋지 않았습니다. 백혈구 수치가 150, 콜레스테롤이 140~150, 혈당은 5.8, 백내장이 있었고, 폐결절이 3.5cm로 온 몸이 만신창이가 된 상태였습니다. 기독교 병원에서 CT를 찍어본 결과, 암일 가능성이 있다고 하여 화순 전대병원으로 갔습니다. 두 달 후에 폐결절이 1.2cm로 줄어들어 다행히 암은 아니었습니다.

제가 맨발걷기를 시작한 것은 2023년 10월 31일이었습니다. 11월에 병원에 갔을 때 좋은 결과를 들었고, 그때부터 죽기 살기로 맨발걷기를 시작했습니다. 불면증이 심해 신경안정제와 불면증 약을 복용해왔는데, 맨발걷기를 시작하자마자 잠이 오기 시작했습니다. 이제는 전혀 피곤하지 않고, 밤 10시에 자면 정확히 새벽 5시에 일어납니다.

혈압도 150이었지만, 맨발걷기 백일 대장정을 시작한 후로는 많이 좋아졌습니다. 운동장을 돌고, 금당산 둘레길을 걷고, 해변에서도 걷고, 그렇게 하루도 쉬지 않고 백일 대장정을 완주했습니다. 그 결과 머리카락이 다시 자라났고, 백내장 수술 후 안경을 벗고도 생활할 수 있게 되었습니다.

귀 가려움증도 사라져 이비인후과 약을 먹지 않고 지낼 수 있게 되었고, 간이 안 좋아 피부가 노랗고 검버섯도 있었지만, 지금은 피부가 좋아지고 검버섯도 없어졌습니다. 발톱도 새로 자라났습니다. 이제는 발 끝에서 머리 끝까지 모두 건강해졌습니다.

이 모든 것이 맨발걷기를 통해 이뤄진 변화입니다. 저는 지금 완전히 새로운 삶을 살고 있으며, 건강을 되찾았습니다. 이 경험을 통해 제 인생을 다시 한번 생각하게 되었고, 앞으로도 계속 맨발걷기를 실천하며 건강을 지킬 것입니다.

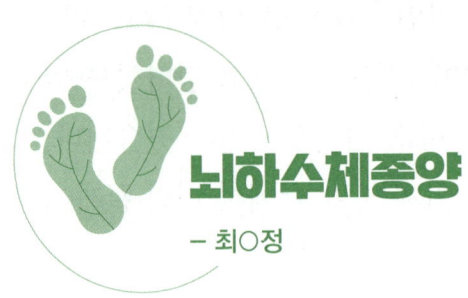

뇌하수체종양
― 최○정

저는 작년 1월 뇌하수체종양 수술을 받았어요. 다행히 종양은 양성이었지만, 이 질병은 보통 10년에 걸쳐 서서히 자라기 때문에 그동안 몸이 많이 붓고 힘든 일들이 많았어요. 짜증이 나고 예민해지고 우울감도 많아져 가족들과 자주 다투기도 했고, 자녀들에게도 예민하게 굴었던 기억이 납니다.

뇌하수체는 호르몬을 관장하는 부위인데, 종양이 생기면 호르몬 분비에 악영향을 미치고 시신경도 건드릴 수 있어요. 수술하기 전년도에는 왼쪽 눈가 주변에 벌레가 기어 다니는 느낌이 들고, 사물이 흐릿하게 보이는 증상이 있어서 병원에서 추적 관찰 중이었는데, 갑자기 종양이 커져서 수술을 하게 됐어요. 수술로 종양이 완전히 제거되면 가장 좋겠지만, 혈관 쪽에 붙어 있어 완전히 제거되지는 않았다고 하더라고요. 그래도 저는 수술이 잘 된 케이스입니다.

수술 후에도 몸이 많이 쳐지고 우울감과 함께 낯빛도 안 좋았는데, 회장님의 기사를 보고 맨발걷기를 시작하게 되었습니다. 첫날은 발바닥이 너무 아파 눈물이 찔끔찔끔 났지만, 옆에서 걷던 선생님께서 첫날은 아프지만 두 번, 세 번 걸어보라고 하셔서 힘을 얻어 집 근처나 회사 근처 공원을 조금씩 걷기 시작했어요. 걸으면 걸을수록 우울감이 완화되고 잠도 잘 자게 되었습니다.

수술 후에도 코르티솔 호르몬 수치가 높아서 팔다리 관절에 관절염 같은 통증이 많았는데, 류마티스 검사 결과는 아니었어요. 맨발걷기를 1년 정도 한 후 병원에서 MRI와 혈액 검사를 했더니, 호르몬 수치가 많이 정상으로 올라왔다고 하시며 운동을 계속하냐고 물으셨어요. 겨울이어서 맨발걷기 얘기는 안 하고 걷기 운동을 한다고만 말씀드렸어요. 시신경 검사에서도 시야가 좋아졌고, 시력도 작년보다 나아졌습니다. 저는 이것이 맨발걷기의 힘이라고 생각해요.

현재 맨발걷기를 한 지 1년 반 정도 되었는데, 만약 맨발걷기를 하지 않았다면 이전처럼 많은 문제들이 계속 반복되었을 거예요. 맨발걷기를 통해 활성산소가 중화되어 병의 근원이 해소되고 있어요. 매일 꾸준히 걸으면 지금보다 훨씬 더 건강해질 것이고, 자녀들과도 건강한 관계를 맺을 수 있을 거라 믿어요. 정말 감사합니다.

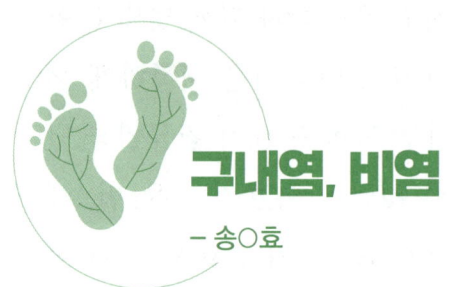

구내염, 비염
— 송○효

안녕하세요, 저는 올해 한국 나이로 79세가 되었습니다. 어렸을 때부터 아토피가 심해서 얼굴에 반점이 나고, 온몸이 염증으로 덮여 있었습니다. 구내염이 끊이지 않았고, 온몸에 붉은 반점이 있어 사람들이 저를 '빨간 사람'이라고 부르곤 했습니다. 발톱 무좀이 너무 심해 샌들을 신어본 적이 없었고, 뒤꿈치는 갈라져 피가 줄줄 났으며, 사타구니에서는 고름이 나오고, 소변에 피가 섞여 나와 병원에 갔더니 염증이 너무 심하다는 진단을 받았습니다.

72세에 누군가의 권유로 섭생 점검을 해보고 음식을 바꿔 먹었더니 염증이 줄어들었습니다. 그러나 왼쪽 눈 떨림과 하지정맥류는 남아 있었습니다. 하지정맥류로 수술을 받았는데 오른쪽은 좋아졌지만 왼쪽은 재발했죠. 한의원에서 90번이나 침을 맞았지만 차도가 없어 포기했습니다. 그러던 중, 작년 5월에 맨발걷기의 효과에 대해 듣고 바로 시작했습니다.

그 결과, 염증과 아토피가 모두 사라졌고, 약을 끊은 지 7년 만에 병원에도 가지 않게 되었습니다. 이제는 맨발걷기와 섭생만을 실천하며 살고 있습니다. 가끔 눈이 떨리지만 완치의 희망을 가지고 하루에 두세 번씩 한 시간 반에서 두 시간씩 걷고 있습니다. 예전에는 두 시간 걷고 나면 녹초가 되었는데, 지금은 다섯 시간씩 걸어도 힘들지 않아서 너무 좋습니다. 하지정맥류는 조금씩 줄어들고 있는 중입니다.

온몸이 가려워 다리가 새까맣게 변했던 것도 좋아졌고, 맨발걷기 후에는 피부색이 정상으로 돌아왔습니다. 다리에 힘이 생겨 피로를 느끼지 않게 되었고, 저녁 9시 반에 잠들면 4시 반에 일어나는데, 한 번도 깨지 않고 푹 잡니다. 아침에 일어나면 항상 새날이 시작되는 기분이고, 음식을 먹으면 너무 맛있고, 걷고 나면 소화도 잘 됩니다. 예전에는 변비가 너무 심해서 약을 먹었지만, 지금은 배설도 잘 되어 약이 필요 없고 병원에도 가지 않습니다. 하루 세 끼를 잘 챙겨 먹고 이렇게 행복할 수가 없습니다.

저는 아침에 일어나 기본 체조를 한 시간 하고, 식사를 거르지 않고 제시간에 먹으며, 간식은 일체 먹지 않습니다. 9시 반에 자고 4시 반에 일어나 7시간의 꿀잠을 자고 있습니다. 40년 동안 고생하던 염증과 종기, 발톱 무좀,

구내염, 알레르기 비염 등이 2023년 5월부터 시작한 하루 3시간의 맨발걷기와 체질식, 규칙적인 식사, 간식 금지 등의 엄격한 섭생으로 깨끗이 사라졌습니다. 긍정적이고 적극적인 생활로 바뀌었고, 얼굴에 검버섯이나 주름살도 사라졌습니다. '나는 건강합니다. 나는 행복합니다'라는 자신감이 넘치고, 그런 제 모습이 너무나 아름답습니다.

저는 체질 음식을 하며 맨발걷기를 통해 건강을 되찾았습니다. 발톱 무좀도 다 나았고, 지금은 샌들을 신을 수 있어 좋습니다. 구내염도 심했지만 맨발걷기와 체질 음식으로 많이 좋아졌습니다. 과거에는 아침에 일어나 창문을 열면 찬바람에 코가 막혀 말을 할 수 없을 정도였고, 부정적인 생각에 사로잡혀 있었습니다. 하지만 지금은 모든 것이 긍정적으로 바뀌었고, 소화도 잘 되어 뱃속이 편안합니다.

2023년 5월 11일부터 맨발걷기를 시작해 8개월째 되던 시점에 40년 동안 앓던 염증이 깨끗이 나았습니다. 이제 100세까지 건강하게 살 수 있을 것 같습니다. 장수 시대가 도래했으니 아프지 않고 건강하게 오래 살기 위해 더 열심히 맨발걷기를 할 것입니다.

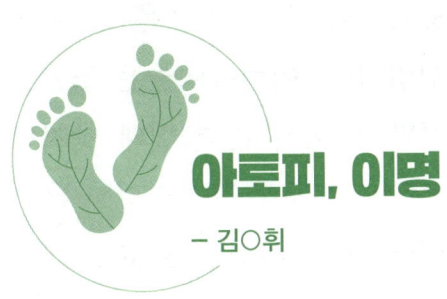

아토피, 이명
— 김○휘

안녕하세요, 저는 남원에서 온 79세 남자입니다. 저는 34살부터 아토피를 앓기 시작했어요. 운동이 좋다는 걸 알기 때문에 꾸준히 해왔지만, 당시에는 맨발걷기의 중요성을 몰랐습니다. 그래서 열심히 운동을 해도 세월이 갈수록 아토피는 심해졌습니다.

제가 앓고 있던 질병 중에서 아토피, 협심증, 그리고 이명, 이 세 가지가 가장 큰 문제였어요. 아토피를 낫기 위해 중국 상해에 가서 줄기세포 치료를 받았는데, 한 번 맞는 데 1,000만 원이 들었습니다. 하지만 맞을 때만 효과가 있을 뿐 시간이 지나면 다시 악화되곤 했습니다. 먹는 줄기세포 약도 한 달에 50만 원 어치나 먹었는데, 먹을 때는 좋아졌지만 너무 비싸서 지속적으로 먹을 수가 없었어요.

그러다 반신욕이 좋다는 이야기를 듣고 400만 원을 들여 반신욕기를 설치했어요. 그것도 약간의 호전은 있었지만 결정적인 효과를 보지 못했습니다. 아토피는 온몸으로 번지기 때문에 정말 무서운 병입니다. 어린아이들은 조금 노력하면 쉽게 낫는다고 하지만, 나이가 들면 절대 낫지 않는 것 같아요.

어느 날 운동을 하다가 맨발로 걷는 사람을 보고 그게 좋냐고 물었더니, 3달만 맨발로 걸으면 어떤 병도 좋아진다고 해서 저도 맨발로 걷기 시작했습니다. 지금 맨발로 걸은 지 2년 정도 되었는데, 아토피는 몸 전체적으로 거의 다 나았습니다. 가끔 조금씩 보이긴 하지만 예전과 비교하면 아무것도 아닙니다. 이명도 가끔 소리가 나긴 하지만 많이 좋아졌어요.

협심증약을 먹고 있는데 1년만 더 걷고 나서 끊어보리라 결심했습니다. 지금은 일을 하기 때문에 오전에 잠깐 맨발걷기를 하고 있지만, 내년에 80이 되어 일을 그만두고 나서 아침 저녁으로 걸으면 협심증도 좋아질 것이라고 확신합니다.

제가 하고 있는 일은 경혈 마사지인데, 온몸을 쓰는 운동이라 힘이 많이 들어갑니다. 전에는 하루에 5~6명을 하고 나면 상당히 힘들었지만, 지금은 바쁠 때 7~8명을 해도 별로 힘들지 않고, 자고 일어나면 거뜬합니다.

제가 맨발걷기의 효과를 체험한 후, 한 손님에게도 소개했습니다. 그분은 당뇨병 때문에 발에 상처가 나서 날마다

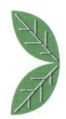

약을 바르고 있었어요. 그래서 그분에게 당뇨병과 잠 못 자는 것을 낫는 가장 쉬운 방법이 있으니 해보겠느냐고 물었고, 그분은 해보겠다고 했습니다. 두 달 후에 그분이 다시 오셔서 저에게 고맙다고 했고, 당뇨 약을 끊었다고 했습니다. 의사는 그렇게 쉽게 끊으면 안 된다고 하지만, 그분은 당이 안 나오는데 왜 약을 먹어야 하냐며 자신 있게 말했습니다.

저는 맨발걷기가 우리 몸 전체 상태를 호전시켜주는 아주 중요한 활동이라는 것을 새삼 느꼈습니다. 여러분들도 꼭 맨발걷기를 하셔서 모든 면에서 좋아지기를 바랍니다.

저는 내년에 80이 되는데, 요즘은 과연 건강한 몸으로 언제까지 살 수 있을지를 나름대로 체크하고 있습니다. 이렇게 좋은 걸 알게 돼서 정말 감사합니다.

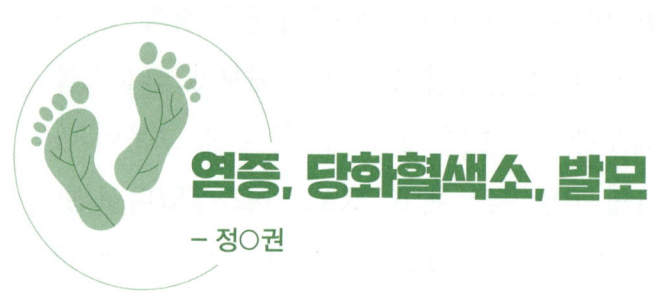

염증, 당화혈색소, 발모
– 정○권

안녕하세요, 저는 1948년생이고, 2018년에 경희대학교 이창균 교수님께 대장암 수술을 받았습니다. 작년 5월 15일이 수술 후 만 5년이 되는 날이었습니다. 암 치료는 정부에서 보험으로 95%를 지원해 주었기에, 저는 5%만 부담하면 되었습니다.

작년 5월 15일이 5년 되는 날이라 3월 24일에 마지막 검사를 했는데, 염증 수치가 171이라고 나왔습니다. 염증 수치가 높으면 암으로 변할 수 있다고 해서 위내시경, 심장검사 등 여러 가지 검사를 받았습니다. 심장검사를 했더니 크레아틴 수치가 높아 병원에 빨리 가라고 했습니다. 그래서 대장검사 등 모든 검사를 받았습니다.

저는 7월 24일에 맨발걷기를 시작했습니다. 몸이 좋지 않아 매일 인창중앙공원에 가서 1.5km를 걷고 탁구를 쳤습니다. 사람들이 맨발로 걷는 것을 보고 나도 해보자는 마음으로 시작했습니다. 아침 6시에 나가서 한두 시간 걷고, 아침 먹고 탁구를 치고, 오후 세 시쯤 또 걸었습니다.

그렇게 걷고 나서 8월에 병원에 가서 검사를 했더니 염증 수치가 30으로 떨어졌다고 교수님이 놀라며 말했습니다. 너무 기뻐서 의사 선생님과 화이팅을 외치고 악수도 했습니다. 교수님은 3년 후에 오라고 했습니다.

그러나 또 문제가 생겼습니다. 크레아틴 수치가 2.77로 매우 높았습니다. 2 이상이면 투석을 해야 하는데, 투석은 무서워서 못 할 것 같았습니다. 그래서 다시 맨발걷기를 시작했고, 수치가 2.5로 떨어졌고 지금은 2.49까지 내려갔습니다. 내일 또 병원에 갈 예정입니다.

저는 당뇨가 있어서 당화혈색소가 9.6이 나왔습니다. 의사 선생님이 치료해야 한다고 해서 한 번만 기회를 달라고 했고, 두 달 후에 다시 검사했더니 또 9.6이 나왔습니다. 그때가 작년 6월이었으니 맨발걷기 전이었습니다. 맨발걷기를 시작하고 검사를 했더니 7점대로 떨어졌고, 이후 6.8로 떨어졌습니다. 12월 11일에 갔던 마지막 검사에서도 6.8이 나왔습니다.

또 한 가지는 제 머리 이야기입니다. 정수리 부분이 훤했는데, 집사람이 정수리에 머리가 났다고 했습니다. 함께 탁구 치는 사람들에게 보여줬더니 머리가 난 것 같다고 하더군요.

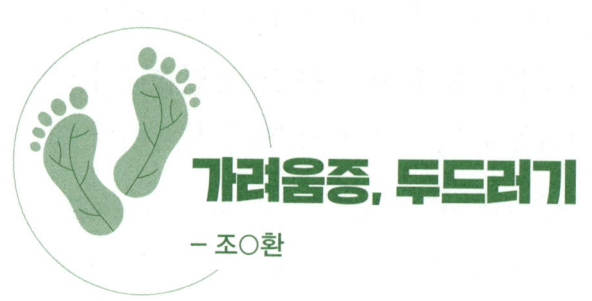

가려움증, 두드러기
― 조○환

안녕하세요, 저는 올해 73세이며, 사람들은 저를 보고 45~50세 정도로 보인다고 합니다. 저는 서초동에 살고 있으며, 평소에 우면산에서 맨발걷기를 하고 있습니다. 매주 토요일과 월요일에는 산에 올라가서 맨발걷기의 장점을 홍보하는 전단지도 나누어줍니다. 평일에는 여의도에 있는 사업장에서 일하며 여의도 공원을 맨발로 한 바퀴 도는데, 약 10km 정도를 두 시간 반 정도 걷습니다. 이렇게 매일 열심히 걸으면서 제 건강이 크게 좋아졌습니다.

저는 약 10년 전부터 온몸이 가려워서 병원에서 알러지 치료약인 지르텍을 처방받아 3년간 복용했습니다. 몸 전체가 가려워서 긁으면 피부가 벌겋게 일어나고 두드러기처럼 올라오는 증상이 있었습니다. 그러다 회장님의 맨발걷기에 관한 강의를 인터넷을 통해 듣고 알게 되었습니다. 직접 실천해보니 건강이 좋아지는 것을 느꼈습니다. 그 후 맨발걷기를 꾸준히 하다 보니 언제부터인지 모르게 지르텍을 끊게 되었고, 지금은 약을 전혀 먹지 않아도 건강하게 지내고 있습니다.

특히 최근에는 아들과 부인이 코로나에 확진되었는데도, 같은 집에서 지내던 저는 코로나에 걸리지 않았습니다. 제 아들은 제가 코로나에 걸렸는데 못 느끼는 것 아니냐고 의심했지만, 저는 감기에만 걸려도 금방 느낄 정도로 예민합니다. 맨발걷기 덕분에 코로나도 걸리지 않은 것 같다고 생각합니다. 그래서 회장님을 뵌 후로 더 열심히 맨발걷기에 참여하고 있습니다.

맨발걷기를 시작한 지 약 10년이 되었으며, 기온이 영하로 떨어지지 않을 때는 매일 걸었습니다. 이 덕분에 젊을 때보다 더 건강해진 것을 느낍니다. 저는 지금 굉장히 건강하며, 이런 저의 경험을 많은 분들과 나누고 싶습니다. 앞으로도 맨발걷기를 통해 건강을 유지하고 많은 사람들에게도 그 효과를 전파하고 싶습니다. 감사합니다.

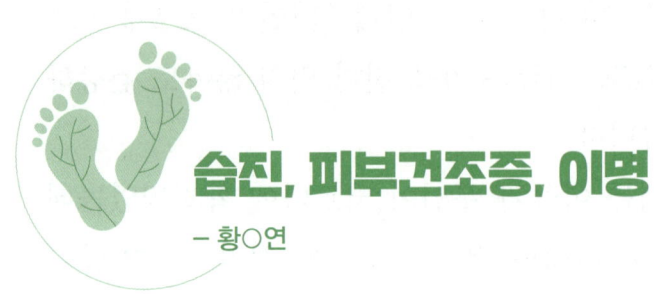

습진, 피부건조증, 이명
– 황○연

저는 불면증, 이명, 골다공증, 습진, 피부건조증 등 여러 가지 질환으로 고통받고 있었습니다. 그런데 2021년 5월부터 가락동 오금공원 숲길을 매일 맨발로 걷기 시작했습니다. 하루에 보통 10km, 즉 약 3시간에서 4시간 정도 걷거나 머물렀고, 가을에는 아침 10시에 나가 오후 5시에 돌아올 때도 있었습니다.

그렇게 걷기 시작하자 놀라운 변화가 찾아왔습니다. 불면증이 사라지고, 이명, 습진, 피부건조증까지 모두 없어졌습니다. 아침 7시만 되면 허리가 아플 정도로 꿀잠을 자게 되었고, 몸 전체가 건강해지는 것을 느낄 수 있었습니다. 습진도 완전히 사라져 손톱도 깨끗해졌습니다. 이전에는 습진이 너무 심해 연고와 처방약으로 치료를 했지만, 손톱이 울퉁불퉁해질 정도로 고생했죠. 그러나 맨발걷기를 통해 이러한 증상들이 모두 치유되었습니다.

피부건조증이라는 것은 몸 전체가 가려운 상태를 의미했는데, 이것도 맨발로 많이 걸으면서 다 사라졌습니다. 저는 하루에 약 1만 4,000에서 1만 5,000보 정도를 걸었습니다. 이로 인해 불면증, 이명, 습진, 피부건조증이 모두 사라진 것입니다. 정말 감사하게 생각합니다.

회장님께서 말씀하신 것처럼, 맨발로 걷는 시간과 양이 치유에 매우 중요한 것 같습니다. 이명이 쉽게 없어지지 않거나 피부 습진이나 건조증이 잘 없어지지 않는 분들은 맨발로 걷는 시간이 부족하기 때문일 수 있습니다. 또한 불면증이나 이명은 스트레스에 많은 영향을 받는데, 숲속에서 오랜 시간을 맨발로 걸으면서 스트레스가 줄어들고, 자연스럽게 여러 질병들이 사라지는 것입니다.

맨발걷기를 통해 저는 새로운 활력을 얻었습니다. 다시 한번 이 기회를 주셔서 감사합니다.

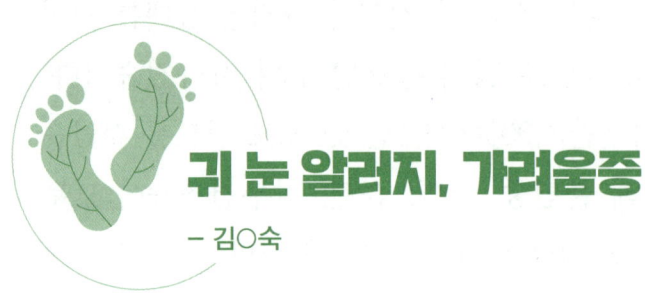

귀 눈 알러지, 가려움증
– 김○숙

안녕하세요, 저는 서초교회 목사님의 사모로, 코로나 후유증으로 고생하던 중 맨발걷기를 통해 건강을 회복한 경험을 나누고자 합니다. 코로나를 겪고 나서 온 몸에 힘이 빠지고, 목이 아프며 기침이 계속 나고, 피부 가려움증, 양쪽 귀의 통증, 눈의 알러지 증상 등으로 매우 힘든 시간을 보냈습니다. 이러한 증상들로 인해 평소에 하던 발마사지 봉사활동도 중단할 수밖에 없었습니다.

그러던 중 지인의 권유로 맨발걷기를 시작하게 되었습니다. 처음엔 반신반의하며 하루에 30분씩 걷기 시작했는데, 놀랍게도 첫날에만도 제 증상이 약 50% 정도 완화되는 것을 느꼈습니다. 그 다음날에는 아침 8시부터 9시까지 1시간 동안 맨발로 걸었고, 그 결과 거의 90%까지 증상이 해소되었습니다. 귀의 통증과 눈의 알러지 증상, 목의 통증, 피부 가려움증이 크게 호전되었고, 다시 봉사활동을 할 수 있을 정도로 기력이 회복되었습니다.

저는 그 후 매일 아침, 점심, 저녁으로 맨발걷기를 꾸준히 실천했습니다. 일주일이 채 지나지 않아 청년 시절의 건강과 활력을 되찾는 기분이었습니다. 그 이후로 봉사활동을 다시 시작하였고, 이전보다 더 많은 사람들에게 발마사지 봉사를 할 수 있게 되었습니다.

또한, 맨발걷기의 효과를 많은 사람들에게 전파하고자 노력하고 있습니다. 자연이 주는 힘과 치유력을 통해 저처럼 많은 사람들이 건강을 되찾았으면 하는 바람입니다. 이 경험을 통해 자연의 치유력을 알게 되었고, 이 운동이 전 세계적으로 퍼졌으면 하는 마음입니다. 감사합니다.

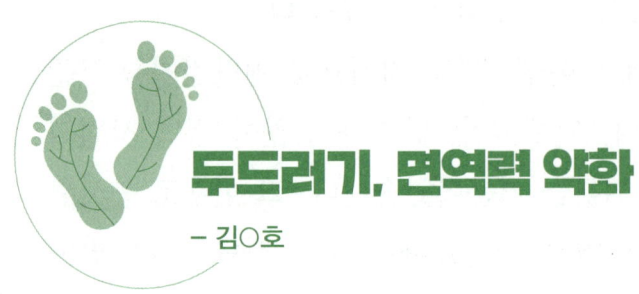

두드러기, 면역력 약화
– 김○호

안녕하세요, 저는 도래울 마을에 살고 있는 55세 남자입니다. 저는 소방관으로 일하면서 체력 유지가 매우 중요하다는 것을 항상 느끼고 있습니다.

2023년 1월 말, 저는 코로나에 걸렸고 3월에는 감기에 다시 걸렸습니다. 그 후로 제 몸에 이상 반응이 나타나기 시작했어요. 밤만 되면 온몸에 두드러기가 나기 시작했고, 6월에 건강검진을 받았을 때는 신장과 간에도 이상이 있다는 진단을 받았습니다.

두드러기를 치료하기 위해 병원에 가서 의사와 상담했는데, 몸에 저항력이 많이 떨어졌고 약을 먹어야 한다고 하더군요. 약을 먹으면 괜찮지만, 안 먹으면 다시 두드러기가 났습니다. 의사는 두드러기가 평생 갈 수도 있고, 20년 안에 끝날 수도 있으며, 1년 지나고 없어질 수도 있다고 했습니다. 두드러기가 나는 동안에는 계속 약을 먹어야 한다는 말도 덧붙였습니다.

그러던 중 우연히 유튜브에서 암환자가 맨발걷기를 하고 나았다는 영상을 보게 되었습니다. 그걸 보고 저도 2023년 8월 초부터 맨발걷기를 시작했습니다. 3개월 정도 지나 10월쯤 되자 약을 줄이기 시작했고, 현재 12월 말에는 완전히 약을 끊게 되었습니다.

올해는 독감 A형이 많이 유행했는데, 제 아내와 주변 사람들이 많이 걸렸지만 저는 걸리지 않았습니다. 함께 생활하고 대화를 했는데도 저는 걸리지 않았죠. 이게 맨발걷기의 효능이 아닌가 생각됩니다. 제 자신의 면역력이 올라가는 것을 느끼고 있으며, 활력도 생겼습니다. 영하 10도에 눈이 와도 맨발걷기를 계속하는 이유가 바로 5개월 동안 체험하면서 좋은 점을 많이 느꼈기 때문입니다.

저의 권유로 맨발걷기를 시작한 동료들도 많이 있습니다. 소방관으로서 체력 유지가 중요한 만큼, 맨발걷기는 저에게 큰 도움이 됩니다. 화재가 났을 때 잘 대처하는 것도 중요하지만, 예방이 더 중요하듯이, 건강도 몸이 아팠을 때 치료받는 것보다 암, 당뇨, 고혈압 등에 걸리기 전에 미리 맨발걷기를 통해 예방하는 것이 더 중요하다고 생각합니다.

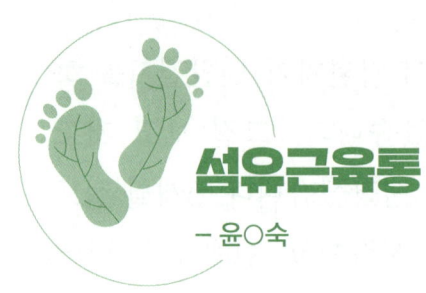

섬유근육통
— 윤○숙

　저는 2017년에 자가면역질환인 섬유근육통 진단을 받았습니다. 그때부터 제 삶은 잠도 제대로 못 자고, 온몸과 관절이 아프며, 우울증까지 겹치는 힘든 나날이 계속되었습니다. 더 심해지면서 과민성 방광 증상까지 나타나 일상생활에 큰 지장을 받게 되었습니다.

　그런데 어느 날 유튜브에서 책 읽어주는 영상을 보다가 박동창 회장님의 도서를 알게 되었어요. 그 내용을 보고 나서, '나도 맨발로 걸으면 좋아질 수 있겠다'는 생각이 들었습니다. 그래서 저는 혼자 대모산을 찾아가 맨발로 걷기 시작했습니다.

　맨발걷기를 시작한 지 거의 1년이 되었습니다. 이사하는 날 하루를 제외하고는 매일 2시간씩 걸었어요. 직장에 다니면서도 출근길에 산을 넘어 출근하고, 점심시간에는 사무실 앞 산을 걷고, 저녁에는 아파트 앞을 걸었습니다

다. 그렇게 걷기를 지속하면서 불면증은 70~80% 정도 호전되었고, 우울감도 거의 사라졌습니다. 통증도 이전보다 70~80%는 줄어들었습니다. 전에는 손을 만지기만 해도 마디마디가 아팠는데, 요즘은 손을 만져도 통증이 많이 줄었다고 느끼고 있습니다.

아직도 몸이 무겁거나 컨디션이 좋지 않을 때가 있지만, 그럴 때마다 산에 가서 걷습니다. 그러면 몸이 가벼워지고 컨디션도 회복됩니다. 과민성 방광 증상도 거의 없어졌고, 화장실에 급하게 가야 할 일도 거의 없습니다.

섬유근육통의 통증을 10으로 봤을 때, 지금은 2~3 정도로 내려왔습니다. 아침에 일어나서 발가락 마디마디가 아프긴 하지만, 집 뒤에 있는 150m 정도의 흙길을 맨발로 걸으면 통증이 느껴지지 않습니다. 흙을 밟고 걸으면 땅이 푹신푹신해서 그런지 통증이 사라집니다.

처음에 맨발걷기를 시작했을 때, 제 발은 나무 꼬챙이처럼 딱딱했어요. 한의사는 제 발을 보고 소나무 껍질 같다고 했습니다. 발등이 시커멓고 거칠었죠. 하지만 지금은 맨발걷기를 열심히 해서 발이 부드러워졌습니다. 손도 예전에는 시커멓고 창피할 정도였는데, 이제는 부드러워졌습니다.

여러분도 열심히 하시면 저처럼 좋아질 수 있을 거라 생각합니다. 열심히 하세요!

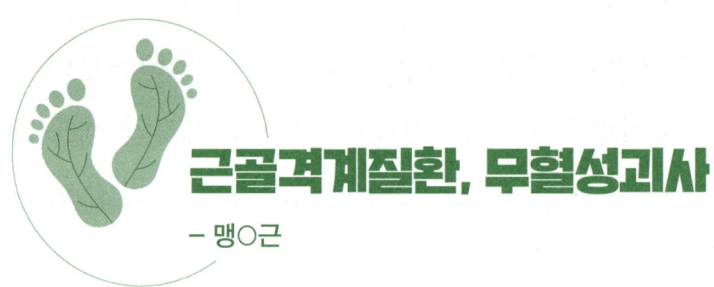

근골격계질환, 무혈성괴사
– 맹O근

저는 서울 압구정동에서 왔습니다. 왼쪽 손목에 월상골이라는 뼈조각이 있는데, 무혈성괴사라는 병에 걸려 피가 통하지 않아 괴사가 진행 중이었습니다. 의사들은 치료법이 없다고 했고, 심해지면 손목을 못 돌리고 반 불구 상태로 생활해야 한다고 했습니다. 치료법은 진통제와 소염제로 증상을 관리하다가, 견딜 수 없으면 수술로 월상골을 제거하는 방법뿐이라고 했습니다.

이러한 상황에서 박동창 회장님의 『맨발로 걸어라』라는 책을 읽고 맨발걷기에 관심을 가지게 되었습니다. 작년 10월부터 대모산에서 맨발걷기를 시작했습니다. 처음 10일 만에 통증이 반으로 줄어들었고, 팔굽혀펴기도 10회 정도 할 수 있게 되었습니다. 이전에는 팔굽혀펴기를 전혀 할 수 없었거든요. 꾸준히 맨발로 걷기를 한 결과, 3개월이 지나자 통증이 30% 정도로 줄었고, 6개월이 되니 통증이 거의 90% 이상 완화되었습니다. 손목도 자유롭게 움직일 수 있게 되었고요.

맨발걷기의 효과는 손목뿐만 아니라 다른 근골격계 문제에도 나타났습니다. 교통사고 후유증으로 인해 경추가 구부러져 있고, 고관절염, 족저근막염, 무릎 관절염 등 여러 문제가 있었지만, 맨발걷기를 통해 통증이 많이 줄어들었습니다. 특히 맨발걷기가 근육을 말랑말랑하게 만들어 온몸이 부드러워졌습니다.

맨발걷기를 시작한 이후로 병원을 찾는 횟수도 크게 줄었습니다. 이전에는 1년에 100일에서 150일 정도 병원이나 한의원을 다녔지만, 지금은 3~4일 정도밖에 병원을 가지 않습니다. 맨발걷기를 꾸준히 하면서 건강이 많이 회복되었기 때문입니다.

이뿐만 아니라 혈압도 정상으로 돌아왔고, 체중도 6kg 정도 감량되었습니다. 전에는 평균 혈압이 130에서 140 정도였지만, 지금은 평균 115에서 120 정도로 유지되고 있습니다. 또한, 숙면을 취할 수 있게 되어 중간에 깨지 않고 아침까지 잘 잘 수 있습니다.

맨발걷기를 통해 제 건강이 이렇게 좋아졌다는 것이 믿기지 않을 정도로 놀랍습니다. 앞으로도 꾸준히 맨발걷기를 실천하면서 건강을 유지하려고 합니다. 여러분도 건강을 위해 맨발걷기를 시도해 보시기를 권해드립니다.

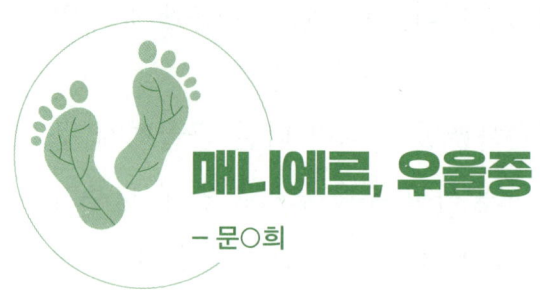

매니에르, 우울증
– 문○희

안녕하세요, 저는 개포동에 살고 있는 59세 여자입니다. 저는 지난 15년 동안 정말 힘든 시간을 보냈습니다. 코로나에 세 번이나 걸려 죽음의 문턱까지 갔고, 극단적인 선택을 하려던 순간에 애완견 코코가 제 바지를 물어뜯어 저를 만류해 살려준 적도 있었습니다. 코코는 저의 생명의 은인입니다. 또, 남편이 출장 중이던 밤에 자다 쓰러졌을 때도 코코가 언니 방을 두드려 구해준 적이 있습니다.

제가 앓았던 병들은 정말 많았습니다. 매니에르는 귀가 먹먹해지는 병으로 구토가 와서 쓰러지기도 했고, 말초신경장애와 자가면역질환, 수족냉증, 우울증, 공황장애 등으로 고생했습니다. 일주일에 세 번 병원에 가서 영양주사를 맞아야 했을 정도였습니다. 어느 날, 더 이상 이렇게 살면 안 되겠다는 생각이 들었습니다. 약을 다 끊고, 코코와 함께 맨발로 걷기 시작했습니다.

맨발로 걷기 시작한 이후로 제 건강은 놀랍게도 회복되기 시작했습니다. 처음에는 100m를 걷기도 힘들었지만, 지금은 하루에 4~5시간씩 맨발로 산을 뛰어다닐 정도로 건강해졌습니다. 몸무게도 10kg 늘었고, 얼굴도 건강한 정상인의 모습으로 돌아왔습니다. 예전에는 하루에 2시간밖에 못 자던 제가 지금은 7시간 이상 잘 자게 되었습니다. 생각도 부정적이던 제가 지금은 매우 긍정적이고 명랑하게 바뀌었습니다.

맨발걷기 덕분에 수족냉증도 많이 좋아졌고, 손발이 하얗고 감각이 없던 것도 이제는 피가 손가락 끝까지 잘 통하게 되었습니다. 어지럼증도 많이 사라졌습니다. 올해부터는 더욱 본격적으로 맨발로 걷기 시작했습니다. 처음에는 조금만 걸어도 신발을 신어야 했지만, 지금은 산을 오르내리며 맨발로 잘 걸을 수 있습니다. 이제는 산에서 뛰어다닐 정도로 건강이 회복되었습니다. 오른쪽 청각이 80% 손실되었고 운동 신경도 20% 손실되었지만, 이제는 그 모든 것이 회복되었습니다.

예전에는 부정적이고 우울했던 제가 이제는 긍정적이고 명랑한 사람이 되었습니다. 맨발걷기는 저에게 새로운 삶을 선물해 주었기에, 앞으로도 계속해서 맨발걷기를 실천할 것입니다.

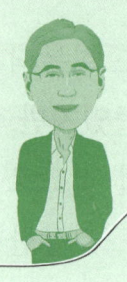

박동창의 한마디

　에너지의학자 제임스 오쉬만 박사와 공학물리학자인 가에탕 쉬발리에 박사 등이 미국 염증연구지에 발표한 〈접지가 염증, 면역 반응, 상처 치유, 만성 염증 및 자가면역질환의 예방 및 치료에 미치는 영향〉이라는 논문에서 "땅에서 올라오는 자유전자는 최고의 항산화제이며, 우리 몸은 땅과의 물리적 접촉을 통해 수십억 년에 걸쳐 이를 사용하도록 진화했기 때문에 그 어떠한 2차적인 부정적인 효과가 전혀 없다고 할 수 있다. … 그런데 우리 현대인이 부도체의 신발을 신고 고층건물 등에 주거하는 생활 방식에 따른 1일 24시간, 1년 365일의 접지 차단은 우리 몸과 면역체계로부터 오랜 옛날부터 가져왔던 자유전자의 제공원을 갑자기 빼앗아 버림으로써, 우리의 몸과 면역체계에 이상현상을 초래하게 되었다. … 그 결과는 우리의 면역체계를 끊임없이 활동하게 만들고 결국 힘이 소진되게 만든다. 그렇게 힘이 소진되면서 면역계의 세포는 신체의 다양한 화학

구조자기항원이라고 함와 기생충, 박테리아, 곰팡이 및 암세포 분자타자항원이라고 함를 구별하지 못하게 될 수 있고, 그러한 면역계의 기억 상실은 어떠한 면역세포들로 하여금 자기 자신의 신체의 조직과 기관에의 공격으로 이어질 수 있다. 소위 말하는 자가면역질환의 발병이다"라고 기술하고 있습니다.

조물주는 우리 인체가 외부의 침입자인 병균이나 바이러스로부터 자신을 스스로 방어할 수 있도록 면역계라는 정밀한 방어시스템을 장착해 놓았습니다. 그래서 웬만한 바이러스가 침입하더라도 스스로의 면역계기 집합적이고 조징직인 면역 반응을 동해 그를 물리침으로써 우리 인체를 보호하고 생명을 유지할 수 있도록 준비해 놓았습니다.

그런데 그 면역계가 정상적으로 작동하려면 마치 전기자동차가 충전이 되어야 갈 수 있듯이 정밀한 전기적 장치인 우리 인체의 면역계도 전자의 충전이 있어야 합니다. 그러므로 우리는 땅을 맨발로 밟으며 땅속 자유전자를 충분히 받아야 하는 것입니다.

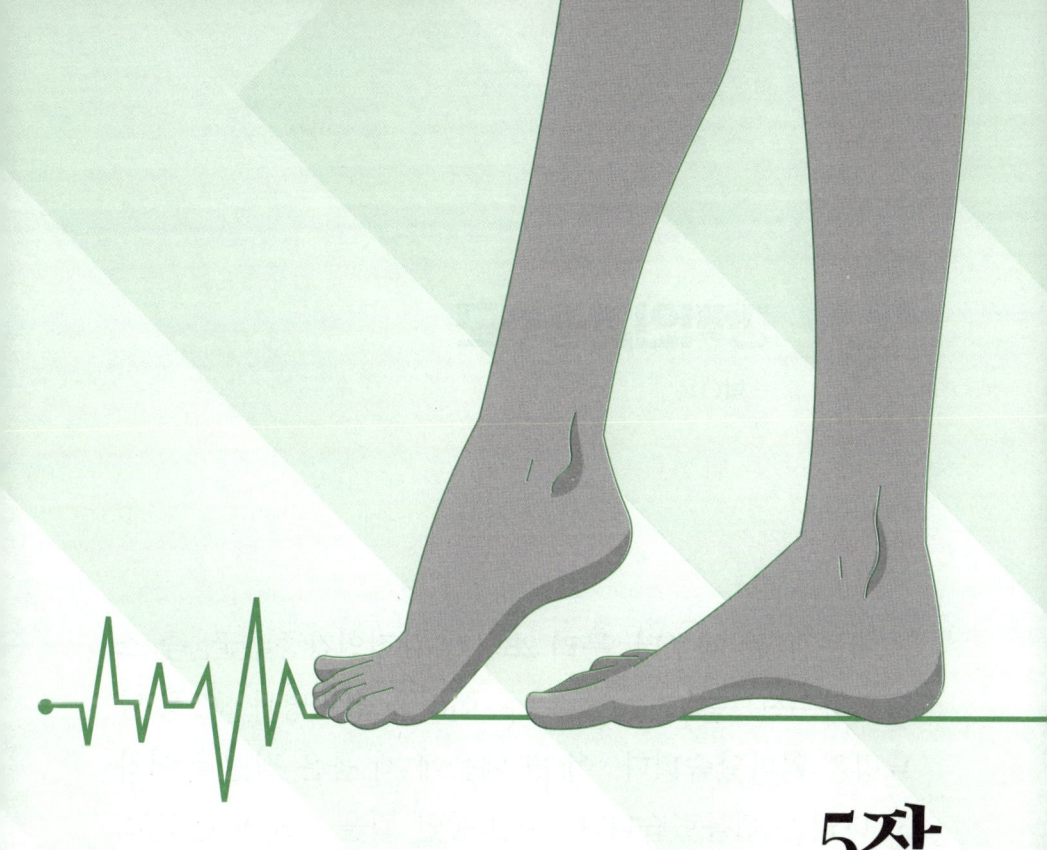

5장
관절, 골격근계질환이 나았습니다

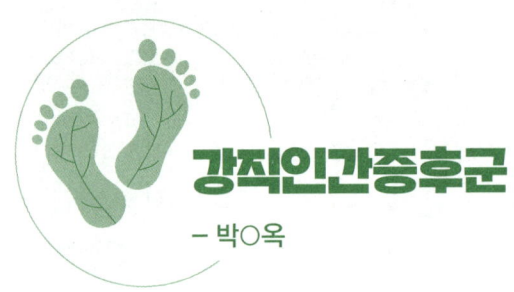

강직인간증후군
– 박○옥

저는 45살 때부터, 무려 28년간 강직인간증후군, 즉 스티프퍼슨신드롬Stiff Person Syndrome이라는 희귀병과 제1형 당뇨병을 앓아왔습니다. 이 병 때문에 제 몸은 점점 굳어가고 다리는 뒤틀렸습니다. 10년 동안 걸을 수조차 없었고, 저혈당으로 여러 번 죽을 고비를 넘기기도 했습니다. 그런데 하나님께서 저를 이곳으로 보내주셔서 맨발걷기를 시작하게 되었고, 놀라운 치유의 경험을 하게 되었습니다.

제가 처음 이 병을 알게 된 것은 서울대에서 진단을 받았을 때였습니다. 이 병은 너무나 희귀해서, 의사 선생님도 이 병을 평생에 한 번 볼까 말까 하다고 하셨습니다. 이 병에 걸리면 몸이 점점 굳어졌기에, 균형을 잃어 넘어질 때가 많아 수백 번이나 골절을 당하곤 했습니다. 심지어 한 발을 떼고 나면 다른 발을 떼기 어려울 정도로 몸이 뻣뻣해졌습니다. 근육이완제 없이는 침대에서 일어날 수도 없었습니다. 병원에서도 치료법을 못 찾았기에 저는 현대 의학에 대한 신뢰를 잃었습니다. 무엇보다 약물에 의존하는 생활이 싫어졌습니다.

그렇게 맨발걷기를 알게 되었고 아미사 힐링하우스와 하나개 갯벌에서 맨발걷기를 시작했습니다. 불과 며칠 동안 걷기만 했는데, 약물 없이 지팡이를 끌고 다니는 것만으로도 충분해졌습니다. 이제는 지팡이로 땅을 짚지도 않고 끌고만 다니며 자유롭게 걷고 있습니다. 맨발걷기와 현미 식사를 병행하며 염증 수치도 크게 낮아졌습니다. 처음 7만 5,000이었던 염증 수치는 지금 60까지 떨어졌습니다.

하나개 갯벌에서 맨발로 걸으며 땅이 주는 치유의 힘을 몸소 경험했습니다. 저는 이제 아침 일찍 일어나 바닷가에서 한 시간씩 걸을 수 있을 만큼 회복되었습니다. 밤에는 깊은 수면을 취할 수 있었고, 그 덕분에 더 빠르게 회복되었습니다. 처음엔 딸이 맨발걷기를 하기 위해 바닷가 근처에 사는 것을 반대했지만, 기적 같은 변화가 일어나자 함께 감사하고 있습니다. 이제 저는 이 병에서 벗어나, 다른 사람들처럼 힘차게 걷고, 뛰며 살아갈 수 있는 날을 꿈꾸고 있습니다.

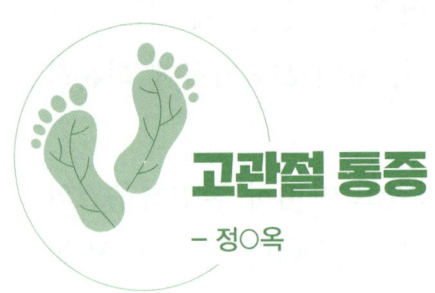

고관절 통증
— 정○옥

저는 올해 77세입니다. 4년 전부터 오른쪽 고관절에 심한 통증이 생기기 시작했습니다. 처음에는 원인도 모르고 고생을 많이 했습니다. 결국 전남대병원에 있는 교수님을 찾아갔습니다. 그분은 첫 마디에 인공고관절 수술을 권하셨습니다. 하지만 저는 제 나이에 수술을 하고 싶지 않았습니다.

어디서 들은 것도 아니지만, 흙이 몸에 좋다는 생각이 들어서 나 혼자 운동장에서 맨발로 걷기 운동을 시작했습니다. 아침 6시부터 7시까지 매일 한 시간씩 걸었습니다.

예전에는 절뚝거리며 지팡이에 의지해 다녔습니다. 하지만 지금은 지팡이 없이도 걸을 수 있게 되었습니다. 수술도 하지 않고 2년 동안 약물과 주사, 신경치료, 소염진통제에 의존하다가 스스로 깨닫고 2년간 맨발걷기를 한 결과, 저는 정말 성공했습니다. 지금은 아무런 약도 먹지 않고 있습니다. 집 주변에 흙이 있는 장소가 있다면 더 자주 걷고 싶습니다.

정말 행복한 노후를 보내고 있습니다. 땅은 치유한다는 사실을 여러분께 전하고 싶습니다. 저의 이야기가 많은 분들에게 도움이 되길 바랍니다. 맨발걷기를 적극 추천드립니다.

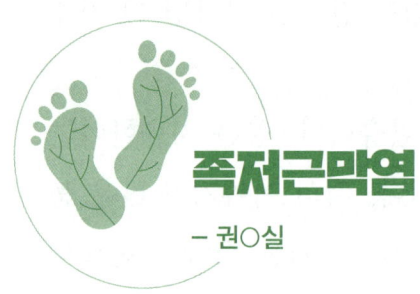

족저근막염
― 권○실

　안녕하세요, 저는 수서동에 사는 52살 여성입니다. 물리치료를 전공했으며, 한때 물리치료과에서 학생들을 가르쳤습니다. 근골격계 질환에 대해서는 누구보다 잘 안다고 자부할 수 있습니다.
　지난 8월 중순쯤, 갑자기 족저근막염이 심하게 왔습니다. 통증이 너무 심해서 밤에 자다가 울면서 일어나 진통제를 먹어야 할 정도였죠. 정형외과에 가서 진단을 받고, 한의원과 물리치료도 받아봤지만, 통증은 쉽게 가라앉지 않았습니다. 어떻게 하면 이 통증을 완화할 수 있을까 고민하던 중, 인터넷에서 자연치료 방법을 찾다가 박동창 회장님의 맨발걷기를 알게 되었습니다.『맨발로 걸어라』를 두 번 정독하고 용기를 내어 맨발로 대모산을 걷기 시작했습니다.
　그게 2주 전쯤이었습니다. 매일 1시간 반 정도를 맨발로 걸었습니다. 대모산을 45분 올라갔다가 45분 내려오는 식으로 걷기 시작했죠. 그 결과, 2주 만에 그렇게 아프던 발바닥 통증이 다 사라졌습니다. 이제는 통증이 전혀 없고 발이 많이 편해졌습니다. 100% 완치된 것은 아니지만, 살짝 불편함이 있는 정도입니다. 진통제를 먹어야 하거나 걷지 못할 정도는 아니어서, 계속 맨발로 걷기를 하면 제 몸이 훨씬 더 좋아질 거라는 확신이 있습니다.

처음에는 병원에서 정확한 진단을 받고 엑스레이를 찍었으며, 주기적으로 물리치료를 받고 집에서는 마사지, 파스 등을 사용했습니다. 슬리퍼를 신고 다니지 않으려고 했고, 발에 잘 맞는 쿠션 좋은 신발을 신고 다니며 중간중간 스트레칭도 했습니다. 하지만 이런 자가요법들보다 확실하게 낫게 해준 것은 바로 맨발걷기였습니다.

이렇게 좋은 방법을 알게 되어 정말 기쁩니다. 맨발걷기가 족저근막염뿐만 아니라 무릎 관절염이나 척추관 협착증 같은 기타 근골격계 질환을 앓고 계시는 많은 분들에게도 큰 도움이 될 것이라고 생각합니다. 이 방법을 보다 많은 사람들에게 알릴 수 있어서 감사드리며, 앞으로도 계속 건강을 위해 맨발로 걷기를 이어가겠습니다.

감사합니다.

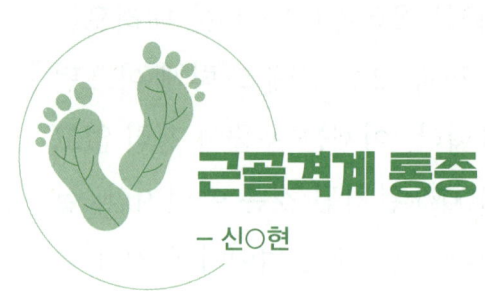

근골격계 통증
– 신○현

안녕하세요, 저는 70세 여자입니다. 나이 들어서 노후에 맨발걷기가 저에게 이렇게 큰 변화를 줄 것이라고는 상상도 못 했습니다. 대단지 아파트에 살면서 매일 산에 올라 밤낮으로 걸을 수 있어 참 행복합니다.

저는 큰 지병은 없었지만, 70이 되다 보니 여러 작은 질병들이 생겼습니다. 맨발걷기를 시작한 후, 정신적, 육체적으로 많은 변화를 경험했습니다. 첫째로 생활에 활력이 솟고 자신감이 높아졌습니다. 70을 바라보며 생겼던 막연한 우울감과 무기력에서 벗어났습니다. 2년 전부터 심했던 어깨 통증도 맨발걷기를 시작한 후 어느 날 사라졌습니다. 손목터널증후군으로 힘들었지만, 그것도 자연스럽게 나았습니다. 병원에 가지도 않고 진통제도 먹지 않게 됐습니다.

오랫동안 불면증으로 새벽 2시, 3시에 일어나 다시 잠들지 못했지만, 이제는 일어나도 다시 잘 수 있게 되었습니다. 처음 며칠은 내가 어떻게 이 시간까지 잤는지 깜짝 놀랐습니다. 알람이 필요 없었던 제가 요즘은 알람을 켜고 잡니다. 양치질할 때 조금만 방향이 틀어져도 피가 줄줄 났는데, 지금은 찔러도 피가 나지 않습니다.

족저근막염으로 플라스틱 발마사지 기구를 썼지만, 지속적으로 하지 않으면 별 효과가 없었습니다. 그러나 맨발걷기는 즐거워서 지속적으로 하다 보니 족저근막염도 금방 나았습니다. 육체적인 변화뿐만 아니라 정신적으로도 행복감이 샘물처럼 계속 솟아납니다.

엄동설한에도 하루도 빠짐없이 주야간으로 맨발걷기를 하다 보니 아이들이 저를 존경의 눈으로 바라봅니다. 아이들도 나름 열심히 키워서 사회적으로 자랑스러운 자녀들이지만, 그 아이들이 엄마를 존경하는 눈빛으로 볼 때, 이는 육체적인 치유 못지않게 정신적으로 큰 힘이 됩니다.

그래서 요즘 소망하는 것은 전 가족이 맨발인이 되는 것입니다. 제 아이들이 사회적으로 안정되어 여유가 생긴다면, 엄마처럼 맨발걷기를 시작할 날이 오기를 바랍니다. 이것이 가장 좋은 유산이 될 것 같습니다.

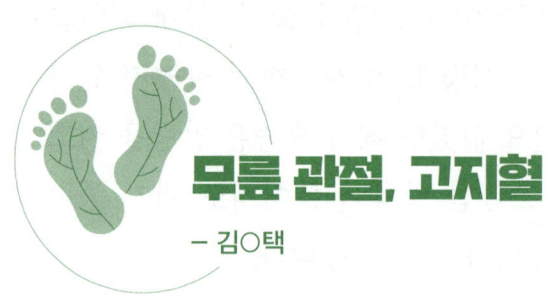

무릎 관절, 고지혈
― 김○택

안녕하세요, 저는 현재 김해지회에서 맨발걷기국민운동본부를 이끌고 있습니다.

제 나이 70세, 젊은 시절에는 마라톤을 100회 이상 완주하고 철인3종 경기도 여러 번 참가할 정도로 운동을 좋아했습니다. 테니스도 40년간 열심히 했습니다. 하지만 그로 인해 요추 4, 5번 디스크 수술을 두 번이나 받고 허리 통증으로 고생했으며, 지금은 척추간협착증 수술을 권유받는 상황에 이르렀습니다.

작년 3월 29일, 분성산 황톳길을 걷던 중 두 분이 맨발로 걷는 것을 보게 되었습니다. 그분들은 갑상선암 종양이 맨발걷기로 괴사되었다고 했고, 저는 그 이야기에 깊은 인상을 받아 집에 돌아와 유튜브에서 맨발걷기 사례들을 찾아봤습니다. 여러 사례들을 확인한 후, 저도 시도해보기로 결심했습니다. 그래서 3월 30일부터 하루 2~3시간씩 맨발로 걷기 시작했습니다.

맨발걷기를 시작한 지 얼마 되지 않아 놀라운 변화를 경험하기 시작했습니다. 30년 동안 고지혈증으로 콜레스테롤 수치가 240에서 250 사이로 유지되었고, 작년 1월 30일 대학교 검진에서는 301까지 올라갔습니다. 의사의 권유로 약을 복용하기 시작했지만, 며칠 후 맨발걷기를 알게 되면서 약을 끊고 걷기를 지속했습니다. 54일 후, 콜레스테롤 수치가 301에서 230으로 떨어졌고, 11개월 후에는 212로 거의 정상 범위에 도달했습니다.

무릎 관절과 척추 상태도 크게 호전되었습니다. 무릎 통증으로 계단을 오르내리기 힘들었고, 낮은 산행에서도 스틱에 의존했지만, 맨발걷기 이후에는 무릎과 척추가 모두 강해지고 유연해졌습니다. 비문증도 거의 사라졌고, 기억력도 향상되었습니다.

세포 활성도 검사 수치는 맨발걷기 전 535에서 8개월 후 759로 증가했고, 활성산소 수치는 1.72로 매우 좋은 상태를 보였습니다. 항산화 능력도 1.98로 높아졌고, 심뇌혈관 나이는 실제보다 12세 젊은 58세로 나왔습니다.

이렇게 1년간 맨발걷기를 지속한 결과, 저는 몸 전체가 재건축되는 놀라운 변화를 경험했습니다. 앞으로도 건강하게 살 수 있을 것이라는 희망을 가지게 되었고, 여러분께 이 기쁨을 나누고 싶습니다. 감사합니다.

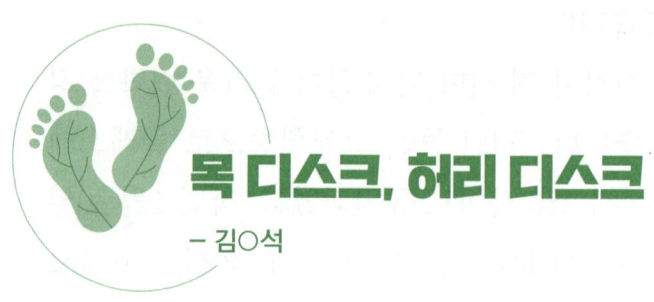

목 디스크, 허리 디스크
– 김○석

안녕하세요, 저는 포항 맨발학교 사무국장을 맡고 있습니다. 2020년 5월부터 맨발로 걷기를 시작한 이유는 2015년에 목 디스크와 허리 디스크 판정을 받았기 때문입니다. 그로부터 약 5~6년 동안은 일상 활동을 했지만 허리가 점점 나빠지고, 왼쪽 다리에 저림 현상이 심해졌습니다. 그래서 시술을 고민하던 중, 지역 선배이신 지회장님을 만나게 되었고, 허리 통증을 얘기하니 믿거나 말거나 돈 들지 않는 방법으로 먼저 맨발로 걸어보라는 권유를 받았습니다. 그렇게 2020년 5월 26일 처음으로 맨발걷기를 시작하게 되었습니다.

맨발로 일주일 정도 걸으니 저림 현상이 조금 줄어들기 시작했습니다. 그러다가 조금 더 걷다 보니 허리가 심하게 아팠지만, 회장님의 조언에 따라 아플수록 더 걸으라는 말을 듣고 평소 1시간 걷던 것을 1시간 40분으로 늘렸습니다. 이를 악물고 허리를 펴고 걷다 보니, 허리 통증이 줄어들었습니다. 그 후로 1년 넘게 꾸준히 걷다 보니, 현재는 디스크가 있는 사람임에도 불구하고 목 디스크와 허리 디스크가 없는 사람처럼 평범한 생활을 하고 있습니다. 맨발걷기가 정말 좋은 친환경적인 치유 방법이라는 것을 몸소 체험하게 되었습니다.

지금은 통증이 거의 느껴지지 않고, 특별히 생활에 지장이 없습니다. 디스크가 있기 전으로 돌아간 느낌입니다. 이는 발바닥의 스프링 작용을 하는 아치가 전체 근골격계의 근육을 부드럽게 만들어줘서, 과거에는 경직되어 있던 근육이 신경을 눌러 아팠던 것이 이제는 말랑말랑해져서 통증이 없어졌기 때문입니다. 저는 이러한 경험을 통해 맨발걷기의 치유 효과를 확신하게 되었습니다. 앞으로도 꾸준히 맨발로 걸을 계획입니다. 감사합니다.

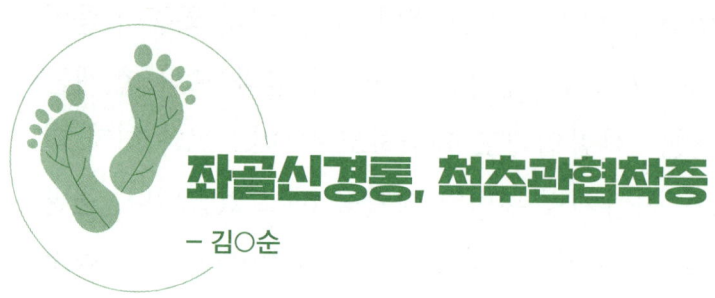

좌골신경통, 척추관협착증

– 김○순

저는 작년 4월 19일부터 지금까지 380일 동안 맨발걷기를 실천하고 있습니다. 시작하게 된 계기는 작년 2월 이석증으로 길거리에서 쓰러진 일이었습니다. 병원에서는 귀에 문제가 있다고 했고, 이비인후과에서 이석증 진단을 받았습니다. 치료약을 먹으니 어지럼증이 가라앉았지만 이석증은 재발이 잦았습니다. 2월 10일에 처음 발병한 이후, 3월 30일, 4월 28일, 그리고 9월에도 재발했습니다.

이렇게 반복되는 가운데 지인의 추천으로 유튜브에서 박동창 회장님의 맨발걷기를 알게 되었습니다. 영상에서는 암 환자도 낫고 많은 환자들이 치유된 사례를 소개하고 있었습니다. 저도 한번 해보자 결심하고 어지러운 상태에서 산으로 올라갔습니다. 죽어도 산에서 죽겠다는 각오로 뒷산에 올라갔습니다. 어지럽기 때문에 쓰러지지 않도록 조심하며 걷기 시작했습니다.

저는 몇 십년 동안 무좀을 앓았고, 좌골신경통과 척추협착증으로 걸음도 제대로 못 걸었습니다. 이명도 있었습니다. 살아도 산에서 살고 죽어도 산에서 살자는 각오로 힘들면 산에 있는 벤치에 누워가며 맨발걷기를 열심히 했습니다. 얼마 안 가 하루에 두 시간 반씩 걷고, 내려와서 밥 먹고 다시 올라가는 것이 일상이 되었습니다.

맨발걷기를 시작한 지 일주일 만에 가장 먼저 다리에 무좀이 확 올라왔습니다. 왜 무좀이 생기는지 궁금했지만 몸이 너무 가벼워서 계속 걸었습니다. 결국 무좀은 제가 맨발걷기를 지속하자 가장 빨리 나았습니다.

저는 발이 시려서 여름에도 수면 양말을 신고 무릎이 시려서 긴 바지를 입고 잠을 잤습니다. 그런데 무릎시림도 맨발걷기로 빨리 고쳐졌습니다. 척추협착증은 맨발걷기를 통해 완치되었습니다. 이석증도 5월에 재발한 후로는 완치되어 더 이상 재발하지 않았습니다.

좌골신경통은 맨발걷기를 하면서 명현현상으로 나타났습니다. 걷다 보면 아무 이상이 없다가 갑자기 통증이 나타났지만 계속 걷다 보니 완전히 치료되어 지금은 매우 좋아졌습니다.

맨발걷기를 시작한 가장 큰 이유는 이석증과 이명이었습니다. 유튜브에서 박남기 씨가 10년 된 이명을 고쳤다는 이야기를 듣고, 저도 걸으면 나을 거라 생각했습니다. 그러나 이명은 쉽게 좋아지지 않았고, 지금도 밤에 잠을 깨면 소리가 나지만 일상생활에 지장은 없습니다.

저는 동림동 푸른마을에 살고 있으며, 마을 뒤에 있는 산이 완만해서 맨발걷기에 좋습니다. 힘들면 산에 가서 벤치에 누웠다가 다시 접지하고, 발을 땅에 대고 물을 한 병 갖고 가서 붓고 접지하며 열심히 하고 있습니다.

맨발걷기를 해온 383일 중 추석, 이사, 폭설, 생일 등 불가피한 이유로 딱 4일만 빠졌습니다. 올해 폭설이 내려 25cm 정도 쌓였을 때 빙판에 넘어져 고관절을 다쳤지만, 나머지 날들은 아무리 아파도 산에 나가 맨발걷기를 실천했습니다. 지금은 일상생활의 일부가 되어버린 맨발걷기를 통해 여러 질병을 치유하고 건강을 되찾았습니다.

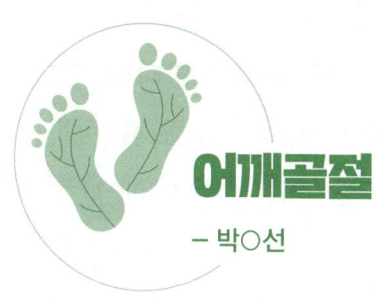

어깨골절
- 박○선

    안녕하세요, 저는 현재 속초 해랑중학교에서 진로부장으로 근무하고 있습니다. 저는 맨발걷기의 효과를 몸소 체험한 후, 많은 사람들에게 이를 홍보하고 있습니다.

    맨발걷기를 시작하게 된 계기는 박동창 선생님의 유튜브 영상이었습니다. 영상을 많이 보다가 8월 1일부터 맨발로 주봉산 초소까지 걷기 시작했어요. 그곳에는 많은 암환자들이 항암을 중단하고 맨발걷기를 통해 치유를 경험하고 있었습니다. 저도 그들의 사례를 보며 많은 영감을 받았고, 매일 두 시간씩 걷기 시작했습니다.

    얼마 안 가 주차를 하다가 어깨뼈를 부딪히는 사고를 당했습니다. 병원에서는 회복에 3개월에서 6개월이 걸릴 거라고 했지만, 저는 어린이 놀이터의 모래 위를 맨발로 걸어서 그런지 뼈가 아주 빨리 붙었습니다. 7주 만에 거의 95%가 회복되었고, 팔걸이를 풀게 되었습니다. 지금은 팔이 많이 회복되어 정상적으로 활동할 수 있을 정도입니다.

맨발걷기가 저에게 준 효과는 정말 놀라웠습니다. 젊은 여자 선생님이 저와 같은 증상으로 자연치료를 했는데, 6개월간 보호대를 했다고 들었거든요. 저는 7주 만에 보호대를 풀고 물리치료를 받으며 맨발걷기를 계속했습니다. 매번 맨발로 걸을 때마다 팔의 동작이 개선되는 것을 느꼈습니다.

맨발걷기를 하면 때때로 약간의 통증이 느껴지지만, 그 후에는 빠르게 치유되는 느낌이 들었습니다. 온천 사우나도 뼈 치유에 좋은 효과가 있어서, 맨발걷기 후 온천욕을 하면 전신 운동이 되었습니다. 오늘도 맨발로 걷고 나니 팔이 훨씬 가벼워졌습니다. 이 모든 것이 맨발걷기의 효과라고 믿습니다.

박동창 선생님의 맨발걷기가 전국적으로 붐을 일으키기를 바랍니다. 그래서 주변 사람들에게도 맨발걷기를 권유하고 있습니다. 직장에서도 맨발걷기의 장점을 많이 홍보하고 있으며, 속초에서 맨발걷기가 유행하기를 기대하고 있습니다.

저는 어깨 부상을 당하기 전까지는 병원에 간 적도 없고, 수술한 적도 없는 건강 체질이었습니다. 하지만 어깨 골절 이후, 맨발걷기를 통해 기적적으로 빠르게 치유되고 있습니다. 맨발걷기를 통해 잔병도 없고, 몸도 건강해졌습니다. 앞으로도 맨발걷기를 계속하며 건강을 유지할 계획입니다.

맨발걷기를 시작하게 된 계기는 인디언들이 영적으로 발달한 이유가 맨발걷기 때문이라는 이야기를 들은 것입니다. 젊었을 때 학교 운동장에서 맨발로 걸으며 자연과의 접촉을 즐겼습니다. 그 당시에는 맨발걷기가 대중적이지 않았지만, 최근 들어 붐이 일어났습니다. 저는 건강과 질병 예방 차원에서 맨발걷기를 계속하고 있습니다. 특히 흙의 감촉과 초록의 숲을 보며 걷는 것을 매우 좋아합니다.

이처럼 맨발걷기는 저에게 많은 변화를 가져다주었습니다. 앞으로도 계속해서 이를 실천하며 다른 사람들에게도 권유할 것입니다.

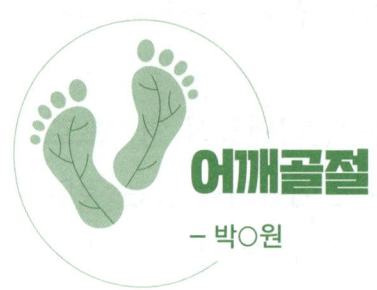

어깨골절
– 박○원

제가 경험한 치유의 이야기를 나누고자 합니다.

저는 4년 전 갑상선 결절 6개와 폐결절 1개가 발견되었습니다. 폐결절은 그 후 1년 사이에 0.5cm에서 1.5cm로 자라면서 큰 걱정거리가 되었죠. 그때부터 저는 폐결절이 더 커지지 않도록 마음을 먹고, 3년 전 맨발걷기를 시작했습니다. 놀랍게도, 맨발걷기를 시작한 이후로 폐결절은 더 이상 커지지 않았고, 비활동성 상태가 되었습니다. 갑상선 결절 역시 비슷한 상태로 돌아갔으리라 믿고 편안하게 생활하고 있습니다.

2년 전에는 오른쪽 어깨뼈가 골절되는 큰 사고를 당했습니다. 팔 전체에 피멍이 들어 대형 병원으로 이송되었지만, 수술 여부를 제게 맡겨주신 의사 선생님 덕분에 맨발걷기로 치유를 시도하게 되었습니다. 그 결과, 4개월 만에 어깨 골절 부분이 완전히 치유되었고, 지금은 자유롭게 팔을 휘두를 수 있게 되었습니다. 매일 정발산을 맨발로 걸으며 건강한 삶을 유지하고 있습니다.

특별한 일이 없는 한 매일 만보 이상을 걷습니다. 맨발걷기를 시작한 지 3년이 지난 지금, 제 체력은 놀랍도록 좋아졌습니다. 이전에는 마트나 백화점에 다녀오면 소파에 누워버릴 정도로 체력이 저하되었지만, 지금은 하루 종일 맨발로 걸어도 집에 가면 생생하게 김치도 담그고 반찬도 만들 수 있습니다. 낮잠 없이는 하루를 버티기 힘들었던 제가 이제는 낮잠 없이도 하루를 잘 보낼 수 있게 되었죠.

이렇게 저는 맨발걷기를 통해 몸과 마음 모두를 치유할 수 있었고, 지금도 매일 맨발로 걸으며 건강한 삶을 이어가고 있습니다. 감사합니다.

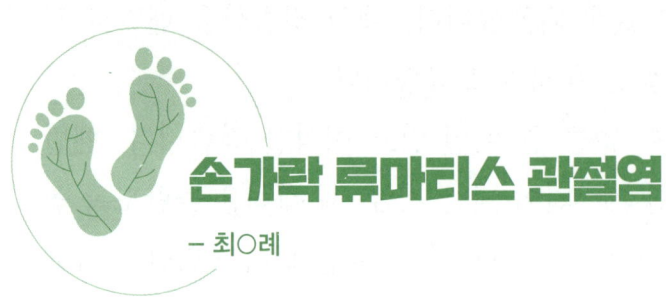

손가락 류마티스 관절염
– 최○례

안녕하세요, 저는 양평에 사는 65세 여자입니다. 저는 과거에 유방암을 포함한 15가지 이상의 질병을 앓고 있었습니다. 그러나 오늘은 류마티스 관절염에 대한 이야기만 하려고 합니다.

2016년에 처음 병원을 찾았을 때, 상세불명의 류마티스 관절염이라는 진단을 받았습니다. 그 당시 제 손가락은 빨갛게 부어오르고, 관절이 뒤틀리듯이 아파서 일상생활이 힘들었습니다. 유방암 자연치료를 위해 5년간 맨발걷기를 실천했는데, 처음 2년 동안은 반신반의하며 시간이 되는 대로 걸었습니다.

그러던 중 박동창 회장님의 책을 읽고, 단톡방에서 매일 올라오는 편지에 감동을 받았습니다. 이 후로 맨발걷기를 하루 일과 중 최우선으로 삼아 매일 3시간씩 걷기 시작했습니다. 그렇게 3년이 지나자, 관절마다 빨갛게 부어오르고 통증이 심했던 손가락이 유연해지기 시작했습니다. 염증도 사라지고 붓기도 없어졌습니다. 이제는 손가락을 자유자재로 사용할 수 있게 되었습니다.

3개월 전, 서울에 있는 유명한 S병원의 정형외과에 가서 진찰을 받았습니다. 결과는 아무 염증도 없이 완전 정상이라는 판정을 받았습니다. 이 모든 것이 접지를 하면서 이룬 결과입니다. 이제는 건강에 대한 불안감도 사라졌고, 신발을 신은 사람만 보면 달려가서 맨발걷기를 권유합니다. 맨발로 매일 1시간씩 3일만 걸어보면 그 느낌을 알 수 있다고 희망찬 목소리로 말합니다.

현재 제 건강 상태는 마치 20대 때 결혼하기 전, 몸살이 났다가 하룻밤 푹 자고 나면 깨끗해지는 그런 상태입니다. 저는 지금 그때처럼 건강하고 활기찬 삶을 살고 있습니다. 감사합니다.

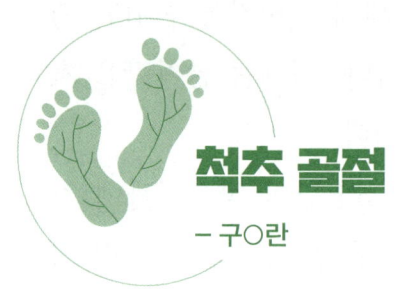

척추 골절
– 구○란

저는 1955년생이고 올해 68세입니다. 작년 6월에 척추 1번이 골절되는 큰 부상을 당했습니다. 그 이후로 병원에서 긴 시간을 보내야 했고, 허리를 펴지 못하고, 돌아눕지도 못하고, 무거운 것도 들지 못하는 상태로 퇴원했습니다.

그러다 2022년 9월부터 맨발걷기를 시작했습니다. 처음에는 걷는 것이 매우 힘들었지만, 맨발로 걷기 시작한 지 3개월 후인 11월쯤, 허리에 힘이 들어가는 것을 느꼈습니다. 그 후로 겨울 동안에는 미끄러져 다칠까봐 걷기를 중단했지만, 올해 3월부터 다시 걷기 시작했습니다. 현재는 거의 정상인처럼 걸을 수 있게 되었고, 맨발걷기를 통해 몸 상태가 크게 좋아졌습니다.

맨발걷기를 처음 시작했을 때는 걷기가 조심스러워 자세가 바르지 않았습니다. 그러나 점차 자세를 바르게 하고 걸으면서 허리에 힘이 생기는 것을 느꼈습니다. 이 운동이 너무 좋아서 가족들에게도 권장했습니다.

공원에서 젊은 남자를 만났는데, 그분도 허리 부상이 있었지만 회장님의 책을 읽고 맨발걷기를 시작했다고 했습니다. 저는 그 책을 읽어보지 않았지만 그분의 권유로 더욱 열심히 걷게 되었습니다. 공원에서 가끔 만날 때마다 서로 엄지척 하며 인사하는 사이가 되었습니다.

현재는 일주일에 4번 정도 맨발걷기를 하고 있습니다. 일을 해야 하기 때문에 매일 하지는 못하지만, 가능한 한 자주 하려고 노력하고 있습니다. 병원에서 6월에 CT 촬영을 했을 때, 원장선생님이 제 자세가 너무 반듯하다고 놀라워했습니다. 척추 골절로 인해 시멘트를 넣는 시술을 받았지만, 시술이 잘못되어 시멘트가 밖으로 나가 있는 상태입니다. 그럼에도 불구하고 맨발걷기를 통해 자세가 매우 좋아졌다는 평가를 받았습니다.

맨발로 걷는 것은 다양한 감각을 느끼게 해줍니다. 진흙길, 돌, 낙엽, 나뭇가지를 밟을 때마다 그 느낌이 다 다릅니다. 이 모든 것이 제 건강에 큰 도움이 되었습니다. 정말로 해본 사람만이 그 효과를 알 수 있는 운동입니다. 앞으로도 열심히 맨발걷기를 계속할 것입니다.

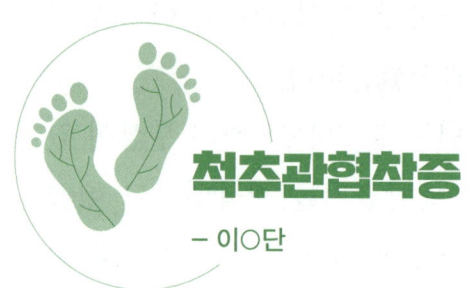

척추관협착증
– 이〇단

저는 70세입니다. 제가 맨발로 걷기를 시작한 지 벌써 2년이 조금 넘었네요. 맨발걷기를 통해 많은 변화와 치유를 경험했답니다.

먼저, 저는 수십 년 동안 발바닥에 U자형 티눈과 무좀이 있어 고생했어요. 특히, 여름이면 항상 발가락 사이의 살이 겹쳐져서 무좀이 재발했죠. 그런데 맨발로 걷기 시작한 지 약 20일 만에 이 모든 문제가 사라졌어요. 티눈도 마찬가지였어요. 밤마다 손톱깎이로 티눈을 뜯어내지 않으면 신경을 찔러서 통증이 심했는데, 맨발로 걷기를 시작하고 20일 후에는 티눈이 완전히 없어졌어요. 발바닥의 피부가 정상으로 돌아왔고, 지금은 흔적조차 남아 있지 않답니다. 저는 이 치유가 맨발로 걸으면서 혈액순환이 좋아져서 발바닥의 죽은 피부가 다시 건강한 피부로 재생된 결과라고 생각해요.

또한, 저는 척추 3~4번 사이가 좁아지는 척추관협착증으로 오랜 시간 고생했어요. 한방치료, 양방치료, 물리치료 등 다양한 치료를 받았지만 효과가 없었죠. 그런데 맨발로 걸으면서부터 어느 순간 허리 통증이 서서히 사라지기 시작했어요. 지금은 거의 정상 생활을 할 수 있을 정도로 회복되었답니다. 물론 아직도 조심은 하지만, 통증이 거의 없어서 생활에 큰 불편함이 없어요.

그리고 겨울이면 항상 저를 괴롭히던 목감기도 이제는 저를 찾지 않아요. 과거에는 목감기로 40일 정도 고생했는데, 맨발로 걷기 시작한 이후로 지난 두 겨울 동안 한 번도 목감기에 걸리지 않았어요. 저는 이것이 맨발걷기의 또 다른 놀라운 효과라고 생각해요.

마지막으로, 맨발로 걷기를 시작하고 나서 제 얼굴이 더 맑고 깨끗해졌다는 얘기도 많이 들어요. 제 나이가 70세인데도 피부가 맑아졌다는 말을 들으면 기분이 참 좋답니다. 이 모든 변화는 꾸준한 맨발걷기의 결과라고 생각해요. 여러분도 인내심을 가지고 꾸준히 맨발로 걸어보세요. 분명히 많은 효과를 보실 거예요.

이렇게 제 경험을 나누게 되어 기쁩니다. 여러분도 맨발로 걸으면서 건강한 삶을 누리시길 바랍니다.

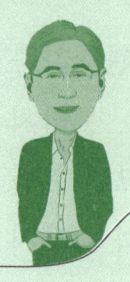

박동창의 한마디

　근골격계질환이란 근육, 건, 그리고 신경 등에 일어나는 통증을 동반한 질환으로 근육과 신경, 힘줄, 인대, 관절 등의 조직이 손상되어 통증을 유발합니다.

　보통 척추관협착증이나 근골격계질환들은 신경이 눌려서 오는 것이라고 알고 있지만 실제는 근골격계를 싸고 있는 또 척추를 싸고 있는 근육들이 경직돼서 오는 것입니다.

　그럼 근육들이 왜 경직돼 있을까요? 그것은 바로 신발을 신고 딱딱한 아스팔트나 시멘트 위를 계속 걸으며 살고 있기 때문입니다. 걸을 때마다 신발을 통해 충격이 올라와 각 근골격계를 싸고 있는 근육들을 경직시키기 때문에 족저근막염이 생기고 무릎 관절염이 생기고 척추관협착증이 생기는 것입니다.

　그런데 우리가 신발을 벗고 맨발로 걸으면 레오나르도다빈치가 인체공학의 결정품이라고 했던 발바닥의 아치가 압축됐다 이완됐다 하면서 엄청난 스프링 기능을 하게 됩니다. 스프링 기능이 작동하면 그동안의 근골격계에 줬던 충격들을 흡수하므로 근골격계를 싸고 있는 근육들이 말랑말랑해지는 거예요. 말랑말랑해지면서 경직된 근육으로 인해 생겼던 통증들이 완화되고 근골격계질환들이 해소되는 것입니다.

우리는 원래 조물주가 인간을 창조하신 설계도대로 맨발로 맨땅을 걸어야만 발바닥의 아치가 제대로 형성될 뿐만 아니라, 발가락이 부챗살처럼 펴지면서 땅을 꺽쇠처럼 안정되게 잡은 상태에서 땅을 끌어당기며 나아가는 추동력을 얻게 됩니다. 또 당연히 발가락의 힘들이 강건해지면서 몸 전체의 근골격계가 안정된 정자세를 유지하게 되고, 결과적으로 통증 없는 건강한 근골격계가 구축되는 것입니다.

여러분들도 조금도 두려워 하거나 의심하지 마시고 맨발로 걸으세요. 다른 사람들이 치유되듯이 나 자신도 똑같이 치유된다는 확신을 갖고 가능한 한 많은 시간을 땅과 접촉하며 걷고 즐기세요.

모든 나무들이 한 그루도 병들지 않고 싱싱하듯이, 땅에 사는 모든 야생동물들이 건강하게 살 듯이, 바다와 강의 모든 물고기들이 건강하게 살아가듯이 그런 싱싱한 생명력으로 우리가 다 살아갈 수 있습니다.

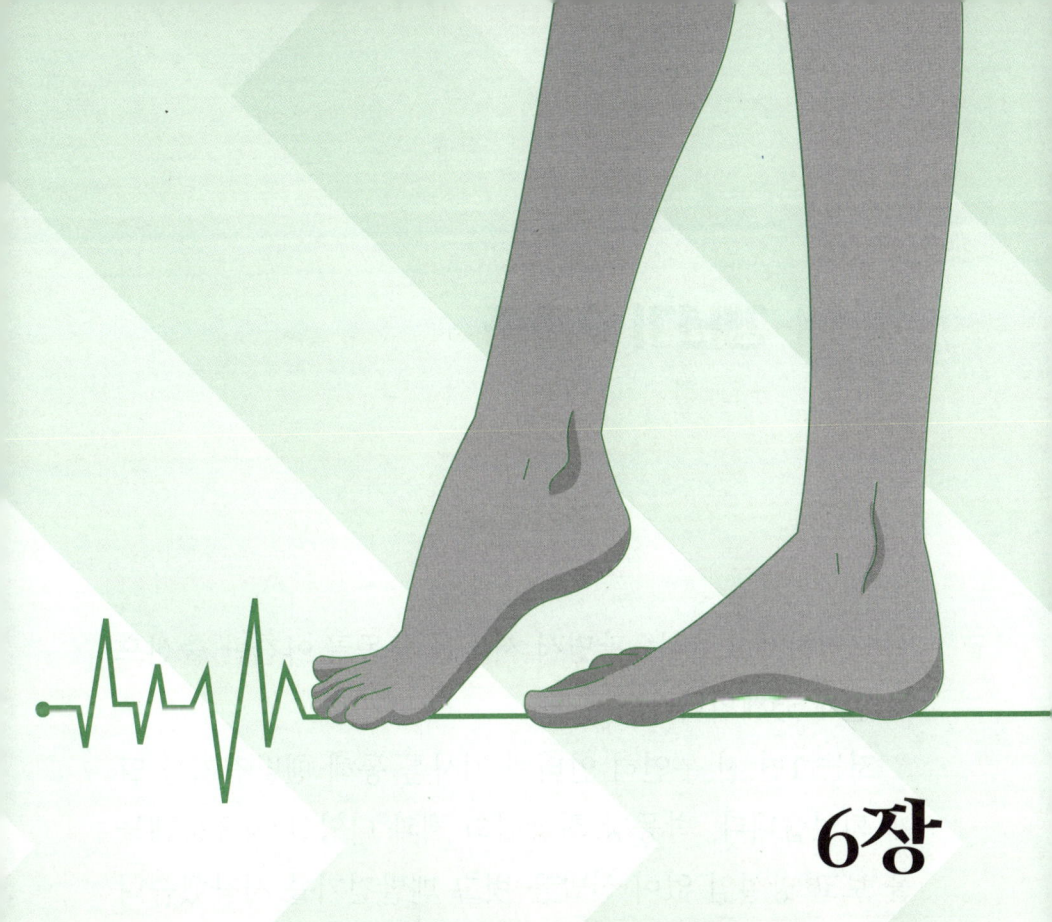

6장
강박증, 우울증, 공황장애가 나았습니다

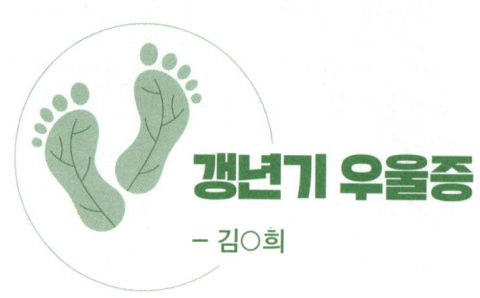

갱년기 우울증
– 김○희

안녕하세요, 저는 광명시 서독산 후동골 야간반 출신으로 현재 55세입니다.

저는 1년 전 우연히 인터넷 기사를 통해 맨발걷기를 알게 되었습니다. 박동창 회장님의 책과 다양한 치유사례들을 보고 망설임 없이 신발을 벗고 맨발걷기를 시작했습니다. 처음에는 집 근처 서독산에서 걷기 시작했는데, 그곳에서 지회장님을 만나 맨발걷기에 대해 더 깊이 알게 되었고, 토요 정모에도 참석하면서 맨발로 걸은 지 이제 8개월이 되었습니다. 저는 하루에 한 번 내지 두 번, 두 시간에서 네 시간 정도 걸었습니다.

지금은 매우 건강한 상태인데, 과거에는 선천적으로 장이 좋지 않아 자주 체하고 잘 먹지 못했습니다. 또한 추위를 많이 타서 삶의 질이 낮았죠. 어릴 때부터 건강에 관심이 많았지만, 병원이나 약은 큰 도움이 되지 않았습니다.

그래서 병원과 약이 나에게 도움이 되지 않는다는 것을 일찍 깨달았습니다.

갱년기가 되면서 잠을 잘 자지 못하고 항상 피곤했으며, 넘어지면 뼈가 쉽게 부러지고 비염까지 생기면서 우울감도 찾아왔습니다. 그런데 맨발걷기를 시작하면서 이러한 소소한 잔병들이 모두 개선되었습니다. 여섯 가지로 정리해 보자면 다음과 같습니다.

첫 번째로 잠을 잘 자게 되었습니다. 예전에는 12시나 1시가 되어야 잠들었고, 새벽에 깨면 다시 잠들지 못했는데, 지금은 10시 반이나 11시가 되면 기절하듯 잠들고 새벽에 깨도 다시 잘 잡니다. 수면 시간이 거의 두 배로 늘어났습니다.

두 번째로 발의 변화도 크게 느꼈습니다. 등산 중 신발에 부딪혀 발가락이 멍들고 발톱이 빠졌는데, 요즘은 발톱이 빠지지 않고 건강하게 자랍니다. 또한, 오래 걷기 때문에 발바닥이 아프던 것도 지금은 전혀 아프지 않습니다.

세 번째로 골절도 두 번 겪었는데, 6년 전 골절 때는 한 달 동안 아프고 깁스를 했지만, 작년 여름 골절 때는 통증도 적고 금방 회복되었습니다. 집안일을 하는 데도 어려움이 없었습니다.

네 번째로 체력이 많이 좋아졌습니다. 예전에는 등산할 때 마지막에 힘들었지만, 지금은 마지막에도 힘들지 않고, 실내 자전거도 15km나 20km 타던 것이 이제는 30km를 타도 힘들지 않습니다.

다섯 번째로 추위를 많이 탔었지만, 지금은 손발이 차갑지 않고 따뜻합니다. 예전에는 사람들의 손을 잡으면 차가워서 놀라곤 했는데, 지금은 따뜻해서 모두가 놀랍니다.

여섯 번째로 비염이 있어서 아침마다 콧물과 재채기로 고생했는데, 올겨울 100일 대장정을 하면서 이런 증상들이 모두 사라졌습니다.

그리고 저에게 가장 큰 문제였던 것은 우울증이었는데, 약을 먹지 않고 병원에 가지도 않은 채 하루 종일 집에 틀어박혀 있거나 울면서 지냈습니다. 그러나 맨발걷기를 시작하고 나서는 우울할 시간이 없고 너무 신나는 사람이 되었습니다.

겨울이 되기 전에는 새벽반에서, 겨울에는 야간반에서 맨발걷기를 하면서 많은 좋은 분들을 만났고, 힐링이 되면서 나도 좋은 사람이 되어야겠다는 생각을 많이 하게 되었습니다.

맨발걷기는 정말 치유의 종합 선물세트라고 생각합니다. 제 일생에서 가장 불리할 수 있는 갱년기 시기에 오히려 10대, 20대, 30대 때보다 더 건강하고 활기차고 행복합니다. 존경하는 박동창 회장님, 광명지회 권오룡 지회장님, 그리고 맨발걷기 운동본부의 멋진 회원님들을 만나게 되어 정말 반갑고 행복하며 감사드립니다.

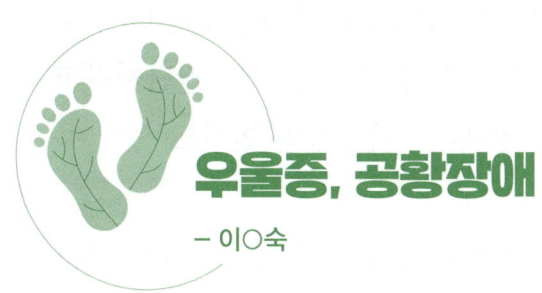

우울증, 공황장애
― 이○숙

안녕하세요. 저는 남원에 사는 68세 여자입니다. 작년 7월부터 남원 향기원에서 맨발로 걷기를 시작해 지금까지 약 9개월 정도 걸었습니다.

저는 원래 위와 장이 약해서 고생을 많이 했습니다. 특히 2018년도에 막내동생이 암 진단을 받았을 때 큰 충격을 받았어요. 저희 부모님 두 분 다 하루도 누워 계시지 않고 갑자기 돌아가셨는데, 그때의 충격과는 비교할 수 없을 정도로 힘들었어요. 밤에 잠도 잘 못 자고, 두 시간 정도 자면 깨서 계속 울며 지냈습니다. 몇 개월 동안 그렇게 지내다 보니 가슴이 너무 뛰고 돌덩이를 가슴에 얹어놓은 것처럼 답답해져서 내과에 가서 내시경 검사를 받았어요.

결과를 보러 갔을 때 보호자를 데려오라는 말을 들었고, 제주도에 있는 가족이 돌아올 때까지 기다리려 했지만, 의사가 지금 바로 오라고 해서 급히 갔더니 큰 병원에서 자세히 검사를 받아보라고 하더군요. 대학병원에서 다시 검사를 받았는데 정체불명의 위염이었고, 암의 전단계라고 했어요. 동생이 아픈 상황에서 저는 삶의 의지도 없이 우울하게 지냈어요.

하지만 딸이 37살에 첫 아이를 임신하면서 정신이 바짝 들었어요. 딸이 입덧을 하는데 엄마가 있어 줘야겠다는 생각에 치료를 받으면서 나아졌습니다.

하지만 어렸을 때부터 고도 근시와 난시가 심했고, 백내장 수술을 미루다 보니 11월쯤 눈이 너무 아파 전남대에서 수술을 했습니다. 후유증이 너무 심해 눈알이 빠질 듯 아프고, 잠도 못 자고, 눈이 안 보이니 또 다른 충격이었어요. 잠도 못 자고, 먹지도 못하고, 화장실도 못 가고, 결국 심한 공황장애가 왔습니다.

병원에서 안정제를 처방받으려 했지만, 의사선생님은 햇빛을 보고 걸으라고 하셨습니다. 그래서 아파트 옆 향기원의 황톳길에서 맨발걷기를 시작했어요. 처음에는 100m 정도 되는 길을 한 번 왔다 가면 벤치에 앉아 쉬었어요. 다리에 힘도 없고 눈도 잘 안 보이니 옆에서 부축을 받았습니다. 의지를 가지고 아침 저녁으로 30분씩 걷다 보니 점차 한 시간도 걸을 수 있게 되었습니다.

보건소에서 건강증진 100일 프로젝트에 참가하면서 하루 만 보 걷기를 시작했어요. 11월쯤 발이 시려서 한 달을 쉬었더니 소화가 안 되고 상태가 안 좋아졌습니다. 그래서 겨울에도 꾸준히 걷기 위해 털버선을 찾아 바닥에 구멍을 뚫어 신고 걸었습니다. 봄이 되니 너무 좋았어요.

사과를 너무 좋아해서 어렸을 때는 하루에 20개를 먹었는데, 2019년부터는 7년 정도 사과도 못 먹고 떡도 못 먹었습니다. 지금은 떡도 먹고 사과도 통째로 하나씩 먹고 있습니다. 어제는 집들이에서 떡국을 먹고 향교 행사에서 절편도 먹었어요. 걱정했지만, 오늘 아침 화장실에 갔더니 상태가 좋아졌어요.

위와 장이 좋아졌고, 잠도 잘 자게 되었습니다. 향기원에서 걸으시는 분들도 많은 효과를 보고 있습니다. 다양한 체험을 하신 분들이 많고, 저도 그 중 하나로 오늘 사례를 발표하게 되었습니다. 눈의 건조증도 좋아졌고, 소화도 잘 되고, 잠도 잘 잡니다. 매일 좋은 분들과 걸으며 기쁨과 감사함을 느끼며 행복한 일상을 보내고 있습니다.

작년 7월 말부터 시작해 약 9개월 정도 걸었습니다. 특별한 일이 없는 한 꾸준히 빠지지 않고 걷습니다. 여름에는 아침 저녁으로 두 번, 겨울에는 한 번 걸었고, 지금은 형편에 따라 한두 번씩 걷습니다. 감사합니다.

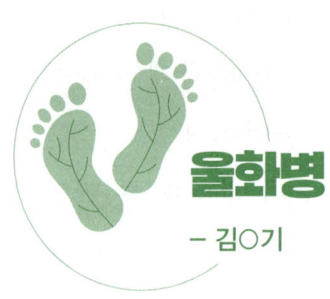

울화병
― 김○기

　안녕하세요, 저는 경제활동을 오래 하면서 술도 담배도 하지 않아서 스트레스를 풀 방법이 부족했고, 그로 인해 가슴 속에 울화증 비슷한 게 있었습니다. 체중도 많이 나가서 한때는 78kg에 달했죠. 그래서 도저히 안 되겠다 싶어서 운동을 시작했고, 15년 정도 마라톤을 하며 몸과 마음을 어느 정도 치유했습니다. 하지만 여전히 뭔가 허전한 느낌을 떨칠 수 없었습니다.

　작년에 맨발걷기가 좋다는 이야기를 듣고, 구룡산과 대모산을 맨발로 걸어보기 시작했습니다. 그러나 여전히 스트레스가 해결되지 않았습니다. 그러던 중 맨발걷기가 저에게 다가왔고, 신발을 벗고 맨발로 걷기 시작하면서 마치 집에서 와이파이를 끄듯이 마음이 가라앉는 것을 느꼈습니다. 그래서 저는 집에서 나설 때 신발을 벗고, 앞마당을 나서듯이 편안한 마음으로 산행을 시작했습니다. 그 결과

정신적으로 위축됐던 것이 완전히 느슨해지며 안정감을 얻을 수 있었습니다.

이렇게 맨발걷기의 효과를 느낀 후, 밤에 같이 산행하는 우리 동네 주민들에게도 신발을 벗으라고 권하기 시작했습니다. 신발을 벗으면 세상이 다르게 보이고, 남편이나 자식들로부터 받은 스트레스도 풀리기 때문에 적극적으로 신발을 벗으라고 권장하고 있습니다.

맨발로 걷기 시작한 이후로 정신적으로 안정되고, 사람들을 대할 때도 부드러워졌습니다. 집에서도 더 부드럽게 대하고, 잠도 무척 잘 잡니다. 거의 시신 수준으로 깊게 자고, 자고 나면 너무 편안합니다.

맨발걷기를 본격적으로 시작한 지는 약 6개월 정도 되었습니다. 다른 운동은 6개월 하면 저에게 확 다가오는 게 약한데, 맨발걷기는 정말 많은 도움이 되었습니다. 제 아내는 제 말을 잘 듣지 않지만, 맨발걷기와 여행 가는 것만큼은 저를 따라합니다.

이제 우리 집 두 아들에게도 신발을 벗고 맨발로 걷기를 권하려고 합니다. 아이들이 잘 따라줄지는 모르겠지만, 저는 맨발걷기를 통해 아주 만족하고 더 바랄 게 없습니다. 감사합니다.

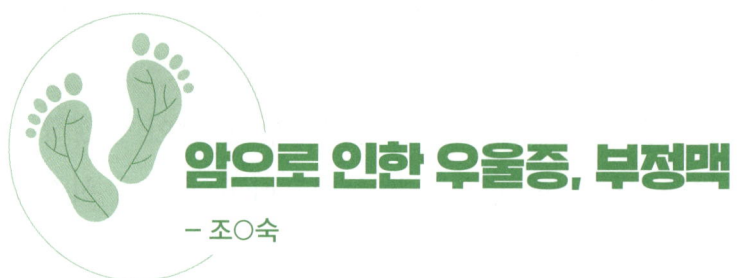

암으로 인한 우울증, 부정맥
– 조○숙

저는 광명시 호봉골에 사는 여자입니다. 올해로 62세가 되었고, 지난 몇 년간 힘든 시간을 보냈지만 지금은 맨발 걷기의 기적을 체험하며 새로운 삶을 살고 있습니다.

2021년 2월, 폐암 수술을 받게 되었습니다. 그러나 검사를 하면서 유방에도 암이 있다는 사실을 알게 되었고, 3월에는 유방암 수술을 받았습니다. 이후 2022년 10월에는 자궁암과 난소암까지 발견되어 총 네 번의 수술을 받았습니다. 수술이 잘 끝났지만, 종양 수치와 염증 수치가 정상으로 돌아오지 않아 불안과 초조가 계속되었습니다.

항암과 방사선 치료를 받으면서 불면증과 우울증이 찾아왔고, 부정맥과 경추 디스크, 손목터널증후군까지 겹쳐 수많은 약을 복용해야 했습니다. 결국, 이렇게는 살 수 없다는 생각에 다른 방법을 찾기 시작했고, 그러던 중 맨발 걷기를 알게 되었습니다.

처음 맨발걷기를 시작한 것은 2023년 2월이었지만, 본격적으로 모든 약을 끊고 매일 걷기 시작한 것은 8월이었습니다. 하루에 5~6시간씩, 저녁 시간에는 호봉골 광명시 지회의 야간반에서 2시간씩 걸었습니다. 그렇게 55일이 지난 9월 26일, 병원 검진에서 모든 암 수치와 염증 수치가 정상으로 돌아왔습니다. 기적과도 같은 일이었습니다.

처음 맨발걷기를 시작한 두 달 동안은 산에 오르기만 해도 너무 힘들고 졸렸지만, 눈만 뜨면 산에 가서 걷고 해가 떨어지면 내려오는 생활을 반복했습니다. 하루도 빠지지 않고 바쁜 일이 있어도 걷기를 우선시했습니다. 그리고 그 결과, 제 건강 상태는 놀라울 만큼 좋아졌습니다.

지금도 매일 오전과 오후에 나누어 하루에 다섯 시간씩 걷고 있습니다. 그동안 면역력이 많이 좋아져 가족들이 독감에 걸려 고생할 때도 저만 건강하게 지낼 수 있었습니다. 지금은 주변 사람들이 보았을 때 전혀 아프다는 느낌이 들지 않을 정도로 건강을 되찾았습니다.

제가 이 경험을 용기 내어 공유하는 이유는 저와 같은 어려움을 겪는 사람들이 맨발걷기를 통해 희망을 찾았으면 하는 바람 때문입니다. 앞으로 완치 판정을 받고 이 자리에 서서 더 많은 사람들에게 희망을 전하는 날이 오기를 바랍니다.

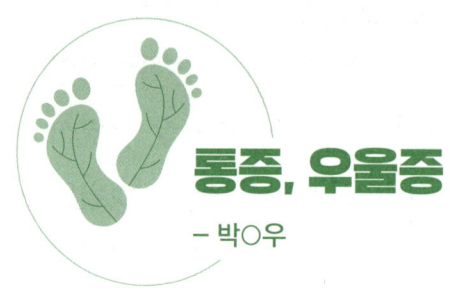

통증, 우울증
— 박○우

안녕하세요, 저는 올해 68세이고, 지금부터 제가 맨발걷기를 통해 경험한 치유 사례에 대해 말씀드리겠습니다. 작년에 친구와 골프장을 다녀온 후, 친구가 맨발걷기를 권유해서 시작하게 되었습니다. 당시 저는 우울증을 앓고 있었고, 매일 만보씩 걷고 있었지만 발바닥 통증이 심했습니다. 그래서 2022년 11월 7일부터 오금공원에서 매일 30분씩 맨발로 걷기 시작했습니다.

맨발걷기를 시작한 지 3일째 되는 날, 발바닥 통증이 크게 줄어들었습니다. 신발을 신고 걸을 때 느끼던 통증이 삼분의 일로 줄어드는 것을 보고 매우 놀랐습니다. 또한, 걷기 시작한 후로는 밤에 깊이 잠들게 되었습니다. 예전에는 새벽 2시나 3시에 깨곤 했지만, 이제는 11시부터 6시까지 한 번도 깨지 않고 잠을 자게 되었습니다.

저는 컴퓨터 작업을 많이 하는데, 손가락 끝이 아파

서 휴대폰을 사용하기도 힘들었습니다. 그러나 맨발걷기를 시작한 후, 손가락 끝 통증이 사라졌습니다. 제 나이가 68세라 백내장 증세도 있었지만, 최근에는 눈의 따가움과 통증도 사라졌습니다. 우울증도 큰 문제가 되었는데, 2014년부터 스트레스 때문에 고생을 많이 했습니다. 비 오는 날이나 혼자 있을 때 우울증이 심해졌지만, 맨발걷기 덕분에 이제는 우울증도 사라졌습니다.

맨발걷기는 저에게 큰 변화를 가져왔습니다. 저는 동창회에 나가서 분위기 메이커가 되었고, 머리도 맑아졌습니다. 예전에는 사람들과 10분 정도 이야기하면 머리가 깨질 듯이 아팠지만, 이제는 그렇지 않습니다. 하루에 30분씩 3,500보를 걷다가 앞으로는 1시간씩 걷기를 계획하고 있습니다.

제가 맨발걷기를 통해 경험한 효과는 지압 효과와 접지 효과 때문이라고 생각합니다. 발바닥이 펌핑 역할을 해주면서 혈액순환이 잘 되고, 작은 모래와 돌맹이가 침방 효과를 줍니다. 땅과의 전위차가 줄어들면서 활성산소가 땅으로 배출되는 것도 큰 효과를 본 것 같습니다.

저는 맨발걷기를 시작한 지 약 두 달 반 정도 되었고, 앞으로도 계속해서 맨발걷기를 실천할 계획입니다. 이 자리에 나온 것도 맨발걷기의 효과를 많은 사람들에게 알리고자 함입니다. 감사합니다.

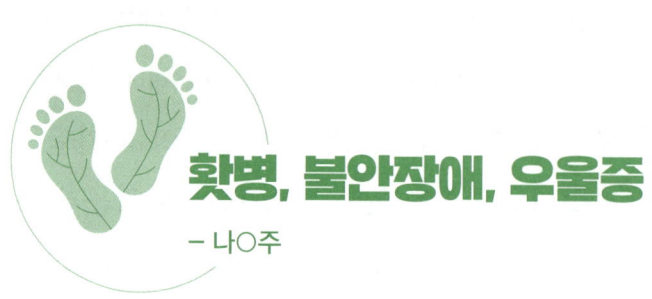

홧병, 불안장애, 우울증
— 나○주

안녕하세요, 저는 68세로 호수동에 살고 있으며, 중병은 아니지만, 여러 가지 질병으로 고생을 많이 했습니다. 11년 전 척추 수술의 후유증으로 인해 5년 동안 제대로 걷지 못하면서 홧병, 불안장애, 우울증과 같은 정신적 문제와 안구건조증, 혈관성 비염, 이명, 메니에르병, 역류성식도염, 전립선 비대증, 불면증, 수족냉증 등 다양한 신체적 문제를 겪었습니다. 이러한 병들이 너무 많아 다 외울 수가 없을 정도였습니다.

맨발걷기를 시작하게 된 동기는 산불감시원으로 일하면서 산에서 암 환자들이 맨발걷기로 건강을 되찾는 모습을 보았기 때문입니다. 그들은 맨발걷기를 통해 건강을 회복하고 있었고, 특히 백발이었던 한 분이 맨발걷기 2주 만에 머리가 까맣게 변하기 시작한 것을 보고 큰 감명을 받았습니다. 그분이 유튜브에서 박동창 회장님의 강의를 듣고 실행해보라고 권유하여 저도 따라 하게 되었습니다.

처음 2개월 동안은 점심시간에 산에서 1시간, 퇴근 후 민속공원에서 2시간씩 맨발걷기를 했습니다. 그리고 5월 15일 이후로는 하루에 7~8시간씩 맨발걷기를 하면서 놀라운 변화를 경험했습니다.

맨발걷기를 시작한 첫날부터 불면증이 사라지고 숙면을 취할 수 있었습니다. 1주일이 지나자 다리가 가벼워지고 활기가 생기기 시작했습니다. 2주가 되니 피부가 좋아지고 기미가 없어졌습니다. 눈의 안구건조증도 개선되어 인공 눈물 사용을 줄일 수 있었습니다. 혈관성 비염도 조금씩 호전되었고, 위장의 역류성식도염 증상도 좋아져 밀가루 음식을 먹을 수 있게 되었습니다.

1개월 정도 지나자 위장이 더 좋아져 어떤 음식을 먹어도 괜찮아졌고, 체중도 79kg에서 66kg으로 감소했습니다. 화병으로 인한 식은땀과 열감, 홍조도 점차 사라졌습니다. 척추 수술 후유증으로 인한 통증도 맨발걷기를 하면서 많이 개선되었습니다.

현재 저는 전립선 비대증이 중간 단계에 있었지만, 맨발걷기를 통해 많은 호전을 보였습니다. 맨발걷기를 병행하면서 스트레칭과 운동을 하니 근육이 늘어나는 느낌이 들었고, 통증도 점차 사라졌습니다. 지금은 등 통증도 없어져서 잠을 잘 잘 수 있습니다.

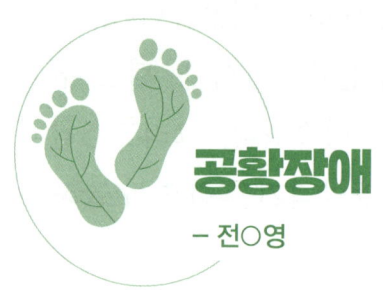

공황장애
– 전○영

제가 공황장애를 극복한 이야기를 여러분과 나누고자 합니다. 이제 한 달 반만 있으면 맨발걷기를 시작한 지 3년이 됩니다.

처음 맨발걷기를 시작했을 때는 그냥 대강대강 했습니다. 하지만 2년 전, 아내가 여러 가지 질병으로 많이 아프기 시작하면서 저는 아내와 함께 본격적으로 맨발걷기를 시작했습니다.

아내는 경직성 척추염, 후방 인대 궐하중, 경추 문제, 류마티스 등 자가면역질환을 앓고 있었습니다. 이로 인해 우리는 더 열심히 맨발걷기를 해야 했습니다. 저 역시 2020년 5월에 병원에서 공황장애 진단을 받았습니다. 진단 후 약물을 복용하기 시작했지만, 최순례 님의 권유로 맨발걷기를 본격적으로 시작했습니다.

그 결과, 2021년 7월, 의사 선생님께서 보약 먹듯 약을 한 알씩 먹으라는 권유를 물리치고 약물을 완전히 끊었습니다. 정확히 1년 2개월 만에 공황장애 약물을 모두 끊고, 지금은 건강한 생활을 하고 있습니다. 맨발걷기가 공황장애 치유에 이렇게 큰 도움이 될 줄은 정말 몰랐습니다.

　회장님께서 쓰신 책도 잘 읽고 많은 도움을 받았습니다. 저는 최순례 님께 늘 감사한 마음을 가지고 있습니다. 여러분께도 제 경험이 도움이 되기를 바랍니다.

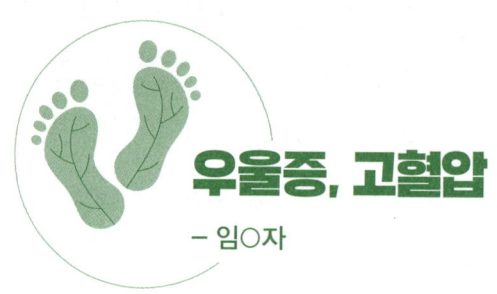

우울증, 고혈압
– 임○자

안녕하세요, 저는 올해 73세로, 작년부터 고혈압 전 단계에 있었고 올봄에는 혈압이 평균 150을 넘는 고혈압 진단을 받았습니다. 병원에서 혈압약을 처방받았지만, 저는 약을 복용하지 않았습니다. 대신 맨발로 걷기를 선택했습니다.

작년 2월부터 맨발로 걷기를 시작했기 때문에 3월에 고혈압 진단을 받았어도 약을 먹지 않았습니다. 매일매일 하루도 빠짐없이 걷기를 계속했고, 혈압측정기를 구매하여 스스로 혈압을 측정해 보았습니다. 두 달 뒤인 5월에는 혈압이 완전히 정상으로 돌아왔습니다. 내과 두 곳에서 다시 측정해도 120에 80이라는 정상 수치를 받았습니다. 고혈압약을 먹지 않고도 정상 혈압을 유지하게 되어 기쁘고 감사합니다.

2월부터 10월까지 9개월 동안 비가 와도 우산을 쓰고 매일 걸었습니다. 그러나 일주일 전 기온이 갑자기 내려가면서 감기 걸릴까봐 걷기를 멈췄더니 몸이 무기력해지고 우울한 증상이 나타났습니다. 그래서 다시 걷기를 시작했고, 처음에는 30분, 나중에는 50분씩 걸으며 점차 시간을 늘렸습니다.

걷기를 통해 마음의 우울함도 사라졌습니다. 힘들어도 계속 걸으면 마음이 밝아지고 행복해졌습니다. 맨발걷기국민운동본부를 만나 감사하고, 함께 걸을 수 있는 기회를 주셔서 행운이라고 생각합니다. 회장님께도 감사의 인사를 드리고 싶습니다. 매일 걸으면서 건강과 행복을 되찾게 되어 정말 기쁩니다.

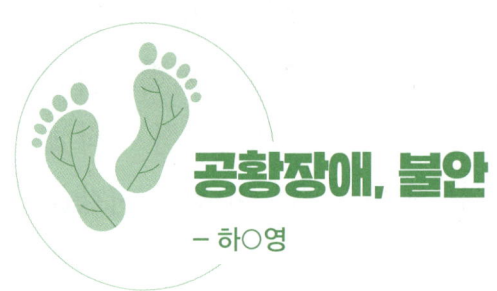

공황장애, 불안
– 하○영

저는 위례에 사는 68세로 10년 전부터 공황장애 증세를 약간 느꼈지만, 크리스천으로서 믿음을 가지고 온갖 명언과 좋은 말로 그 증상을 극복하려 노력해왔습니다. 그런데 올해 8월 초, 상황이 급변하였습니다. 제 남편이 사망하며, 제 증상은 감당할 수 없을 정도로 악화되었고, 저는 매 순간 무덤속에 갇힌 듯한 답답함과 공포감을 느꼈습니다. 두려움과 질식할 것 같은 느낌이 밀려왔고, 이 때문에 자살 밖에는 다른 출구가 없다고 생각되었습니다.

이런 상태에서 방에 들어가거나 샤워를 할 때도 천정이 무덤처럼 느껴졌습니다. 제가 크리스천이기에 믿음을 가지고 기도하며 참아내려 했지만 힘들었습니다. 어느 날 밤, 우연히 유튜브에서 맨발걷기의 치유 효과에 대해 알게 되었습니다. 그래서 그날 밤 11시에 학교 운동장 네 군데를 돌며 맨발걷기를 시작했습니다. 그 후 매일 3~4시간씩 맨발로 걸었고, 한 주일 후부터는 잠이 오기 시작했습니다. 맨발걷기를 계속하면서 3주가 지나자 불안과 공포, 공황장애 증세가 완전히 사라졌습니다.

제가 겪은 고통의 원인은 남편의 사별이었습니다. 죽고 싶은 생각이 저를 지배했고, 세상을 살아갈 수 없을 정도의 공포와 두려움에 휩싸여 있었습니다. 하지만 맨발걷기를 통해 저는 새로운 희망을 찾았고, 이제는 내면의 평화를 되찾았습니다. 비가 오는 날에도 맨발걷기를 하며 저는 이제 정신적으로 천국 같은 마음을 느낍니다. 저는 또한 정신병원에서 필요할 때 임시로 사용하는 약을 처방받았지만, 다행히 두 번만 복용한 후에는 더 이상 약에 의존하지 않아도 되었습니다.

이 어려운 시기를 겪으며 저는 저와 같은 어려움을 겪고 있는 많은 분들에게 연민과 사랑을 느끼게 되었습니다. 저의 경험을 통해 그들에게도 도움이 되기를 바라며, 맨발걷기의 천연 신경안정 효과가 더 많은 이들에게 알려지기를 희망합니다.

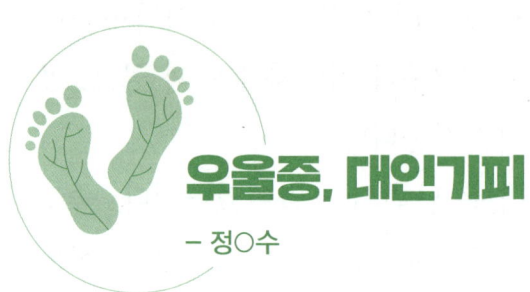

우울증, 대인기피
― 정○수

안녕하세요, 저는 65세로 고혈압과 고지혈증을 앓고 있었고, 뇌경색으로 인해 병원에 입원하게 되었습니다. 지난 5월에 퇴원했을 때, 말도 어눌해지고 우울증과 대인기피 증까지 겪게 되어 신경안정제를 복용하게 되었습니다. 하지만 5주 전 회장님으로부터 관련 약물을 끊어야 행복한 삶을 살 수 있다는 조언을 듣고, 그 조언을 실천하기 시작했습니다. 그 결과, 이제는 밝고 환한 상태와 모습을 회복하게 되었습니다.

회장님과 처음 만난 지 약 5주 정도가 되었습니다. 그때는 얼굴이 굳고 시커멨지만, 지금은 얼굴이 많이 환해졌습니다. 회장님께서 약을 이틀 안 먹어도 안전하다고 말씀하셨을 때, 저는 죽기 살기로 회장님 말씀대로 해보자고 생각했습니다. 하루는 먹고 다음날 하루는 안 먹는 식으로 시작했는데, 견디기가 힘들었지만 끝까지 견뎠습니다. 그 결과 지금은 말도 많이 좋아졌고, 얼굴이 화사해지고 표정도 밝아졌습니다.

저는 고지혈증이 뇌경색으로 발전한 이후, 퇴원하고 나서 말이 잘 나오지 않았습니다. 하지만 지금은 많이 좋아졌습니다. 회장님 말씀대로 약을 끊고 나니, 정신적으로도 많이 회복되었습니다. 우울증과 대인기피증이 있었지만, 이제는 많이 나아졌습니다.

저는 5월부터 맨발걷기를 시작했습니다. 우리 맨발걷기 힐링스쿨에 오게 된 것도 큰 도움이 되었습니다. 하루에 보통 2시간씩 걸으며, 접지하면서 발을 땅에 묻는 시간을 가집니다. 이 같은 방법으로 저는 많은 희망을 갖고 적극적으로 임할 수 있게 되었습니다. 많은 분들에게 귀감이 될 수 있기를 바랍니다.

이 모든 과정을 통해 저는 약물에 의존하지 않고도 밝고 환한 모습을 되찾을 수 있었습니다.

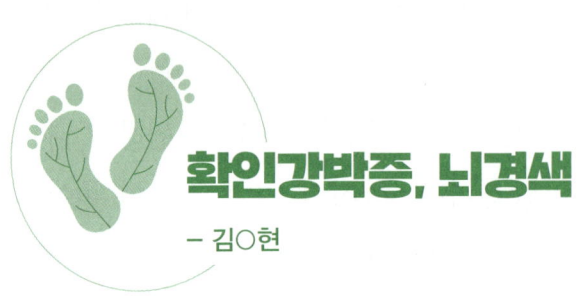

확인강박증, 뇌경색
– 김O현

안녕하세요. 저는 송파구 마천동에 살고 있는 남성으로 올해 만 51세입니다.

2005년부터 어머니를 모시면서 스트레스를 많이 받기 시작했는데, 그게 우울증으로 발전한 줄도 몰랐습니다. 그러다가 2009년 9월, 아침 출근길에 갑자기 심장이 벌컥벌컥 뛰는 경험을 했습니다. 1시간 정도 지나서부터 불안이 엄습해오고, 그때부터 확인강박증이 시작됐습니다. 정신과에서 상담을 받고 약을 복용하면서 근근이 버텼습니다. 확인강박증은 자꾸 무언가를 확인하고 싶은 생각이 머릿속에서 떠나지 않는 증상입니다. 이런 증세가 12년간 계속되었습니다.

그러다 2020년 11월, 뇌경색이 발생하여 병원에 입원하게 되었습니다. 약물치료와 재활요법으로 치료를 받았지만 후유증이 남아 있었습니다. 2021년 12월부터 뇌경색 후유증이 심해져 직장도 그만두고 치료에 전념하게 되었습니다. 2022년 1월부터는 집 근처 천마산을 매일 오르며 신발을 신고 운동을 했지만 특별한 진전이 없었습니다.

그러던 중 맨발걷기를 알게 되었고, 맨발걷기에 대해 유튜브 강의를 들었습니다. 2022년 4월 8일부터 매일 3~5시간씩 맨발로 걷기 시작했습니다. 마지막 희망을 맨발걷기에 걸고 실천한 것입니다.

약 2개월의 맨발걷기 결과는 놀라웠습니다. 첫째, 모든 정신과 약물을 끊고 확인강박증이 약 90%가 없어졌습니다. 확인하고 싶은 불안강박증 자체가 사라졌습니다. 둘째, 뇌경색 후유증으로 저릿했던 오른쪽 팔과 허벅지가 약 60% 해소되었습니다. 지금은 뇌경색 약도 먹지 않고 있습니다.

맨발걷기는 제게 엄청난 변화를 가져다주었습니다. 처음에는 반신반의했지만, 꾸준히 실천한 결과 건강이 회복되었습니다. 저는 이제 노후 건강을 맨발걷기로 지키려 합니다.

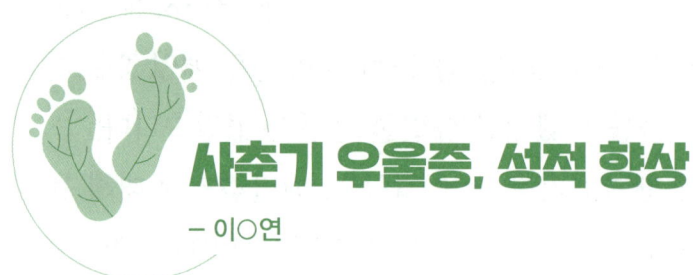

사춘기 우울증, 성적 향상
- 이○연

　안녕하세요. 저는 충남 논산에 사는 애엄마입니다. 맨발걷기가 좋다는 말을 듣고, 딸과 함께 시작하게 되었습니다. 딸은 어릴 때부터 잔병치레가 많았고 발달 지연이 있어서 양육이 힘들었어요. 성격도 까칠해서 어려움이 많았죠. 하지만 맨발걷기가 아이의 발달에 도움이 되고 성격도 밝아진다는 얘기를 듣고 희망을 가지게 되었습니다.

　처음에 딸은 발바닥에 감각 장애가 있어서 잔디밭이나 흙을 신발 벗고 걷는 것이 어려웠어요. 하지만 아프지만 조금씩 적응해 나갔습니다. 두 달 정도 지나니 딸이 저에게 이렇게 말하더군요. "엄마, 전에는 뭔가 얘기를 들으면 마음이 울컥해서 울음이 나고 화가 진정되지 않았는데, 이제는 마음이 진정돼요. 그리고 감정이 조절돼요"라고요. 또, 딸이 수학을 정말 싫어해서 공부에 어려움이 많았는데, 맨발걷기를 하면서 수학 문제도 조금씩 풀린다고 했습니다. 정말 신기했어요.

작년에 딸이 사춘기 우울증으로 혼자 있으려고 하고 말도 퉁명스럽게 해서 최악이었는데, 맨발걷기를 하고 나니 다시 밝아지고 착한 딸로 돌아왔습니다. 더 감사한 것은 딸이 예민해서 잠을 잘 못 잤었는데, 맨발걷기를 시작한 이후로 푹 자기 시작했습니다. 덕분에 저도 불면증이 해결되었어요.

저는 원래 피곤해서 운전을 잘 못했는데, 추석에 포항을 다녀오는 동안 왕복 10시간을 혼자 운전할 정도로 에너지가 충진되었습니다. 그래서 건강에 대해 많이 공부하게 되었고, 직업도 바꿔 건강 관련 강의를 하고 있습니다. 한 달 전부터는 건강식품도 모두 끊었는데, 더 건강해졌어요.

모든 사람들에게 맨발걷기를 열심히 전하고 싶습니다. 특히 장애인 부모님들도 아이들에게 맨발걷기를 시켜서 가족이 행복해지길 바랍니다. 희망이 있다는 것을 꼭 말씀 드리고 싶어요. 맨발걷기 파이팅!

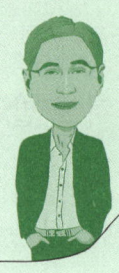

박동창의 한마디

　우울감은 자기 자신에 대한 불만, 주변으로부터 인정을 못 받는다는 생각, 다른 사람들과의 비교를 통한 상대적 부족감이나 상실감 등에서 비롯되는 콤플렉스, SNS상 악플 등으로 초래되는 스트레스로부터 비롯됩니다.

　스트레스가 커지면, 코르티솔 분비가 더 많아지거나 불안정해짐과 동시에 '불안과 초조상태가 이어지고 체중의 증가와 함께 만성피로, 만성두통, 불면증 등의 증상'으로 이어지게 됩니다. 그러므로 우울증을 해결하려면 코르티솔 분비를 정상화하고, 그 과다 분비를 막아야 합니다.

　지난 2004년 10월 미국 대체의학지에 발표된 모리스 갈리와 데일 테플리츠의 〈코르티솔과 주관적 숙면, 통증, 스트레스 수준으로 측정한 수면시 인체접지의 생물학적 효과〉라는 연구논문을 살펴보면, 스트레스를 받지 않는 개인의 경우, 정상적인 코르티솔 분비는 예측 가능한 모양을 띠는바, 통상 자정 즈음에서 제일 적게 분비되고, 아침 8시경 최고 수준의 분비를 보이며, 접지 전 피실험자 12명의 코르티솔 분비 모양은 들쭉날쭉한 여러 다양한 모양을 띠고 있는 반면, 8주간 접지 후의 코르티솔 분비 정도의 그래프를 보면 코르티솔 수준이 괄목할 만할 정도로 모든 피실험자들이 거의 동일하게 안정화되었음을 보여주었다고 발표하였습니다.

땅을 접지하는 숲길 맨발걷기의 매력과 감동은 그렇게 경이롭습니다. 마치 연극에서의 1막이 2막으로 바뀌면서 연극의 장면이 관객의 허를 찌르며 완벽하게 반대의 방향으로 바뀌듯, 부정에서 긍정으로, 원망에서 감사로, 불행에서 행복의 모드로 맨발로 걷는 우리 모두의 의식을 순간적으로 리셋해 주는 것입니다. 그것은 '두뇌의 리셋 버튼이 눌려 불안, 우울, 분노 같은 부정적 감정이 온데간데없이 사라지는 현상'과 그 맥을 같이 합니다.

바로 우리가 매일 맨발로 숲길을 걸어야 할 이유입니다. 우울증으로 고통받는 사람들의 경우에는 끝없이 약물에 의존, 중독되게 만드는 향정신성 약물을 처방받을 것이 아니라, 일체 무해한 천연의 심신안정제인 숲길 맨발걷기를 처방받아야 합니다.

맨발로 걸으면 사막에서의 오아시스 샘물처럼 청량한 행복감이 차오르며 심신이 평온하게 안정되어 우울감은 어느새 눈 녹듯 사라지고 기쁨과 행복감으로 충만한 삶을 살 수 있게 되기 때문입니다.

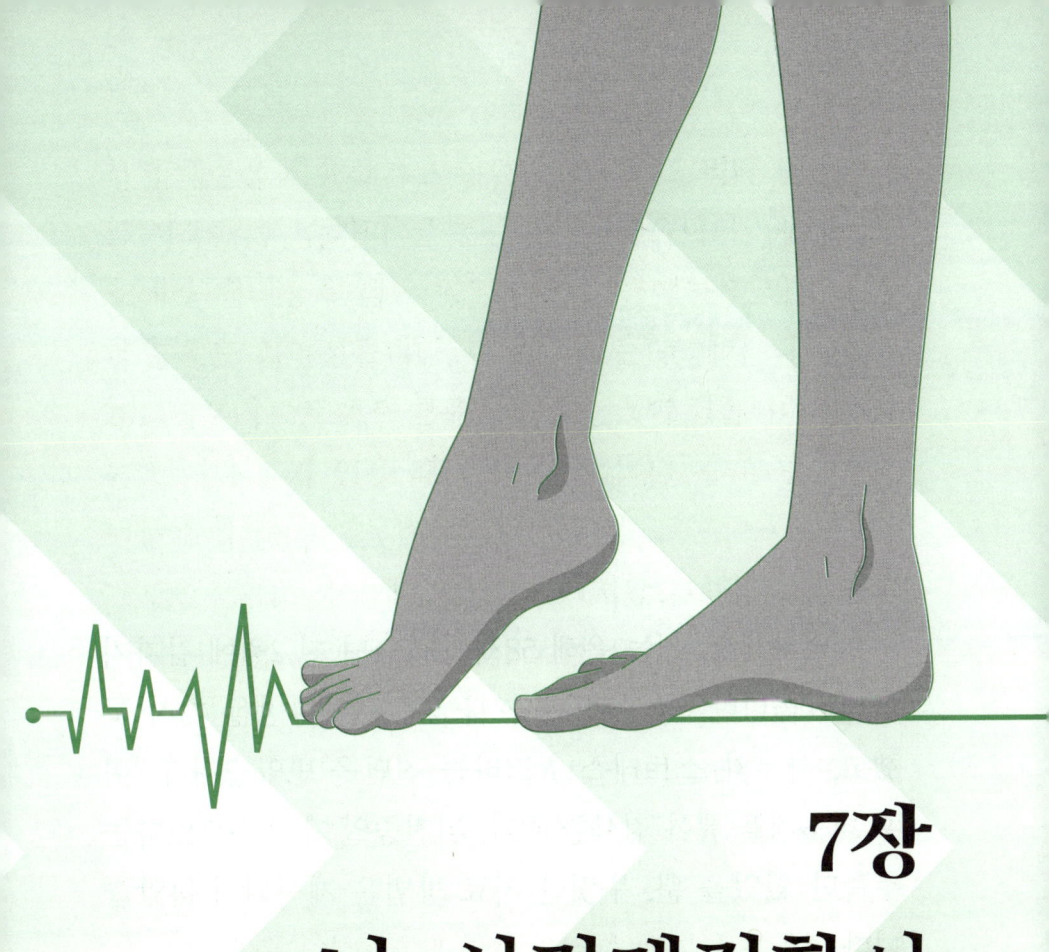

7장

뇌·신경계 질환이 나왔습니다

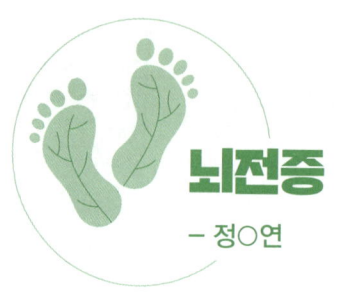

뇌전증
― 정○연

안녕하세요, 저는 올해 58세이고, 4년 전 2월에 갑자기 쓰러졌습니다. 당시 병원에서는 정확한 병명을 찾지 못했고, 과로와 스트레스 쇼크라는 진단을 받았습니다. 이후 척수액을 뽑아 검사한 결과, 뇌전증일 가능성이 있다는 추측만 있었을 뿐, 뚜렷한 치료 방법은 제시되지 않았습니다.

제 증상은 매우 특이했습니다. 정신을 놓고 멍하니 아무 곳이나 걸어가다가 위험한 상황에 처하곤 했습니다. 어느 날은 찻길로 걸어가다가 어떤 분이 저를 붙잡아 응급실로 데려다 준 적도 있습니다. 병원에 입원하게 된 후 4년 동안 현대의학으로는 제 증상을 해결할 수 없다는 결론에 이르렀습니다. 오빠가 저를 데리고 다니며 좋다는 음식과 약은 다 먹어봤지만, 하루에 한두 번씩 정신을 잃고 쓰러지는 상황은 계속됐습니다.

그러던 중 우연히 맨발로 걷는 게 좋다는 이야기를 듣게 되었고, 대체의학을 30년 넘게 공부해온 저로서는 이 방법이 일리가 있다는 생각이 들었습니다. 그래서 맨발걷기를 시작했습니다. 그리고 정말 놀라운 변화가 일어나기 시작했습니다.

맨발로 걷기 시작한 지 3개월 만에 기억력이 약 50% 정도 회복되었습니다. 예전에는 들은 것을 금방 잊어버렸지만, 이제는 사람을 만나면 그 사람에 대한 정보가 떠오릅니다. 점심시간마다 선정릉을 맨발로 걷고, 저녁에는 동네 고등학교 운동장을 맨발로 걷습니다. 맨발걷기의 중요성을 누구보다도 잘 이해하게 되었습니다.

예전에는 집에도 혼자 찾아가지 못하고, 항상 오빠가 데려다 주어야 했습니다. 엘리베이터도 무서워서 못 탔고, 혼자 있으면 불안했습니다. 그러나 이제는 엘리베이터도 탈 수 있고, 집에도 혼자 들어갈 수 있게 되었습니다. 3년 전에는 기억력이 거의 제로였고, 아기처럼 아무것도 할 수 없었습니다. 그런데 지금은 기억이 살아나고 있습니다.

육체적으로도 많이 회복되었습니다. 예전에는 변이 물처럼 나와서 장기가 다 망가졌다고 생각했지만, 이제는 정상적인 변을 보고 있습니다. 현대의학으로는 설명할 수 없는 치유가 일어난 것입니다.

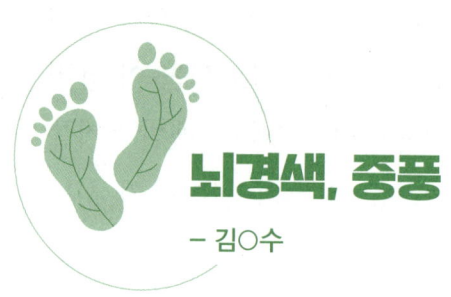

뇌경색, 중풍
– 김○수

안녕하세요, 저는 현재 68세이며, 맨발걷기로 건강을 되찾은 경험을 여러분과 나누고자 합니다. 2015년에 갑작스러운 뇌경색으로 인해 병원에 입원하게 되었습니다. 그때부터 한쪽 팔과 다리가 마비되어 말을 제대로 할 수 없었고, 입은 비틀어졌으며 걷는 것도 보행보조기가 없으면 불가능했습니다. 병원에서 10개월 동안 재활치료를 받았지만 더 이상의 호전이 없자 퇴원을 권유받았습니다.

퇴원 후에는 약물 복용으로 시간을 보내던 중, 박동창 회장님의 책을 읽고 맨발걷기를 시도하게 되었습니다. 처음에는 겨울철이라 제대로 실천하지 못했지만, 2020년 초 맨발 단톡방에 가입하면서부터 다른 회원들의 자극을 받아 본격적으로 맨발로 걷기 시작했습니다. 그러던 어느 날, 신호등이 깜빡이는 순간 무의식적으로 뛰어 건너게 되었고, 그 기쁨을 부인에게 전화로 전했습니다. 그 후로는 보조기구 없이도 걷게 되었고, 지금은 마라톤도 뛸 수 있을 정도로 회복되었습니다.

맨발걷기를 시작한 후로 저는 많은 변화를 경험했습니다. 매일 밤 꿀잠을 자게 되었고, 심각했던 발톱무좀도 깨끗이 사라졌습니다. 전립선염으로 인해 소변이 제대로 나오지 않아 약물을 복용하였으나, 부작용이 심해 약물을 끊고 맨발로 열심히 걸으니 소변줄기가 강력해졌습니다. 혈압도 안정되어 120에 80의 정상 범위를 유지하고 있으며, 이는 40년 동안 고혈압 약을 복용하던 저에게는 큰 기쁨이 있습니다.

또한 잇몸이 약해 사과도 씹기 어려웠던 제가, 이제는 잇몸이 강해져 날밤도 씹을 수 있게 되었습니다. 이는 맨발걷기로 인해 혈액순환이 좋아져 몸 전체가 건강해졌기 때문이라고 생각합니다. 지금은 어느 누구도 제가 중풍환자였다고 생각하지 못할 만큼 회복되었습니다.

이 모든 기적을 가능하게 해준 맨발걷기와 이를 알려주신 회장님께 깊이 감사드립니다. 저는 앞으로도 맨발걷기를 통해 건강한 삶을 이어나갈 것입니다. 감사합니다.

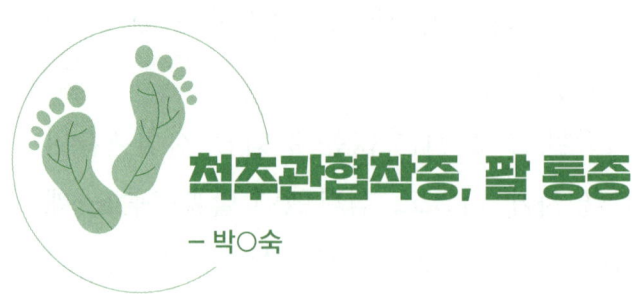

척추관협착증, 팔 통증
– 박○숙

　안녕하세요, 저는 목사로 농아 어린이들을 돌보고 있으며, 그들과 함께 최초로 수화 음악회를 열었습니다. 척추관협착증으로 고통을 겪었지만, 맨발로 걷기 시작한 후로 그 통증이 완전히 사라졌습니다. 현재는 매우 행복하고 은혜로운 삶을 살고 있습니다.

　6개월 전부터 남한산성에 한 달에 한두 번씩 갔고, 대모산에서도 한 달에 한두 번씩 맨발로 걸었습니다. 평소에는 교회 일 때문에 매일 걷지는 못했지만, 일주일에 한 번, 보름에 한 번씩 걸었을 뿐인데도 허리 통증이 나아지는 효과를 느낄 수 있었습니다. 한 번 걸을 때 보통 한 시간 반에서 두 시간 정도 걸었습니다.

　특히 산에서 맨발로 걷기만 하면 허리 통증이 없어지는 것을 느꼈습니다. 이는 굉장히 특별한 경험으로, 저는 하나님의 은혜로 빠르게 치유된다고 믿습니다. 저는 박 회장님의 유튜브를 자주 보고 많이 공유하고 있습니다.

맨발걷기를 시작하면서 팔 통증도 사라졌습니다. 일주일에 세 번 방송에서 수화 통역 기도를 하는데, 팔이 너무 아파서 그만둘 생각까지 했습니다. 코로나 때문에 아이들이 학교에 못 가는 상황에서 더 힘들었지만, 맨발걷기를 시작하면서 통증이 모두 사라졌습니다. 지금은 수화 통역을 매일 해도 전혀 겁나지 않고 아주 좋습니다.

지난 팬데믹 기간 중 백석대학교 45주년 기념 예배에서 3시간 동안 수화 통역을 했던 경험이 있습니다. 그 주에는 월요일에도 2박 3일 일정이 있었고, 목요일에도 방송을 했으며, 금요일에는 25년 만에 처음으로 수화 통역을 부탁받은 농아 목사님이 계셔서 통역을 했습니다. 토요일 행사 날, 같이 교대로 할 자매가 갑자기 코로나에 걸렸습니다. 사람을 구하려고 했지만 모두 바빠서 할 수 없다고 했습니다. 잠깐의 시간이라도 맨발로 걸으면 땅의 기운이 올라와 힘이 생긴다는 박 회장님의 말씀을 기억하고, 올림픽공원에서 10분간 맨발로 걸으면서 급속 충전을 했습니다. 모두 걱정했지만 저는 혼자서도 즐겁게 잘 해낼 수 있었습니다. 호주에서는 25분 이상 연속해서 수화 통역을 할 수 없도록 법으로 규정되어 있을 만큼 힘든 일입니다. 그러나 저는 맨발걷기로 그 모든 어려움을 극복할 수 있었습니다. 저의 이러한 경험들이 많은 분들에게 희망과 용기를 주기를 바랍니다.

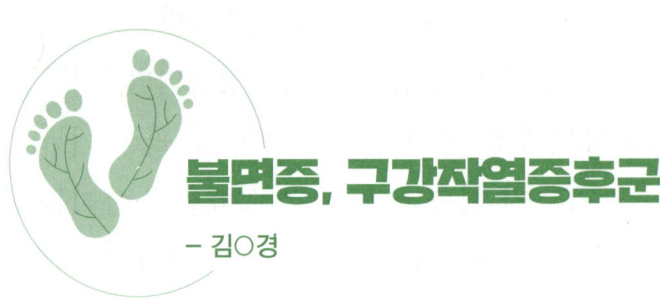

불면증, 구강작열증후군
– 김O경

저는 61세이며 광주 삼각산 지회장으로 활동하고 있습니다. 학교에서 심리상담사로 일하며 명상, 단전호흡, 뇌호흡, 헬스 등 다양한 건강 방법을 배우고 학생들에게 가르쳤습니다. 그런 저에게도 갱년기가 찾아왔고, 그로 인해 지독한 불면증, 구강작열감증후군, 척추관협착증, 목디스크 등을 겪게 되었습니다. 하지만 저는 오로지 맨발걷기로 이러한 문제들을 치유하게 되었습니다.

갱년기가 오면서 불면증이 찾아왔습니다. 잠을 전혀 못 자게 되어 여러 방법을 시도해보았지만 효과가 없었습니다. 결국 신경정신과에서 수면제를 처방받아 먹었고, 그로 인해 살이 급격히 빠지기도 했습니다. 어느 날 학교 운동장을 걷다가 너무 더워서 신발을 벗고 맨발로 걸었는데, 손과 발에서 열이 빠져나가며 시원함을 느꼈습니다. 그렇게 몇 주간 맨발로 걸은 후 잠이 잘 오기 시작했고, 수면제를 끊게 되었습니다.

또 다른 문제로는 혀가 갈라지고 염증이 생겨 고통스러웠습니다. 여러 병원을 다니며 처방받은 약을 사용해봤지만 효과가 없었습니다. 결국 서울의 병원에서 구강작열감 증후군이라는 진단을 받았습니다. 암이 아니었기에 안심하며 맨발걷기를 지속했더니 혀의 상태도 점차 좋아졌습니다.

척추관협착증과 목 디스크로 인해 걷기도 힘들고 혼자 일어나기도 어려운 상황이었지만, 맨발걷기로 이를 극복할 수 있다는 확신이 있었습니다. 병원에서는 1년간 운동을 하지 말라고 했지만, 저는 삼각산에서 맨발걷기만 했습니다. 그 결과 1년 후에는 척추와 목 상태가 깨끗이 나아졌습니다.

맨발걷기를 통해 건강을 되찾으면서, 저는 삼각산에서 동호회 형식으로 맨발걷기를 시작했습니다. 현재는 90여 명이 함께 운동을 하고 있습니다. 저는 주 2회 토요일과 일요일에 정기적으로 뒷산에서 두 시간 맨발걷기를 했습니다. 그 과정에서 썼던 일기들을 모아 『겨우 예순, 맨발로 만납시다』라는 에세이 책도 출간했습니다.

이제는 맨발걷기로 건강을 유지하며, 앞으로도 어디가 아프더라도 맨발걷기로 치유할 수 있다는 확신을 가지고 있습니다. 여러분들도 함께할 수 있어서 너무 감사합니다.

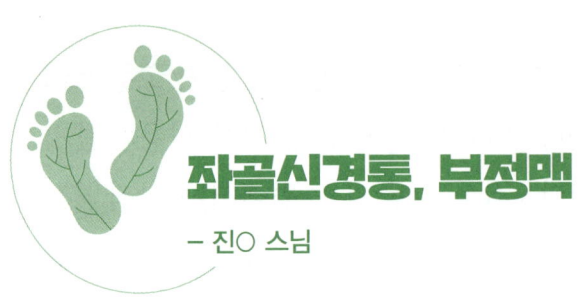

좌골신경통, 부정맥
– 진○ 스님

안녕하세요, 저는 위례대원사 주지입니다. 올해 70세인 저는 위례대원사라는 신축 사찰에서 주지로 활동하고 있습니다. 저희 절은 위례 신도시에 위치해 있으며, 약수가 나오는 절로 유명합니다. 약 3개월 전부터 절을 찾는 분들이 늘어나며 약수로 발을 씻는 분들이 많아졌습니다. 그 연유를 물어보니 숙면에 도움이 되고, 심지어 암도 치유되었다는 이야기를 들었습니다. 이러한 이야기들을 듣고 저도 맨발걷기를 시작하게 되었습니다.

맨발걷기를 시작한 지 3개월이 지난 지금, 저는 건강상 큰 변화를 체험했습니다. 원래 부정맥으로 고생하던 저는 맥박이 낮아져 천도재가 있을 때는 맥박이 48까지 떨어지곤 했습니다. 그러나 황톳길에서 맨발걷기를 시작한 이후 맥박이 65로 좋아졌습니다. 또한, 매일 새벽 4시에 일어나 예불을 드리는 것도 피곤하지 않게 되었습니다.

또한, 좌골신경통도 사라졌습니다. 1년에 두 번 엉덩방아를 찧어 생긴 좌골신경통이 맨발걷기 후 슬그머니 없어졌습니다. 그리고 고지혈증 약을 5~6년, 고혈압약을 1년 동안 복용해왔는데, 맨발걷기 후 혈압이 100에서 70으로 떨어졌습니다. 당뇨 경고를 받아 혈당을 관리해야 했던 저는 맨발걷기 전 식후 2시간 혈당이 160~170이었는데, 이제는 98~110으로 정상 수치로 돌아왔습니다.

맨발걷기를 통해 몸이 가벼워지고 피곤함이 사라지는 것을 느끼며, 이제는 신도들과 함께 매주 토요일 맨발명상 수행을 하고 있습니다. 저는 맨발걷기의 효능을 몸소 체험한 후 진정한 맨발 전도사가 되었습니다. 저희 절 뒤에는 성남 누비길이 삼성역까지 이어지는 아름다운 코스가 있습니다. 그곳에서 아침 일찍 맨발로 걷다 보면 많은 주민들과 이웃이 되어 소통할 수 있어 매우 좋습니다.

회장님께서는 맨발걷기가 혈액을 맑게 하고 혈류 속도를 빠르게 하여 혈전을 없애는 효과가 있다고 말씀하셨습니다. 따라서 고지혈증 약과 혈압약을 복용하면 혈액이 지나치게 묽어질 수 있으니 의사와 상의하여 약을 줄이거나 끊어야 한다고 조언해주셨습니다. 이 조언을 받아들여 1년 이내에 고혈압약과 고지혈증 약을 끊을 것입니다.

이렇게 맨발걷기를 통해 건강을 회복하며 성불로 나아가는 저의 경험을 공유하게 되어 기쁩니다. 감사합니다.

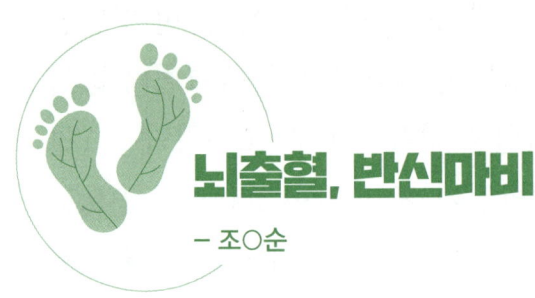

뇌출혈, 반신마비
– 조○순

저는 67세에 뇌출혈로 인해 왼쪽 반신이 마비되는 어려움을 겪었습니다. 5개월간 병원에서 치료를 받았지만 큰 진전이 없었고, 저는 점점 좌절감에 빠져갔습니다. 그러던 어느 날 남편 손을 잡고 절뚝거리며 산책을 나갔다가 박동창 회장님을 만나 맨발걷기에 대해 알게 되었고, 그것이 제 인생을 바꾸는 계기가 되었습니다.

맨발로 걷기 시작한 지 약 1주일 만에 몸이 조금씩 가벼워지기 시작했습니다. 2주가 지나자 왼쪽 뺨에 감각이 돌아오며 마비가 풀리기 시작했고, 이후 3주차에는 목까지, 4주차에는 팔까지 마비가 풀리면서 점차 움직임이 자유로워졌습니다. 처음에는 허공을 딛는 것 같은 느낌이었지만, 점차 땅을 힘 있게 딛을 수 있게 되었고, 땅을 쾅쾅 차며 기쁨의 눈물을 흘렸던 기억이 납니다. 맨발걷기를 시작한 지 두 달이 되자, 마비는 거의 다 풀렸다고 느낄 수 있었습니다. 왼뺨과 목, 팔, 그리고 발까지 거의 정상으로 돌아왔습니다. 특히 다리에 힘이 생기면서 걸음걸이도 점점 자연스러워졌고, 매일 걷는 것이 기쁨이 되었습니다. 이전에는 그냥 달려있는 것 같이 느껴졌던 제 다리가 진짜 다리 같이 느껴지면서, 매일매일 좋아지는 것을 느꼈습니다. 7개월이 되었을 때, 저는 계단을 혼자 오르내릴 수 있을 정도로 회복되었습니다. 처음 계단을 오를 때의 기쁨은 말로 다 표현할 수 없을 정도였습니다. 그전에는 힘이 없고 기운도 없었지만, 맨발걷기를 하면서 몸의 상태가 나날이 좋아졌습니다. 계단을 오르내릴 수 있게 되면서 자신감이 생겼고, 기분도 좋아지며 머리도 맑아졌습니다.

　11개월이 지난 후, 주치의를 찾았을 때, 의사 선생님은 저의 치유 과정을 보며 놀라움을 감추지 못했습니다. "수십 년 환자 치료 역사상 최고의 치유 사례"라며, 자세도 바로 잡히고, 얼굴도 더 젊어졌다고 칭찬을 아끼지 않으셨습니다. 혈압도 정상으로 돌아오고, 혈당도 좋아졌습니다. 몸무게는 76kg에서 61kg으로 줄어들면서 전신의 기능이 정상화되었습니다.

　만약 제가 맨발걷기를 하지 않았다면, 지금도 병원에 있거나 여러 곳을 돌아다니며 치료를 받았을 것입니다. 하지만, 맨발걷기를 통해 제2의 인생을 살고 있는 지금, 저는 감사할 따름입니다.

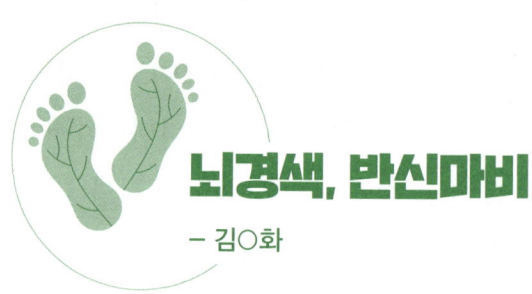

뇌경색, 반신마비
– 김○화

안녕하세요, 저는 광주 서구에 사는 남자입니다. 제가 겪었던 치유 사례를 여러분께 나누고자 합니다.

3년 전, 저는 심근경색으로 인해 스텐트 두 개를 심었습니다. 그다음 해에는 뇌경색으로 인해 반신마비가 되어 휠체어를 타게 되었습니다. 상황은 여기서 끝나지 않았습니다. 교통사고로 허리까지 골절되는 재앙이 닥쳤습니다. 병원 생활을 하는 동안, 전남대학교 병원 원장님께서는 평생 혈압약과 당뇨약을 친구처럼 지내야 한다고 하셨고, 상무지구 청연재활병원 원장님께서는 앞으로 3년 더 병원에 있어야 하니 열심히 치료해보자고 하셨습니다.

그러던 중, 친구가 박 회장님의 책을 보고 저에게 정말 살고 싶으면 병원에 있지 말고 맨발로 걸어보라고 권유했습니다. 제가 5개월 동안 하루도 빠짐없이 맨발로 걸어서 좋아지지 않으면 병원비를 다 지불하겠다고 했습니다. 또한, 같은 교회에 다니는 광주 맨발걷기 이승래 지회장님께서 맨발걷기의 지압 효과와 어싱 효과가 어마어마한 기적을 만들어낸다며 한번 해보라고 권했습니다.

저는 두 사람의 이야기를 듣고 실천에 옮겼습니다. 비가 오나 눈이 오나 매일 아침마다 걷는 것이 힘들었지만, 발을 땅에 대고 걷다 보니 다리에 점점 힘이 생기고 근육도 많이 형성되었습니다. 지금은 정말 많이 좋아졌습니다. 이 모든 것이 맨발걷기를 믿고 따라한 결과입니다.

맨발로 걸은 지 7개월째에는 거의 완벽하게 회복되었습니다. 재활병원 원장님께서는 3년 더 있어야 한다고 했지만, 맨발로 걸은 지 6개월 만에 강제 퇴원당했습니다. 저는 혈압약을 끊게 되었고, 알레르기 비염도 좋아졌으며, 무좀도 나았습니다. 혈당 수치는 이제 95에서 110 정도로 안정되었고, 혈압은 110에 80입니다. 휠체어는 4개월 동안 탔었지만, 지금은 완전히 회복되어 벗어났습니다.

하루에 두 번, 광주 시민공원의 맨발 황토밭에서 아침에 30~40분씩, 오후에 또 30~40분씩 걸었습니다. 그렇게 6개월 동안 꾸준히 걷다 보니 건강이 놀랍도록 회복되었습니다. 이 모든 것이 맨발걷기의 덕분입니다.

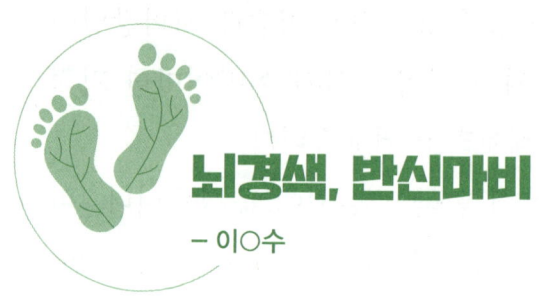

뇌경색, 반신마비
– 이○수

 안녕하세요, 저는 전주 동산동에 살고 있는 59세 남자입니다. 저는 2022년 8월에 뇌경색으로 인한 편마비를 겪었습니다.

 그날 아침, 갑자기 오른쪽 팔다리에 힘이 빠지고 저리며 마비 증세가 왔습니다. 급히 동네 병원에 갔지만 큰 병원으로 가라는 권유를 받아 전북대병원에 가게 되었습니다. 도착하자마자 오른쪽 얼굴과 팔다리의 마비 증세가 심해지고 발음이 어눌해지며, 뇌경색 진단을 받았습니다. 마비가 심할 때는 한 발자국도 내딜 수 없었고, 숟가락조차 들 힘이 없었습니다.

 다행히 골든타임에 병원에 가 약물치료(혈전 용해제)를 받게 되었고, 상태가 호전되었습니다. 퇴원하면서 담당의사가 재활치료를 잘하라는 권유가 있었습니다. 재활치료는 큰 돈이 들어야 해서 막막했는데, 때마침 김영심 지회장님과 전화 통화하면서 저의 상황을 말씀드리니 응원해 주시며 전주에 계시는 주정오 지부장님을 연결시켜 주셨습니다. 이후 주정오 지부장님의 자상한 배려와 안내로 맨발걷기를 본격적으로 하기로 했습니다.

처음에는 맨발걷기로 나아질 것이라는 확신이 없었습니다. 그러나 용기를 내서 건지산에서 오전 10시에 출근해서 오후 6시에 퇴근하기로 결심했습니다. 하루하루 걷다 보니 마치 개미가 걷는 만큼 좋아지는 것을 느끼게 되었습니다. 2개월 동안 맨발걷기를 하니 질질 땅을 끌던 걸음걸이가 정상인과 비슷하게 걷는 기적이 일어났습니다. 그 이후, 저는 건지산에서 맨발의 희망을 전하는 맨발전도사가 되었습니다.

여러분, 혹시 아프고 희망이 없고 소망이 없고 앞이 캄캄하고 눈물을 흘리는 분이 계시다면, 이 맨발걷기가 그 답일 것입니다. 희망일 것입니다. 꼭 하시기 바랍니다. 이상입니다.

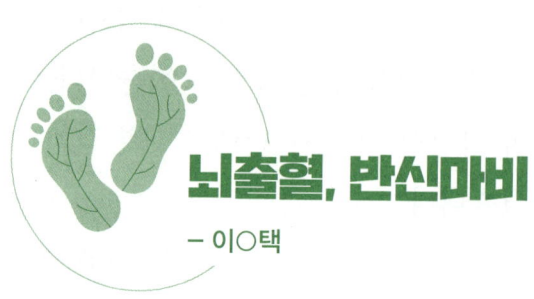

뇌출혈, 반신마비
― 이○택

저는 양재동에서 왔습니다. 저는 산악인으로 활동하다가 2020년 3월 말에 뇌출혈로 쓰러졌습니다. 1년간 재활병원에서 치료를 받았지만, 상태는 좀처럼 나아지지 않았습니다. 그래서 작년 1월에 병원을 퇴원하고 스스로 걸어보겠다는 결심을 했습니다.

제가 아프기 전에는 산을 자주 다녔습니다. 한 번은 설악산에서 19시간 동안 등산을 했는데, 등산화를 신어 발에 피로가 많이 왔던 기억이 납니다. 하지만 지금은 산길로 2만 보를 걸어도 끄떡없습니다. 맨발로 걷기 시작하면서 몸으로 느끼는 차이가 분명히 있었습니다. 맨발로 걷기 시작한 것은 올해 4월부터입니다. 어떤 지인의 권유로 시작하게 되었는데, 하루 걸어보니 괜찮더라고요.

처음 맨발로 대모산을 올랐을 때는 정말 힘들었습니다. 하지만 그때부터 평지를 많이 걸으면서 다리 힘을 붙이기 시작했습니다. 일주일 전부터는 산길을 많이 다니기 시작했는데, 회장님의 조언대로 산길을 걸으니 더 좋아지는 것을 느낄 수 있었습니다. 그래서 계속 산에 오고 싶은 마음이 들었고, 청계산 옥녀봉도 맨발로 다녀왔습니다.

지금은 무릎과 고관절에 힘이 많이 붙었고, 몸이 피로를 전혀 느끼지 않습니다. 처음 대모산에 왔을 때는 오르기도 힘들었지만, 이제는 산 정상에서도 자유롭게 움직일 수 있습니다. 이것이 바로 맨발걷기의 혈액 희석 효과 덕분이라고 생각합니다. 각 세포는 물론 신경세포까지 영양분이 고루 공급되어 마비되어있던 조직이 살아나고 있습니다.

지금은 하루하루 계속 산을 타고 싶은 마음이 들고, 힘이 붙는 것을 느끼고 있습니다. 걸을 때는 별 문제가 없지만, 팔은 아직 조금 더 시간이 필요합니다. 하지만 앞으로도 꾸준히 맨발로 걷기를 이어가면서 더 나아질 것이라 믿습니다.

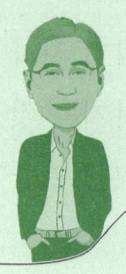
박동창의 한마디

신경계질환은 뇌, 척수, 신경에 문제가 생긴 병입니다.

신경계질환의 대표적 질병인 뇌졸중은 뇌로의 혈액 공급이 중단되는 질병입니다. 뇌졸중은 혈전에 의해 혈관이 막히거나 혈관이 파열되어 혈액이 뇌로 새어나올 때 발생하는데 뇌가 충분한 산소와 혈액을 얻지 못하면, 뇌세포가 죽어 영구적인 손상을 입을 수 있습니다.

우리의 혈액이 원활히 공급되는 것은 무엇보다 중요합니다.

미국의 공학물리학자 가에탕 쉬발리에 박사, 심장의학자 스티븐 시나트라 박사 등은 건강한 사람 10명을 선정하고 접지 전과 2시간 동안 접지 후 그들의 혈액을 채취, 분석한 결과를 발표하였습니다.

피실험자 10명의 혈액검사 결과 2시간 접지 후에 적혈구의 표면 전하, 즉 제타전위입자 사이의 반발력, 즉 밀어내는 힘의 크기를 나타내는 단위가 평균 2.7배가 올라갔다는 사실이 밝혀졌습니다. 개인마다 결과이 차이가 있었지만 10명 모두 적혈구의 제타전위가 평균 2.7배 올라가 세포 간의 밀어내는 힘이 그만큼 올라갔고, 동시에 혈액의 점성과 점도가 같은 비율로 묽어졌다는 것이 증명되었습니다. 혈액이 그만큼 묽어졌기 때문에 혈액이 엉겨 붙는 엉김현상이 해소되면서 혈류의 속도가 평균 2.68배 빨라졌다는 결과도 발표되었습니다.

실험을 통해, 우리가 맨발로 2시간 동안 숲길을 걸으면 우리의 혈액은 그만큼 점성이 묽어지고 혈류 속도가 빨라져 혈액이 깨끗해진다는 이론적인 근거를 밝혀준 것입니다.

맨발걷기는 몸에 무리가 되는 것도 아니고, 비용이 드는 것도 아니고, 부작용도 없으며, 누구나 쉽게 할 수 있는 자연건강 치료법입니다. 시간과 흙만 있으면 그리고 내가 의지만 있으면 얼마든지 할 수 있습니다. 땅이 주는 생명과 치유의 선물을 마음껏 누리십시오.

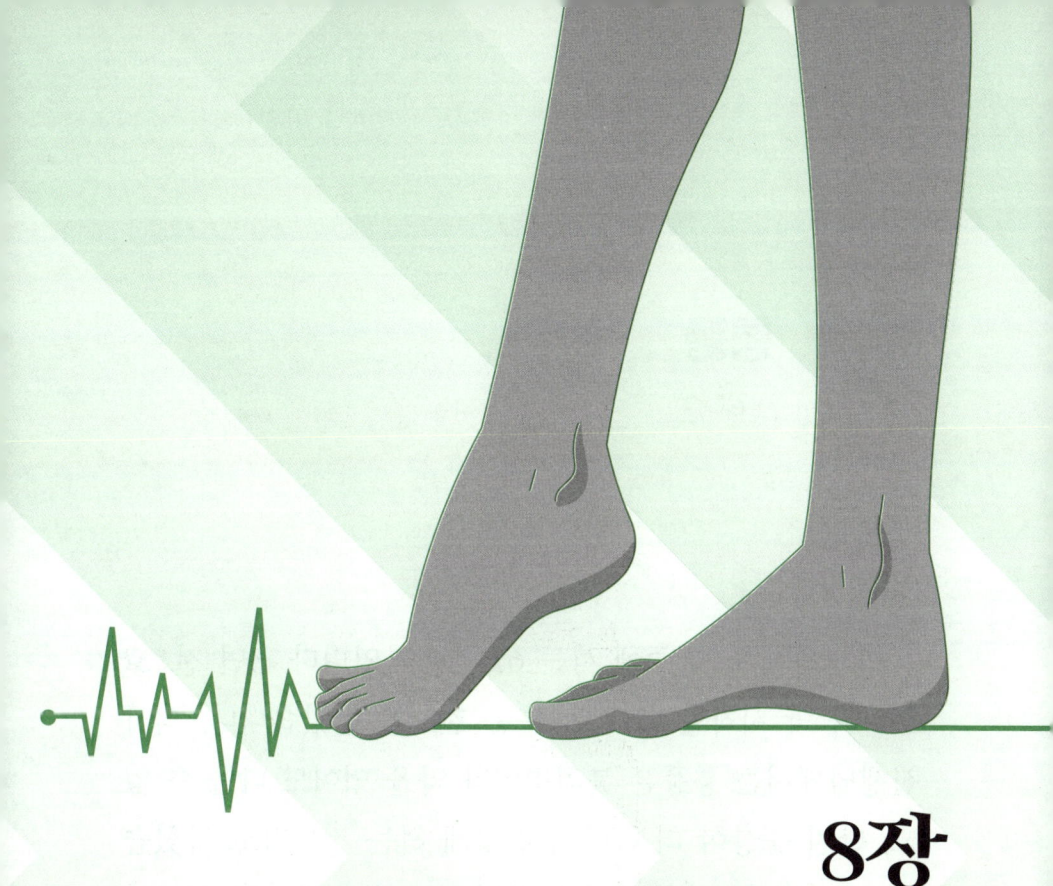

8장
통증, 불면증이 나았습니다

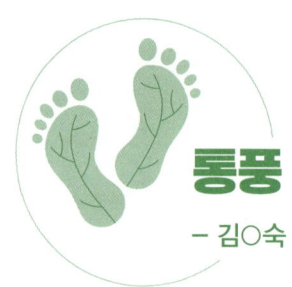

통풍
- 김○숙

    안녕하세요, 전주에 사는 67세 여자입니다. 3년 전, 코로나가 막 시작할 때 저는 통풍 진단을 받았습니다. 의사 선생님께서는 통풍은 불치병이라 약을 먹어도 나을 수 없고, 단지 증상이 더 나빠지지 않게 하는 정도라고 하셨습니다. 그래서 4개월 동안 처방된 약을 복용했지만, 치료가 되지 않는다는 사실에 결국 약을 끊고 운동장에서 걷기를 시작했습니다. 물론 신발을 신고 걸었습니다.

    약을 끊은 이유는 다른 곳에 안 좋은 영향을 미칠까 걱정되었기 때문입니다. 대신 통풍에 좋다는 족욕을 집에서 시작했습니다. 하지만 뜨거운 물로 하다 보니 발이 검게 변했습니다. 그러던 중 작년 7월, 지인을 만나게 되었습니다. 오랜만에 본 지인은 얼굴이 밝고 건강해 보여서 비결을 물어보았더니 맨발걷기를 한다고 했습니다. 그 순간 맨발걷기를 해야겠다고 결심했지만, 일주일 동안 망설였습니다. 그러다 남편에게 부탁해 처음으로 완산구청 뒤 맨발길에 가서 걷기 시작했습니다.

첫 발을 내딛는 순간부터 너무 재미있고 나를 위한 것 같아 1시간 이상씩 열심히 걸었습니다. 일주일 후에는 전 주지회장님과 함께 걷게 되었는데, 지회장님께서 맨발걷기가 만병통치약이라고 말씀하시며, 가까운 학교 운동장에서 걸어보라고 권유하셨습니다. 그래서 초등학교에서 밤마다 시간을 내서 한 시간 이상씩 걷기 시작했습니다.

걷다 보니 발가락 사이에 상처가 났고, 어느 날은 너무 아파서 쉬다가 다시 걷는데 상처 부위에서 맑은 물이 흘렀습니다. 다친 게 아니라 명현현상이었던 것입니다. 6개월 정도 맨발걷기를 지속하면서 혈액 검사를 하지 않았지만, 3월에 용기를 내어 검사를 받았습니다. 의사 선생님께서 통풍이 없어졌다고 하셔서 너무 기뻤습니다. 당뇨약도 안 먹을 수 있다고 하셨습니다. 당화혈색소가 6.5였는데 6.1로 떨어졌다는 것입니다. 맨발걷기를 열심히 하면 당뇨도 나아지고 혈압도 좋아지겠다는 생각이 들었습니다. 주변 사람들도 저를 축하해 주었습니다.

통풍은 불치병이라고 했지만, 저는 맨발걷기를 통해 치유되었습니다. 당뇨도, 혈압도 좋아졌습니다. 앞으로도 맨발걷기를 지속하며 건강을 유지할 것입니다. 감사합니다.

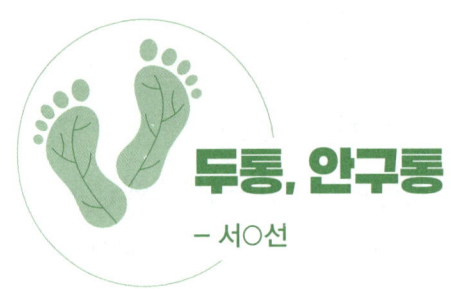

두통, 안구통
– 서○선

    안녕하세요, 저는 타고난 약골 체질입니다. 20년 전에 녹내장이 생겨 두통과 안구통이 심했는데, 의사에게 문의해도 별다른 처방이 없어 고통을 견뎌야 했습니다. 그럼에도 불구하고 저는 열심히 살려고 노력했지만, 매일 두통과 안구통으로 인해 유쾌하지 않았습니다. 게다가 시력도 점점 나빠져 걱정이 컸습니다.

    2019년 여름, 대모산에서 맨발걷기숲길힐링스쿨이라는 플래카드를 보고 맨발걷기를 시작하게 되었습니다. 처음에는 무리였는지 너무 피곤하고 아팠습니다. 몇 번의 시도 끝에 발진이 생기기도 했습니다. 다행히 베이킹 소다로 씻으면 독소가 빠져나온다고 하여 그렇게 한 뒤 다시 걷기 시작했습니다.

    걷기를 지속하며 점차 변화가 생기기 시작했습니다. 두통과 안구통이 사라졌고, 남편의 코 고는 소리 때문에

40년간 숙면을 못 취했던 제가 숙면을 하게 되었습니다. 또한, 유전적으로 높은 콜레스테롤 수치도 안정화되었습니다. 모친이 57세에 고혈압으로 중풍을 맞아 10년을 투병하시다가 돌아가셨기에 콜레스테롤 관리에 신경을 많이 썼습니다. 약을 먹어도 부작용이 심했는데, 맨발걷기를 통해 콜레스테롤 수치가 떨어지기 시작했습니다.

남해에서 한 달 살면서 매일 아침저녁으로 걷기를 하며 콜레스테롤 수치가 155까지 떨어졌습니다. 이는 제가 진단받아본 가장 낮은 수치였습니다. 이 경험을 통해 맨발걷기의 효과를 실감했고, 앞으로도 계속해야겠다고 다짐했습니다.

녹내장은 아직 차도가 없지만, 통증이 없어졌다는 것만으로도 큰 위안이 됩니다. 다른 한쪽 눈의 시력을 지키기 위해 앞으로도 열심히 노력할 것입니다. 이 모든 경험을 통해 건강을 되찾는 기적을 느꼈고, 앞으로도 계속 맨발걷기를 통해 건강을 유지해 나갈 것입니다.

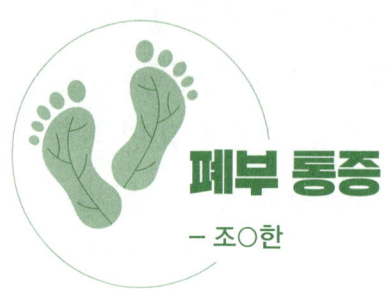

폐부 통증
- 조○한

　안녕하세요, 저는 동덕여대 뒷산 산꼭대기에 살고 있습니다. 저는 일이 바빠서 몸을 돌보지 못하고 과로한 상태에서 올해 1월 20일경 감기몸살 증상이 나타났습니다. 평소와 다르게 심해지면서 결국 코로나로 확진되었고, 119에 실려 병원에 입원하게 되었습니다. 8일 후 퇴원했지만 이후 두 달이 지나자 갑자기 몸이 안 좋아져 집에 드러누웠습니다.

　그때부터 앉았다 일어나기도 힘들었고, 심장과 폐 쪽에 칼로 찌르는 듯한 통증이 있었습니다. 밥을 먹지 않아도 배고픔이나 포만감을 느끼지 못했고, 의식도 제대로 돌지 않아 감정도 생기지 않았습니다. 그렇게 약 3개월을 폐인처럼 보냈고, 죽음의 직전까지 갔다온 듯한 엉망의 상태가 되었습니다.

　처음에는 감기몸살 증세에 기침과 염증이 있었고, 폐 쪽에 영향을 미쳤습니다. 그러다가 몸 상태가 급격히 나빠져 운전조차 힘들었고, 결국 양평보건소에서 코로나 검사를 받아 확진 판정을 받았습니다. 입원 후 퇴원하여 두 달 정도는 조금씩 회복되는 듯했지만, 갑자기 몸 상태가 악화되면서 집에 드러눕게 되었습니다.

이때부터 관절과 심장이 아프고, 폐도 칼로 찌르는 듯한 통증이 있었습니다. 의식도 혼미하고, 밥도 먹지 않고, 잠을 어떻게 자야 할지도 모르는 상태가 지속되었습니다. 이 기간 동안 유튜브를 보며 지냈지만, 감정도 없이 지냈습니다. 지인들과의 교류도 끊겼고, 거의 백일 동안 혼돈 속에서 지냈습니다.

그러던 중 지인의 전화로 대화를 하면서 조금씩 정신이 돌아오기 시작했습니다. 그 후 맨발걷기를 알게 되었고, 『맨발로 걸어라』 책을 통해 동기부여를 받았습니다. 처음에는 지팡이를 짚고 걸었지만, 점차 지팡이 없이 걸을 수 있게 되었습니다. 맨발걷기를 시작한 지 10회째 되던 날, 몸이 가벼워지고 머리가 맑아지는 놀라운 체험을 하게 되었습니다.

앞으로도 꾸준히 맨발걷기를 통해 코로나 후유증에서 완전히 벗어나길 기대하고 있습니다. 저는 지금도 하루하루 맨발걷기 기록을 남기며, 그 과정을 통해 큰 공부를 하고 있습니다.

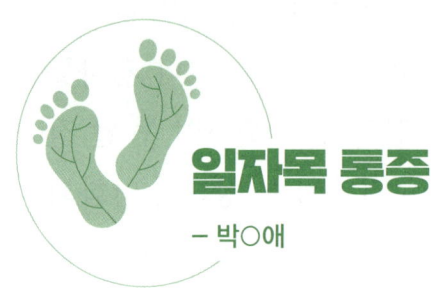

일자목 통증
― 박○애

안녕하세요, 저는 사당동에 살고 있는 55세의 평범한 주부입니다. 오랜 시간 컴퓨터 작업을 하다 보니 어느 날부터 목 뒷부분이 심하게 아프기 시작했습니다. 병원을 여러 곳 다녀보았지만 일자목이라는 진단만 받았을 뿐, 뚜렷한 해결책은 없었습니다. 그러다 동네에서 우연히 할머니들이 어린이 놀이터에서 맨발로 걷는 모습을 보고 저도 따라 해보기로 했습니다.

맨발로 걷기 시작한 첫날, 놀랍게도 걷는 순간에 통증이 사라졌습니다. 너무 신기하고 기분이 좋아 계속해서 맨발로 걷기 시작했죠. 그러던 중 한솔공원에서 열리는 대모산 모임 이야기를 듣고 찾아가게 되었습니다. 목 통증이 뼈의 문제라기보다는 신발을 신고 딱딱한 길을 걸으면서 생긴 충격이 근육을 경직시켜 생긴 것이라는 말씀을 들었습니다. 맨발로 걷는 것이 근육을 풀어주고 통증을 해소하는

데 도움이 된다는 설명도 들었습니다.

처음 맨발로 걷기 시작했을 때, 발바닥 아치의 압축과 이완이 스프링 작용을 하여 근골격계의 근육들이 말랑말랑해지며 통증이 사라지는 것을 느꼈습니다. 신발 볼에 갇혀 있던 발가락들이 맨발로 걸으면서 자연스럽게 벌어지고 몸의 자세가 바로잡히는 것도 느낄 수 있었습니다. 이러한 변화를 경험하며 일자목 통증으로부터 해방될 수 있다는 희망을 갖게 되었습니다.

병원에서는 의사들의 말에 의심이 생겨 믿기 어려웠지만, 맨발로 걷기를 하면서 조금씩 나아지는 것을 느꼈습니다. 직장 근처에 있는 모래길에서 맨발로 걸으며 할머니들과 함께 걷는 시간이 제게 큰 도움이 되었습니다. 맨발로 걸은 후 밤에 깊게 잠든 것도 신기한 경험이었습니다.

맨발로 걷는 것이 목 통증을 줄이는 데 정말 효과적이라는 것을 확신하게 되었고, 계속해서 실천하고 있습니다. 일자목으로 인한 통증이 완전히 사라지는 것은 시간이 걸리겠지만, 맨발로 걷기를 통해 건강을 되찾을 수 있다는 믿음이 생겼습니다.

이렇게 좋은 방법을 알려주신 박동창 회장님과 맨발걷기 모임에 감사드리며, 앞으로도 맨발로 걷기를 지속해서 제 몸을 돌보려고 합니다. 많은 분들이 이 문화를 알고 건강해지길 바랍니다. 감사합니다.

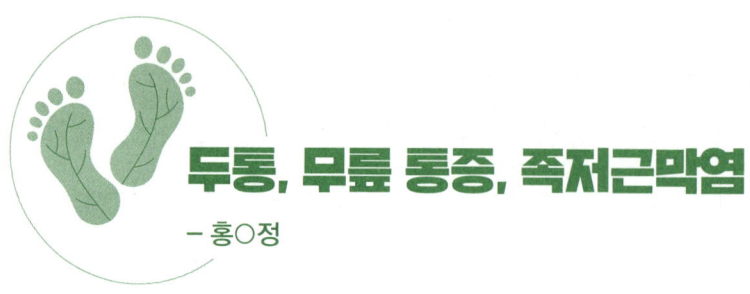

두통, 무릎 통증, 족저근막염
– 홍○정

　처음 맨발걷기에 대해 들었을 때는 정말 신기하고 생소했습니다. 소개해주신 분께 어떻게 시작할 수 있냐고 물었더니 인터넷을 통해 찾아보라고 하셨죠. 그래서 인터넷에 검색해보니 선생님께서 설명해주시는 유튜브 영상도 있어서 보았고 책도 있어서 하루 만에 다 읽었습니다. 내용이 정말 공감되는 부분이 많아서 5월 23일 토요일부터 바로 맨발걷기를 시작했습니다.
　제가 평소에 만성 두통이 아주 심했습니다. 삼성의료원에서 MRI까지 찍었는데도 이상이 없다고 했어요. 하지만 걷자마자 거짓말처럼 두통이 사라졌고, 지금까지 한 달 동안 두통이 없었습니다. 정말 놀라운 경험이었죠. 불면증도 심했는데, 맨발걷기를 하면서 이틀은 잘 자고 하루는 좀 못 자는 패턴으로 점점 좋아졌어요.
　또한, 족저근막염으로 발에 뭉친 부분이 있었는데, 처음

보다는 지금 삼분의 이 정도가 사라졌어요. 물론 아직 조금 남아있긴 하지만요. 무릎 연골 통증도 심해서 연골 주사도 맞았는데, 여기에 올 때는 조금 아팠지만, 요즘은 전혀 아프지 않습니다.

맨발걷기를 처음 시작했을 때는 돌부리에 발이 자꾸 부딪혀서 많이 아팠지만, 며칠 지나니 요령이 생겨서 돌부리도 피하게 되었어요. 그 후로는 혼자서도 열심히 걸었죠. 선생님의 실습 강의를 직접 듣고 싶어서 오늘 이 자리에 왔습니다. 실제로 강의를 들으니 훨씬 더 도움이 되네요.

박동창 회장님 책에서 읽은 내용과 강의하신 내용 모두 100% 공감합니다. 그래서 주변 사람들에게도 많이 추천해 봤지만, 잘 듣지 않더라고요. 저는 이 책을 보는 순간 '이거다!'라고 확신했어요. 그리고 실제로 해보니 정말 너무 좋았습니다. 맨발걷기가 저에게는 만병통치약 같아요.

만성 변비도 심했는데, 많이 좋아졌습니다. 두통, 변비, 불면증, 족저근막염까지 모두 개선되었어요. 특히 두통이 제일 먼저 사라졌고요. 앞으로도 계속 맨발걷기를 할 생각입니다. 감사합니다.

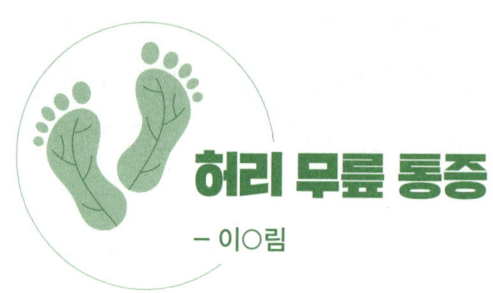

허리 무릎 통증
– 이○림

안녕하세요. 저는 서초지회 지회장을 맡고 있는 맨발 변호사입니다. 제 이야기를 들어보시고, 여러분도 건강한 삶을 위한 작은 변화에 동참해 보시길 바랍니다.

저는 한 달여 전부터 하루에 세 번씩 맨발걷기를 시작했습니다. 매일 아침 출근길에는 매봉역 강남 세브란스병원 위쪽에 있는 매봉산에서 한 시간 동안 맨발로 걷고, 점심시간에는 길마중 길이라고 불리는 코롱스프렉스 경부고속도로 옆 산책길을 왕복하며 한 시간에서 한 시간 반 정도 걷습니다. 그리고 퇴근길에는 다시 매봉산에서 한 시간 동안 맨발걷기를 하며 하루에 총 3시간 정도 걷고 있습니다.

맨발걷기를 시작한 지 32일째 되는 날, 저는 다양한 명현반응을 경험했습니다. 귀가 가렵고 귀에 염증이 생기기도 했고, 갑자기 허리가 아파지기도 했습니다. 등산과 마라톤을 해서 무릎이 안 좋았는데, 무릎 통증이 왔다 갔다

하며 지금은 많이 나아졌습니다.

가장 큰 변화는 제 혈압에서 나타났습니다. 원래는 혈압이 130~140 정도였는데, 유산소 운동을 해도 130에서 120 사이를 오가며 안정되지 않았습니다. 그런데 맨발걷기를 시작한 지 일주일 만에 혈압이 117 정도로 안정화되었습니다. 이제는 아예 더 내려가 혈압 걱정 없이 지낼 수 있게 되었습니다.

또한, 코로나 후유증으로 두통이 자주 발생하여 업무 효율이 떨어졌는데, 맨발걷기를 시작하고 3~4일 만에 두통이 사라지고, 아침에 머리가 맑아졌습니다. 맨발걷기를 하면서 하루에 두세 시간 정도 걸으면 피로가 전혀 느껴지지 않아 정말 신기했습니다. 이제는 맨발걷기가 평생 가져가야 할 보배라고 생각합니다.

저는 이제 건강을 약이나 병원에 의존하지 않고, 맨발걷기에 맡기기로 했습니다. 이로 인해 다른 일이나 취미, 사랑, 가족 등 모든 부분을 잘 해나갈 수 있으리라 확신합니다. 여러분도 저처럼 맨발걷기를 통해 건강을 되찾고, 행복한 삶을 누리시길 바랍니다. 감사합니다.

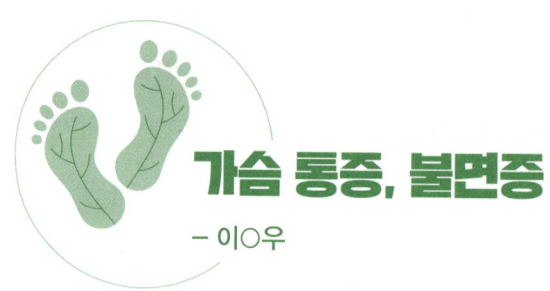

가슴 통증, 불면증
- 이○우

    안녕하세요, 저는 현재 44세로, 불과 몇 년 전만 해도 제 신체 상태가 54세 같다는 진단을 받았고, 오래 살기 힘들다는 얘기를 들었습니다. 33세 때 한의사로부터 몸 상태가 54세 정도이며 오래 못 살 것이라는 충격적인 진단을 받았어요. 그 이후로 몸이 점점 악화되어 최근에는 병원에서 더 이상 현대의학으로는 치료할 방법이 없다는 이야기를 들을 정도로 상태가 안 좋았습니다.

    저는 20대에 교통사고로 뇌출혈과 목 디스크, 허리 디스크, 무릎 부상을 입어 1년간 반신마비로 누워 있었습니다. 허리 수술은 두 번이나 받았고, 33살 때는 대상포진으로 한 달간 입원하기도 했습니다. 대상포진은 얼굴로 왔고, 그 고통은 마약성 진통제를 네 가지나 달고 있을 정도로 극심했습니다. 그 이후에도 말기암 치료를 위해 서울 아산병원에 입원했으나, 병원에서도 더 이상 치료 방법이 없다는 말을 들었습니다.

저는 죽는 것보다 아프면서 사는 것이 더 두려웠습니다. 그래서 다양한 치료법을 찾아 나섰습니다. 그러던 중 박동창 회장님을 만나 맨발걷기와 접지어싱를 시작하게 되었습니다. 집에서는 어싱 매트를 사용하며 온몸을 감고 지냈습니다.

맨발걷기를 시작한 지 10여 일이 지났을 때, 놀라운 변화가 일어났습니다. 수면제를 먹지 않고도 잠을 잘 수 있었고, 가슴 속 통증도 사라졌습니다. 이전에는 화병으로 인해 가슴에서 독기가 뚫고 나오는 것 같은 통증이 있었지만, 이제는 그 통증이 사라졌습니다.

어제는 처음으로 수면제를 먹지 않고 잠을 잘 수 있었습니다. 가슴 속 통증도 사라졌고, 대모산에서도 활기차게 뛰어다닐 수 있었습니다.

저는 지금도 완치된 상태는 아니지만, 계속해서 맨발걷기를 실천하며 치유되고 있습니다. 저와 같은 고통을 겪고 있는 분들에게도 맨발걷기를 권해드리고 싶습니다. 저는 맨발걷기를 할 때마다 팜플렛을 들고 나가 신발을 신고 걷는 분들께 맨발걷기를 권유하고 있습니다.

앞으로도 꾸준히 맨발걷기를 실천하며 건강을 회복할 것이니, 여러분도 함께 열심히 하시기를 바랍니다. 감사합니다.

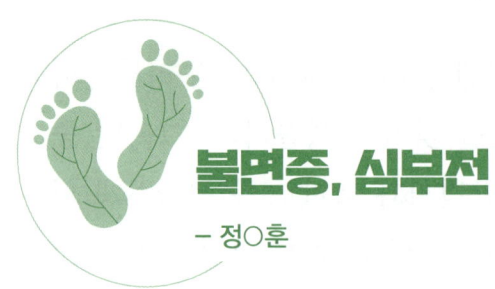

불면증, 심부전
– 정○훈

안녕하세요, 저는 68세인 남자입니다. 제 아내와 저의 특별한 치유 경험을 나누고자 합니다.

저희가 맨발걷기를 시작하게 된 계기는 저의 건강 문제 때문이었습니다. 저는 림프 문제로 여섯 번의 항암치료를 받았고, 치료 후 많이 좋아졌지만, 운동을 하다가 숨이 차는 증상이 나타나 병원에 갔더니 폐부종 진단을 받고 입원해야 한다는 말을 들었습니다. 원인을 분석해보니 항암치료의 부작용으로 심장이 많이 약해진 것이었습니다.

항암치료가 끝난 후부터 유튜브를 보고 맨발걷기를 시작했지만, 병원에 입원할 때는 할 수가 없었습니다. 저는 맨발걷기를 매우 좋아했지만, 병원에 입원하면 할 수 없어서 스트레스를 받았습니다.

저는 부정맥 시술을 받고 폐에 있는 물을 빼낸 후 부정맥이 많이 좋아졌다는 말을 들었습니다. 그리고 나서야 저는 맨발로 걸었습니다. 그저께 세브란스 병원에 갔더니 의사 선생님이 저의 상태가 많이 좋아졌다고 하셨습니다. 심장 약을 많이 먹어서 신장도 좋지 않았는데, 신장의 붓기도 많이 빠졌다는 말을 들었습니다. 제가 맨발로 걷고 있다는 말을 듣고 의사 선생님은 이뇨제를 줄여주셨습니다.

저는 지금 하루에 만보씩 걷고 있습니다. 세브란스 병원에서 퇴원하고 여기로 온 지 10일 정도 되었고, 그동안 좋아진 점은 잠을 잘 자고 변비가 개선되었으며, 항암치료로 다 빠졌던 머리가 다시 나기 시작했다는 것입니다. 항암 전에 빠졌던 부분에서도 머리가 나고 있습니다. 더 많이 나는 상태입니다.

아내도 제 덕분에 건강해졌습니다. 불면증이 있었는데 이틀 걷고 나서 완전히 없어졌습니다. 화장실도 자주 가지 않게 되었습니다. 저희는 이제 완전히 맨발로 살아갈 계획입니다.

저는 68세인데도 새로 나는 머리가 검정색입니다. 동창들 대부분이 흰머리인데, 저는 검정머리가 나니 저희에게는 기적과도 같은 일입니다.

저희 부부는 이제 더 건강하고 행복한 삶을 살아가고 있습니다. 맨발걷기를 통해 많은 변화와 치유를 경험한 저희의 이야기를 들려드릴 수 있어 감사드립니다.

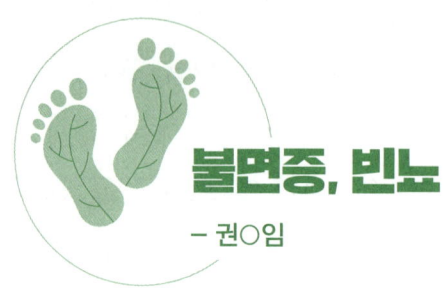

불면증, 빈뇨
― 권○임

안녕하세요, 저는 구리에서 온 여자입니다. 작년 11월, 네이버에서 기사를 읽고 맨발걷기를 처음 알게 되었어요. 그 기사를 읽고 나서 저도 맨발걷기를 한번 해봐야겠다고 생각만 했는데, 실천에 옮기지 못하고 있었죠. 그러다 올해 5월, 공원에서 반은 운동화를 신고 반은 맨발로 걷는 것을 시작하게 되었습니다. 그날을 기점으로 오늘까지 78일째 맨발로 걷고 있습니다. 제 카카오 프로필에도 '행복이 시작된 날로부터 D+78일'로 표시해 놓았죠.

맨발걷기를 시작하면서 가장 바랐던 것은 잠자는 중간에 깨지 않는 것이었어요. 저는 잠은 잘 드는데, 거의 네다섯 번씩 깨곤 했어요. 그런데 맨발걷기를 하자 하루에 한 번 정도만 깨고, 수면의 질도 좋아져서 아침에 눈 뜨는 것이 매우 행복해졌습니다.

아침에 일어나 양치하고 물 마신 후 거의 매일 1시간 반에서 2시간 동안 걷고 있습니다.

이렇게 맨발걷기를 통해 저의 변화된 모습을 보면서 구리시에서 저와 함께 걷는 사람들이 많이 생겼어요. 제가 매일 같은 의상으로 2시간씩 맨발로 걷는 것을 본 사람들이 저와 함께 걷기 시작했죠. 85세 된 언니, 83세 된 언니, 70대 언니 등 여러 분들이 저와 함께 걷고 있습니다. 덕분에 지금 매우 행복한 하루하루를 보내고 있습니다.

구리시에서 황톳길을 조성해 달라고 시청을 찾아가 면담도 하고, 공원의 놀이기구에 이상이 있으면 손봐달라고 요청하면서 시청과 소통도 활발히 하고 있습니다. 이를 통해 구리에서 맨발로 걷는 문화가 점점 확산되고 있죠.

회장님께서 말씀하신 것처럼, 60세가 넘으면 빈뇨 현상이 생겨 밤에 잠을 자주 깨는데, 네 번씩 깨던 것이 한 번만 깨게 되었다는 것은 정말 큰 행복입니다. 맨발걷기는 질병의 치유뿐만 아니라 일상에서 건강한 삶을 살 수 있도록 도와줍니다. 구리시의 많은 사람들이 함께 걸으면서 건강한 삶을 이어가고 있습니다. 감사합니다.

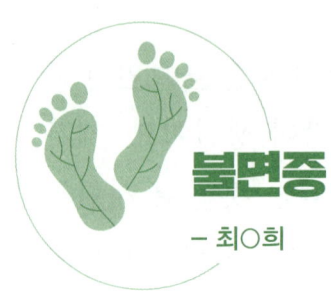

불면증
- 최○희

  안녕하세요, 저는 양재동에 사는 61세 여자입니다. 저는 오랫동안 잡념이 많고 불면증에 시달렸습니다. 특히 운동화를 신고 걸은 날 밤에는 2시나 3시쯤 깨서 화장실에 가곤 했습니다. 하지만 맨발로 걷기를 시작한 이후로는 상황이 완전히 달라졌습니다. 이제는 침대에 누우면 5분 안에 잠이 들고, 아침 5시 반이나 6시 반까지 꿀잠을 잡니다. 화장실에 가지 않아도 되고, 꿈도 꾸지 않아 푹 잘 수 있게 되었습니다.

  또한 최근 설날에 가족과 함께 외출했다가 집에 돌아오는 길에 차에서 내리다 발뒤꿈치가 차 바퀴에 끼어 다친 적이 있습니다. 한 10일 후에 통증이 심해져 한의원에 가서 침도 맞아보고, 정형외과에서 사진도 찍었는데 인대가 빠져 있어서 평생 고생할 거라는 진단을 받았습니다. 그런데 방법은 하나 있었습니다. 양재천의 좋은 흙길에서 맨발로 걷기였습니다. 한 달 정도 그렇게 걸었더니 병원을 가지 않아도 될 정도로 발이 편해지고 통증이 사라졌습니다.

맨발로 걷기를 시작하기 전에는 신발을 신으면 통증이 없었지만, 방바닥에서는 통증이 있어 덧버선을 신어야 했습니다. 하지만 비가 오나 눈이 오나 매일 밤에 40분씩 맨발로 걷기 시작하자 통증이 없어졌습니다.

그리고 제 남편도 원래는 건강했지만 소화기가 좋지 않았습니다. 그래서 제가 맨발로 걷기를 권했더니 처음에는 비웃었지만, 결국에는 동영상을 보고 관심을 가지게 되었습니다. 이제는 남편도 새벽 4시나 5시에도 혼자 나가서 맨발로 걷습니다. 겨울에도 신발을 벗고 산을 돌아다닐 정도로 건강해졌습니다. 남편도 소화 문제가 많이 나아졌다고 합니다. 시간이 날 때마다 맨발로 걷기를 하고, 제가 양재천이나 동네 어디를 가자고 하면 항상 함께 합니다. 아직 완전히 나은 것은 아니지만 맨발걷기의 효과를 확실히 느끼고 있습니다.

이렇게 맨발걷기를 통해 잡념과 불면증에서 해방되고, 발의 통증도 사라졌으며, 남편의 소화 문제도 개선되었습니다. 앞으로도 계속 맨발걷기를 이어가며 건강을 지키고자 합니다. 감사합니다.

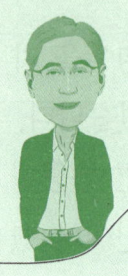

박동창의 한마디

노스캐롤라이나의 의사인 트레시 라츠는 "질병의 치유에 대한 접근법의 일부로 접지를 추천하고 있으며, 접지를 치유를 위한 의학적 처방의 강력한 한 도구로 생각한다"고 밝혔습니다.

그는 접지가 수면을 개선하는데, 특히 불안장애외상 후 스트레스장애, 일반 불안장애, 공황장애 등가 있는 사람의 경우, 더 나은 수면은 증상의 개선 여부에 결정적인 차이를 만들 수 있음을 확인해오고 있다고 하였습니다.

글루텐 과민증과 과민성 대장 증상을 가진 많은 환자들도 정기적으로 접지를 사용할 때 증상이 유의미하게 개선되었고, 통증과 불안 역시 모두 경감되었다는 보고가 있습니다.

만성피로를 가진 많은 환자나 부신 호르몬을 소진한 많은 환자도 접지할 경우, 피로감이 줄어들거나 진정되며 그들의 수면 사이클이 개선됨으로써, 부신이나 코르티솔 레벨이 개선되기 시작한다고 보고했습니다.

　미국 일리노이주에서 마사지 힐링센터를 운영하는 마사지 치료 의사 웬디 메니고즈도 지난 약 9년 동안 환자들에게 접지를 하도록 처방하였습니다. 머리, 목 및 허리 통증, 생리통, 족저근막염, 류마티즘성 관절염, 섬유근육통 및 그 유사한 통증들을 앓는 사람들이었습니다. 그들은 웬디를 찾아오기 전에 통증을 없애기 위해 안 해본 일이 없을 정도로 다 시도해 보았지만, 치료가 되지 않던 사람들이었습니다. 그런데 그녀가 환자들에게 접지를 하도록 처방하고, 밤에 접지패치를 붙이고 잠을 자도록 히지 환자들의 통증이 극적으로 감소하거나, 아예 사라졌다고 증언했습니다.

　내과 침술의 키몬 카마이도 "치유의 해결책은 바로 땅에 있다"고 했고 "환자의 치료 시 접지를 처방한 이후 그 치유 결과는 극적으로 더 좋아졌다. 마치 치유의 스위치를 켠 듯이…"라고 주장했습니다.

　땅은 생명이자 치유의 스위치입니다. 우리나라에도 많은 의사가 치료의 한 방편으로 '맨발걷기'와 '접지'를 처방하고 있습니다. 맨발걷기로 치유의 스위치를 켜시기 바랍니다.

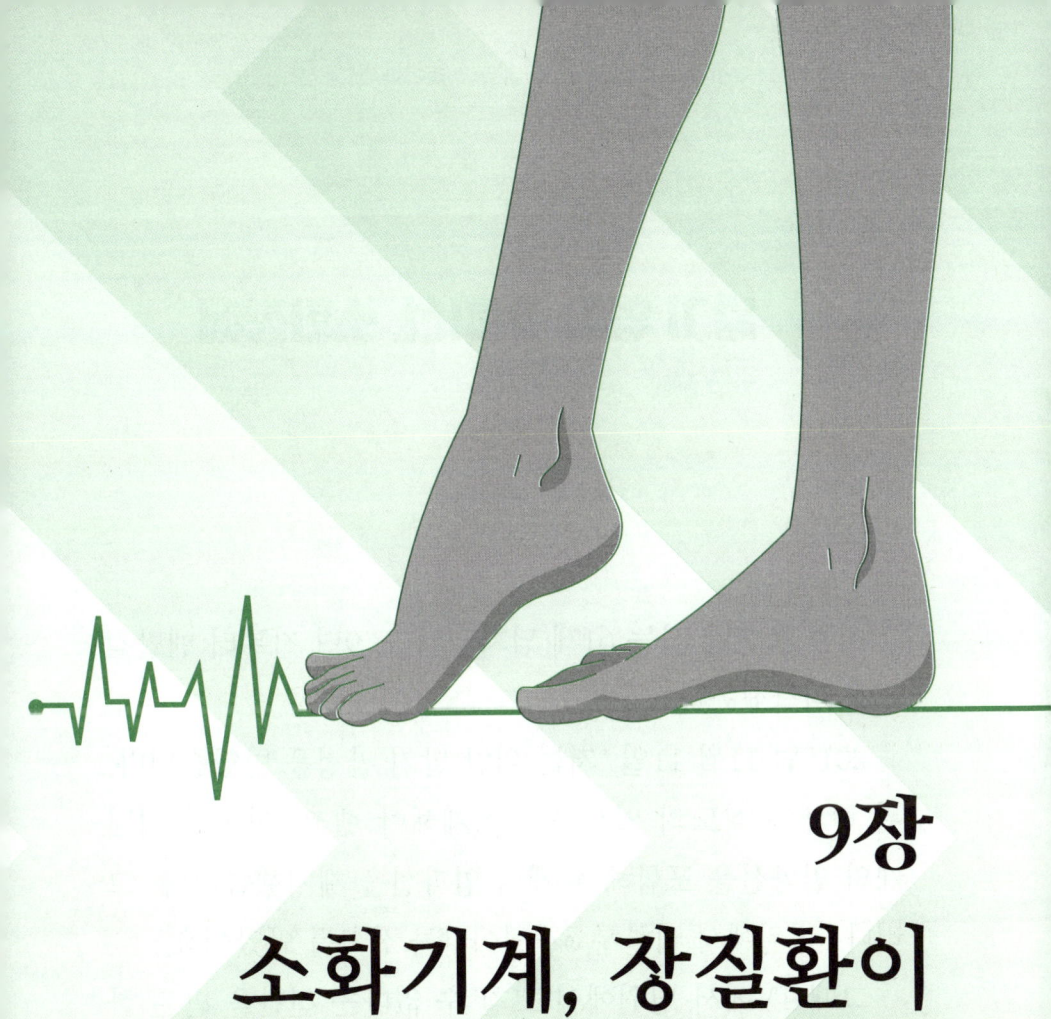

9장
소화기계, 장질환이 나왔습니다

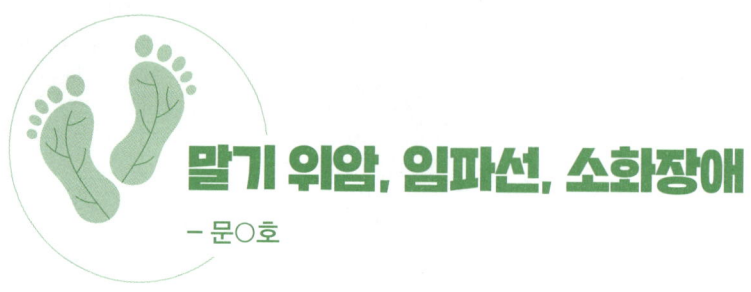

말기 위암, 임파선, 소화장애
– 문○호

저는 울산에 사는 61세 남자입니다. 9년 전부터 맨발걷기를 시작했죠.

2015년 11월 11일, 저는 위암 말기 판정을 받았습니다. 위 전체와 식도의 일부분을 절제해야 했고, 전이된 여덟 개의 임파선을 포함해 48개의 임파선을 제거했습니다. 그러나 S병원에서 시한부 6개월이라는 선고를 받았어요.

그때 TV에서 병원에서 고칠 수 없다는 진단을 받은 한 분이 자연인으로 살아가며 3년 동안 맨발로 걸어서 암을 이겨냈다는 이야기를 우연히 봤습니다. 그때 제 주변에 아픈 사람들에게 그 사례를 전해야겠다고 생각했지만, 정작 제가 암에 걸렸기에 우선 나부터 해봐야겠다고 생각했습니다.

수술 직후, 걸을 수 있을 때부터 맨발걷기를 시작했습니다. 삼성병원에서부터 걷기 시작해 지금까지 9년 동안 비가 오나 눈이 오나 바람이 부나 천둥이 치나 하루도 빠지지 않고 걸었습니다. 심지어 명절에도 쉬지 않았죠.

하루에 얼마나 걷느냐고요? 저는 출근할 때 맨발로 산길을 지나 3시간씩 걸었습니다. 주간 근무 때는 집에 와서 휴식 시간을 가진 후 4~5시간 걷고, 야간 근무 때는 출근할 때 3시간씩 걸었어요. 살기 위해 눈물로 걸었던 시간이었죠. 그렇게 맨발걷기를 7년 동안 하면서 마침내 완치 판정을 받았습니다.

저는 각설이 공연도 합니다. 북도 일반인보다 더 열심히 치고, 더 잘 지려고 노력합니다. 암이라는 병이 저에게는 선물이었어요. 그 덕분에 훨씬 더 건강하고 젊게 살 수 있게 되었거든요. 지금 제 얼굴을 보면 30대처럼 보인다고들 합니다. 맨발걷기를 통해 재발 위험도 없고, 평생 젊고 건강하게 살 수 있을 거라는 자신감이 생겼습니다.

저는 불면증이 있었는데, 하루에 두 시간 이상을 잘 수 없었어요. 그런데 맨발걷기를 시작하면서 첫 번째로 불면증이 사라졌습니다. 소화 기능이 안 좋았는데 소화가 잘 된다는 점도 저에게는 굉장히 큰 변화였습니다. 이렇게 맨발걷기를 통해 많은 것을 얻었습니다.

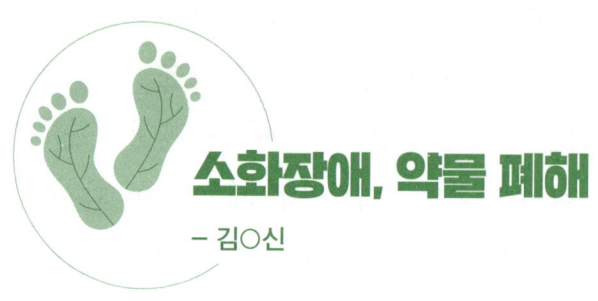

소화장애, 약물 폐해
– 김○신

    안녕하세요, 저는 67세 여자입니다. 저는 원래 아주 허약한 몸을 가지고 있어서 감기를 달고 살고, 비염과 소화기관 장애로 항상 고생했습니다. 게다가 어깨 통증도 자주 있었죠. 집안에 의사들이 많아 약을 많이 먹었는데, 오히려 그로 인해 몸이 더 안 좋아졌습니다. 특히 대상포진약을 먹으면서 급격히 몸 상태가 악화되었죠.

    하지만 지난 겨울, 저는 100일 대장정에 참여하여 맨발걷기를 시작했습니다. 처음에는 감기 때문에 양말부터 신고 집에서도 완전 무장하고 추운 날엔 밖에 나가지도 않았지만, 꾸준히 맨발로 걸으면서 점점 추위를 덜 타게 되었고, 통증도 많이 좋아졌습니다. 먹는 것도 잘 먹게 되면서, 제 스스로 '사람이 되었다'고 느꼈습니다.

    제가 걸었던 공원은 대치동에 있는 늘벗공원입니다. 그곳에서 함께 걷는 분들과 서로 의지하고 챙기면서 꾸준히 걸을 수 있었습니다. 영하 17도, 체감온도는 영하 20도에 달하는 날에도 걸었죠. 감기 때문에 밖에 나가지도 못했던 제가 이렇게 된 것은 정말 큰 변화였습니다.

예전에는 과민성 장 증상과 통증이 심했지만, 지금은 많이 좋아졌습니다. 다만 체중이 많이 빠졌는데, 이는 빨리 회복되지 않더군요. 그래도 정말 많이 좋아졌습니다. 예전에는 친구들과 만나는 것도 피했는데, 지금은 체중은 덜 늘었지만 기운이 많이 좋아졌다는 얘기를 들었습니다.

제가 맨발걷기를 시작한 이유는 약을 줄이기 위해서였습니다. 집안에 의사들이 많아 약이 좋나고 생각했지만, 오히려 독이 되었다는 것을 깨닫게 되었죠. 그래서 맨발걷기가 독소를 빼고 항산화작용을 한다는 것을 알게 되어 직접 검색해서 시작하게 되었습니다.

이후, 친구들에게도 맨발걷기를 권했는데, 특히 춘천에 사는 친구가 지금은 저보다 더 열심히 걷고 있습니다. 그 친구는 내과 의사에게도 맨발걷기를 권해줘서, 그 의사가 건강이 좋아지면서 감사하다는 인사를 받았다고 전해주기도 했습니다. 저는 이제 약을 거의 먹지 않고, 정말 힘들 때만 가끔 먹습니다. 예전에는 약을 보약처럼 먹었지만, 이제는 맨발걷기를 통해 건강을 회복하고 있습니다.

맨발걷기를 통해 제 건강을 되찾았고, 제 주변 사람들에게도 긍정적인 영향을 미치게 되어 정말 뿌듯합니다.

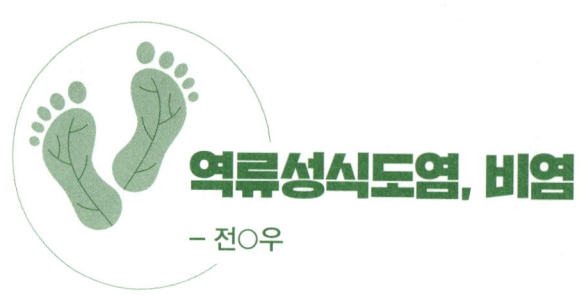

역류성식도염, 비염
– 전○우

안녕하세요, 맨발 공동체 여러분. 저는 경남 거창군에서 온 남자입니다.

저는 23살 때 비장이 안 좋아서, 혈소판 수치가 정상인 기준인 15만에 비해 저는 4만밖에 되지 않았습니다. 그 정도면 피가 났을 때 딱지가 잘 안 지는 상태라고 알고 있습니다. 그래서 수술로 비장을 절제해 냈고, 지금까지 약 20년 동안 건강하게 잘 지내고 있습니다.

24살에 수술 후부터 건강에 관심을 가지기 시작했습니다. 당시에는 뛰지도 못하고 걷기 운동만 할 수 있어서 2018년까지 하루 평균 만보 이상을 걸었습니다.

그러다가 2018년 5월에 우연히 맨발걷기를 알게 되어 그때부터 맨발걷기를 시작하게 되었습니다. 하루도 빠지지 않고 오늘까지 2031일째입니다. 직장인으로서 시간을 따로 낼 수 없어서 점심이나 저녁에 시도했지만 결국 새벽에 걷게 되었습니다. 새벽에는 아무도 방해하는 사람이 없고 오로지 저만의 시간입니다. 그 시간이 정말 저에게 좋았고 많은 도움이 되었습니다.

현재 특별히 아픈 곳은 없으며, 맨발걷기를 하고 나서 많은 변화를 경험하게 되었습니다. 첫 번째로 잠이 잘 오고, 피부가 많이 좋아졌다는 소리를 많이 듣습니다. 최고 몸무게가 78kg이었는데, 지금은 72kg을 계속 유지하고 있습니다. 제 식욕은 매우 왕성한데도 불구하고, 72kg을 잘 유지하고 있는 거죠. 그리고 맨발걷기를 시작한 후 체력이 엄청나게 좋아졌습니다. 15년 이상 신발 신고 하루 10km 이상 걸었을 때는 아침에 일어나면 지치고 피곤했는데, 지금은 아무리 많이 걸어도 지치지 않습니다.

저는 주중에 창원에서 근무하면서 하루 평균 100km 이상 운전합니다. 출퇴근이 멀진 않지만, 근무 중에 출장이 많습니다. 그렇게 운전을 해도 아침에 일어나면 피곤하지 않습니다. 최근에도 부산에 비장 수술 관련 정기검진을 다녀왔는데, 고속버스를 타고 여기까지 왔어도 전혀 지치지 않았습니다.

또한, 비염이 많이 좋아졌습니다. 예전에는 코를 많이 풀었지만, 지금은 거의 완치된 상태입니다. 역류성식도염도 많이 개선되었고, 혈압도 140에 가까웠지만 지금은 잘 관리되고 있습니다. 시력도 좋아져서 건강검진 결과 1.5로 나왔습니다. 자세도 좋아지고 업무할 때 집중력도 향상되었습니다. 긍정적인 사고를 하게 되고, 마음이 너그러워지며 정신이 항상 맑습니다. 아침마다 화장실에서 황금색 바나나를 보는 것 같아요.

비장을 절제한 이후로 주사 맞는 것도 두려웠지만, 아직까지 건강하게 지내는 것은 맨발걷기 덕분인 것 같습니다. 맨발걷기를 통해 면역력이 많이 상승되어 감기가 와도 금방 회복되고, 상처가 나더라도 금방 치유됩니다. 저희 아들이 아홉 살인데 학교에서 부모님이 제일 좋아하는 것이 무엇인지 물어보자 아버지가 제일 좋아하는 것이 맨발걷기라고 답했습니다.

여러분, 맨발걷기를 통해 많은 건강상의 이점을 누릴 수 있습니다. 감사합니다.

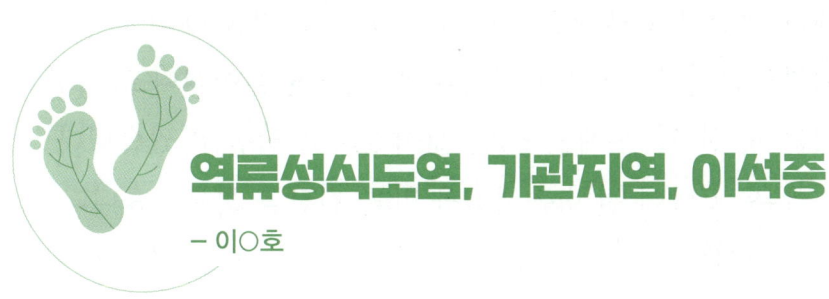

역류성식도염, 기관지염, 이석증
- 이○호

안녕하세요, 저는 북면 백둔리에 사는 77세 남자입니다. 저는 지난 25년 동안 역류성식도염, 기관지염, 고지혈증으로 고생하며, 아침에 눈을 뜰 때마다 도살장에 온 기분이었습니다. 하루에 겨우 3시간 정도밖에 마당에서 일할 수 없었죠. 그런데 지난 6월 6일, 박성태 교수님의 전립선암 치유에 관한 유튜브 영상을 보고 큰 결심을 하게 되었습니다. 그날 저녁, 마당에 황톳길을 조성하기로 결심했고, 강자갈을 깔고 황토를 덮는 작업을 시작했습니다.

3일 만에 이 작업을 완료하고, 맨발로 황톳길을 걸으면서 약을 모두 끊었습니다. 고지혈증 약, 기관지염 약, 그리고 삶을 포기하고 싶을 만큼 힘들었던 25년 동안의 역류성식도염 약도 모두 끊었죠. 매일 아침이면 죽을 것 같던 고통이 사라지고, 6일 만에 모든 질환이 완치되었습니다. 전문 의사 선생님께서는 위, 기관지, 식도 모두 한꺼번에 문제가 생겼다고 했지만, 저는 6일 만에 젊었을 때의 건강을 되찾았습니다. 그래서 지인들에게 35년 젊어졌다고 자랑했는데, 한 달 후에는 38년 젊어졌다고 말을 바꿨습니다. 지금은 그 말이 전혀 손색없을 만큼 건강을 회복했습니다.

전립선 비대증으로 인해 밤에 여섯 번, 일곱 번씩 깨던 제가 이제는 하룻밤에 한 번 깨고 숙면을 취하게 되었습니다. 또한, 얼굴에 100여 개 넘게 있던 검버섯도 모두 사라지고, 손톱도 분홍색으로 새로 나기 시작했습니다. 손톱에 무좀이 있었는데 이제는 핑크색 반달 표시가 생겼고, 검버섯도 희미해졌습니다. 눈도 좋아졌고, 이석증도 완치되었습니다. 한때는 이석증 때문에 앰뷸런스를 탈 정도로 심했지만, 이제는 전혀 문제가 없습니다. 제 몸 전체가 완전히 업그레이드된 것 같고, 하루하루가 너무 행복하고 감사합니다.

저는 원래 명지산 7부 능선에 살고 있습니다. 쉰 살에 몸이 안 좋아서 죽으러 이곳에 왔고, 집을 세 채 혼자 지으면서 골병이 들었습니다. 올해 초에는 건강이 급속도로 나빠져 하루에 몇 시간만 일해도 낮잠을 자지 않으면 견딜 수 없었는데, 지금은 10시간, 12시간을 일해도 전혀 지치지 않습니다. 그래서 저는 38년 젊어졌다고 말할 수밖에 없습니다.

지난 10월 23일, 박동창 회장님과의 인터뷰에서 다 못

한 이야기를 보충하고자 이 자리에 다시 섰습니다. 당시 먹던 약 네 가지를 3일 만에 끊고 20일 만에 버린 이유는 바로 그날 박동창 회장님의 유튜브를 보고 나서 병을 고치려면 이 길밖에 없다고 생각했기 때문입니다. 아내와 의논 끝에 마당에 맨발걷기 장소를 설치하기로 하고, 하루에 8시간에서 10시간씩 강자갈을 캐며 작업을 했습니다. 맨손과 맨발로 장시간 작업한 덕분에 활성산소가 빨리 배출되어 오늘의 결과를 얻었다고 생각합니다.

저희 부부는 이제 감사함과 기쁨 속에 살고 있습니다. 건강하시든 불편하시든 황토의 기적을 함께 느끼셨으면 합니다. 이 모든 기적의 길을 열어주신 박동창 회장님과 황토에게 깊이 감사드립니다.

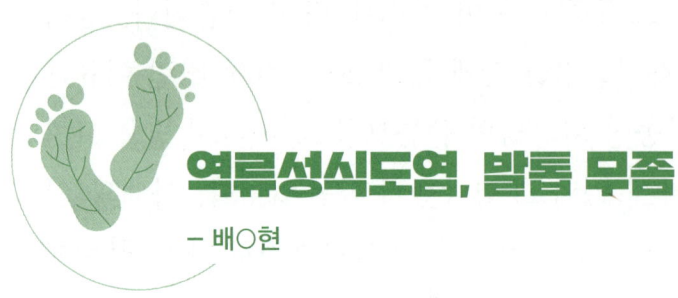

역류성식도염, 발톱 무좀
— 배○현

안녕하세요, 저는 올해 72세이며, 10년 동안 역류성식도염으로 고생해왔습니다. 음식을 먹으면 속이 거북하고 계속 배를 쳐줘야 했고, 방귀가 나와도 시원치 않아서 병원을 찾았지요. 병원에서는 일주일 분량의 약을 처방해주곤 했는데, 그 약을 먹으면 잠시 괜찮아지지만, 약을 안 먹으면 견딜 수 없었습니다. 그렇게 계속 약을 먹으면서 생활해왔습니다.

그러던 어느 날, 우리 회장님께서 맨발걷기에 대해 이야기해주셨습니다. 사실, 우리 집 사람, 제 아내가 맨발걷기를 하고 있었지만, 저는 그걸 인정하지 않았습니다. 아무리 좋은 약을 먹어도 나아지지 않는데 맨발로 걸어서 어떻게 되겠느냐고 믿지 않았지요. 그러나 역류 문제로 정말 도저히 방법이 없어서, 부인의 권유로 맨발걷기를 시작하게 되었습니다.

저는 국립현충원 뒤 서달산을 하루에 세 번씩, 아침 먹고 1시간 반, 점심 먹고 1시간 반, 저녁 먹고 1시간 반, 그렇게 하루도 빠짐없이 두 달간 맨발걷기를 실천했습니다. 그랬더니 정말 놀라운 변화가 일어났습니다. 그렇게 저를 괴롭히던 역류성식도염이 깨끗이 나아 약을 전혀 먹지 않게 된 것입니다.

뿐만 아니라, 심했던 발톱무좀도 눈에 띄게 좋아졌습니다. 일부 발톱들이 깨끗이 새로 나기 시작했고, 피부약도 더 이상 먹지 않고 있습니다. 두 달간 꾸준히 맨발로 걷다 보니 이런 좋은 결과를 얻게 되었습니다. 정말 기적이라고 생각합니다.

저는 앞으로도 이 맨발걷기를 계속할 것입니다. 하루에 세 번이 아니라 밥만 먹으면 걸으려고 합니다. 그런데 겨울이 되면 추워지기 때문에, 하우스를 지어서 맨발걷기를 할 수 있는 방법이 있으면 좋겠습니다. 이런 경험을 통해 자연치유의 힘을 다시 한 번 깨닫게 되었습니다. 앞으로도 건강을 위해 꾸준히 노력할 것입니다.

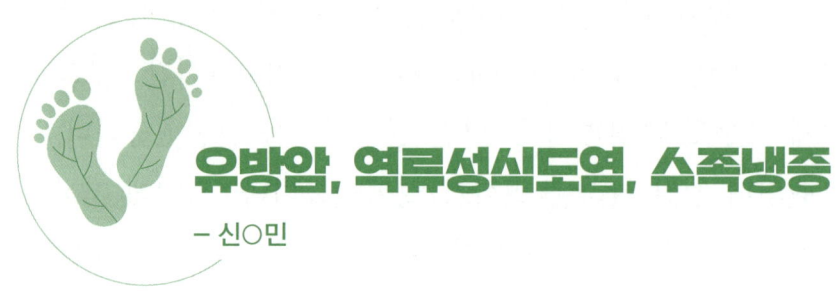

유방암, 역류성식도염, 수족냉증
— 신○민

저는 67세 여자입니다. 제 이야기가 누군가에게 희망이 되고, 한 사람의 삶을 바꾸는 계기가 되기를 바랍니다.

2022년 12월, 저는 유방암 확진을 받았고, 2023년 2월 1일에 대학병원에서 수술을 받았습니다. 이후 항암과 표적 항암, 그리고 방사선 치료를 받으면서 힘든 시간을 보냈습니다. 치료의 부작용으로 위 팽만감, 식도 이물감, 소화불량, 그리고 7년 동안 앓아온 역류성식도염 등으로 고생했지만, 맨발걷기를 시작한 지 5일 만에 증상이 조금씩 나아지기 시작했습니다. 일주일 정도 지나자 이 모든 증상이 사라졌습니다.

유방 수술로 인해 림프 두 개를 절제해야 했어서, 몇몇 동작을 할 때마다 뻣뻣하고 통증이 심했습니다. 하지만 맨발걷기를 4개월 동안 꾸준히 한 결과, 통증이 사라지고 동작도 유연해졌습니다. 수술 부위 옆에 500원짜리 동전 크기의 멍울이 있었지만, 지금은 작은 손톱 크기 정도로 줄어들었습니다. 항암치료 중에는 목소리가 갈라지고, 이명으로 인해 머리가 시끄러워 어지러웠지만, 맨발걷기 4개월 만에 이러한 증상도 완전히 사라졌습니다.

40년 동안 수족냉증이 심해 수면양말을 신고 자야 했지만, 맨발걷기 3개월 만에 손발이 따뜻해졌습니다. 14년간 심한 불면증으로 밤에 여러 번 깨어나 화장실에 가야 했지만, 요즘에는 저녁에 잠들면 기절한 듯이 잘 자고 아침에 개운하게 일어납니다. 20년 동안 발 뒤꿈치가 갈라져 고생했는데, 맨발걷기 한 달 후 깨끗해졌고 각질도 생기지 않습니다. 또한, 50년 동안 봄, 가을, 겨울마다 입술이 트고 갈라졌지만, 맨발걷기 2개월 만에 이러한 증상도 완전히 사라졌습니다.

맨발걷기 3개월 후, 당화 혈색소 검사 결과가 2022년 6.0%에서 2023년 5.7%, 올해는 정상 수치로 돌아왔습니다. 콜레스테롤 수치도 호전되어, 작년 HDL이 55에서 올해는 62, LDL은 84에서 58, 총콜레스테롤은 165에서 148로 개선되었습니다. 비타민 B 수치도 31.3에서 36으로 좋아졌습니다. 발바닥 앞부분에 생기던 티눈도 15년 넘게 반복되었지만, 맨발걷기 3개월 만에 사라졌습니다.

항암 부작용으로 아침에 잠에서 깨면 손가락 마디마디와 손목부터 손 전체가 10개월 동안 통증이 심했지만, 바다에서 맨발걷기를 4개월 동안 한 후 통증이 사라졌습니다. 2021년에는 진주종 중이염 염증 제거 수술을 받았지만, 2년 후 재발하여 수면 중에 피고름이 나왔습니다. 주사를 맞고 바다에서 어싱을 한 후, 하루 만에 염증 증세가 80% 나아지고 이틀 만에 완전히 나았습니다.

  2024년 1월 초, 유방 초음파, 엑스레이, 심전도, 심장 초음파, 펫시티, 복부 초음파, 골다공증 검사 결과 모두 정상이라는 소견을 받았습니다. 마지막 항암치료를 마친 바로 다음날, 딸과 사위와 함께 여행을 떠났습니다. 일정이 빡빡해 아이들은 피곤해 다리가 아프다고 했지만, 저는 밤새 다녀도 피곤하지 않다고 했더니 둘째 딸이 엄마가 또 센 척 한다며 한바탕 웃었습니다. 저의 지치지 않은 체력은 맨발걷기 덕분입니다.

  맨발걷기를 열심히 한 저 자신에게 칭찬해주고 싶습니다. 마지막으로 맨발걷기를 알게 해주신 박동창 회장님께 감사드립니다. 회장님, 고맙습니다.

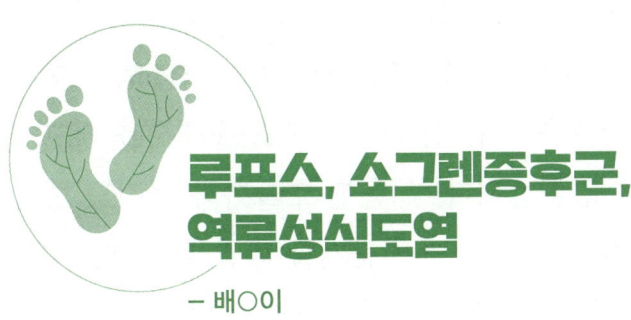

루프스, 쇼그렌증후군, 역류성식도염

– 배○이

안녕하세요, 저는 작년 7월 루프스병과 쇼그렌증후군 진단을 받아 산정특례를 받았습니다. 희귀난치병인 만큼 두려움이 컸지만, 다행히도 불치병은 아니었습니다. 예전에 '생로병사의 비밀'에서 본 병이었지만, 제가 이 병에 걸릴 줄은 상상도 못 했습니다.

진단을 받기 전부터 틈틈이 맨발걷기를 하고 있었는데, 그 후로는 모든 집안일을 남편과 아들이 도맡아 해주어 저는 오로지 맨발과 직장에만 집중할 수 있었습니다. 처음에는 맨발걷기에 너무 몰두하는 저를 이해하지 못한 남편과 다툼도 있었지만, 저의 의지는 굳건했습니다. 하루 세 번씩 맨발걷기를 실천하며, 심지어 밤 11시에도 해반천에서 맨발로 걷곤 했습니다. 그래서 '해반천 처녀귀신'이라는 별명도 얻었죠.

맨발걷기를 시작하면서 저는 기본 두 시간 이상씩 걷기

시작했습니다. 겨울에도 주말에 하루 6시간씩 바다에서 어싱을 했고, 출근하는 날에는 출근 전, 점심시간, 퇴근 후까지 어싱을 이어갔습니다. 심지어 밤에도 플래시를 켜고 분성산 황톳길을 걸었습니다. 처음엔 추울까봐 걱정도 했지만, 손에 핫팩을 들고 걸으면서 문제를 해결했습니다.

쇼그렌증후군으로 인한 안구건조증과 입마름 증상도 접지와 맨발걷기를 통해 호전되었습니다. 접지를 하면 모든 증상이 완화되었고, 건조하거나 먼지가 많은 곳에서는 증상이 약간 나타났지만 견딜 만했습니다. 처음에는 하루 1만 5,000보에서 2만 보까지 걸었더니 무릎에 물이 차기도 했습니다. 그래서 하루 7,000보로 줄였더니, 한 달 만에 정상으로 돌아왔습니다.

지금까지 8개월 동안 하루도 빠지지 않고 맨발걷기를 실천했습니다. 장례를 치르는 동안에도, 태풍이 부는 날에도, 독감에 걸렸을 때도 맨발걷기를 멈추지 않았습니다. 저는 24시간 접지를 실천하고 있습니다.

맨발걷기 3개월 만에 복용하는 스테로이드제를 반으로 줄였고, 6개월 만에 또 반으로 줄였으며, 현재는 약을 끊어도 될 정도로 호전되었습니다. 양산대학병원 류마티스과에서 피검사를 했는데, 접지와 맨발걷기 3개월 만에 염증 수치가 정상으로 돌아왔고, 췌장 염증 수치도 정상화되었습니다. 6개월 만에 단백뇨 수치도 정상으로 돌아왔고, 식

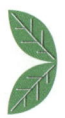

이요법도 필요 없다고 의사 선생님이 말씀하셨습니다.

맨발걷기 7개월 차에 김해 강일병원에서 1년에 한 번 하는 정기 검진 피검사에서도 모든 염증 수치가 정상으로 나왔습니다. 이 모든 치유가 맨발걷기 덕분입니다.

8년 전, 갱년기로 인해 면역체계가 무너지고 염증 수치가 올라가며 불면증으로 잠을 제대로 자지 못했습니다. 하지만 지금은 11시에 자면 아침 7시에 일어날 수 있게 되었습니다. 잠들기도 10분 안에 가능해졌습니다. 예전에는 수면양말과 워머, 수면 잠옷을 입고 생활했지만, 지금은 양말도 신지 않고 면 잠옷만 입고도 잘 수 있습니다. 이번 겨울에는 보일러를 한 번도 틀지 않고 맨발로 지냈습니다.

10년간 시달린 역류성식도염도 약 없이 잘 지내고 있습니다. 천식도 좋아졌고, 갑상선의 0.5mm 종양도 사라졌습니다. 발바닥 통증과 설사, 턱관절 질환으로 인한 두통까지 모두 맨발걷기로 치유되었습니다.

저의 남편도 맨발걷기를 통해 많은 변화를 겪고 있습니다. 우리 집 세 남자, 아침밥을 차려주는 남편과 어싱하고 오면 밥을 차려주는 아들들 덕분에 저는 행복하게 지내고 있습니다. 마지막으로 맨발걷기와 접지의 중요성을 가르쳐주신 김해지회 박은영 총무님께 감사드립니다. 저는 항상 외칩니다. 지구야 고마워. 내 몸아 사랑해. 나는 미치도록 행복하다.

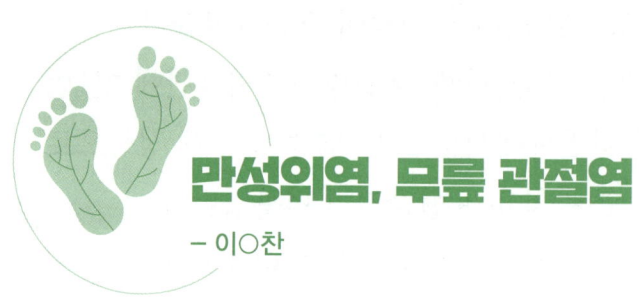
만성위염, 무릎 관절염
– 이○찬

안녕하세요. 저는 고성 남상교회의 64세 목사입니다. 제 이야기를 들려드리고자 합니다.

저는 평생 만성 위장병으로 고통받으며 살아왔습니다. 위장이 쓰리고 새벽 3시, 4시에 막혀서 부황을 뜨기도 했고, 위산 과다로 많이 힘들었습니다. 건강검진 때마다 위염 진단을 받았지만, 아무리 노력해도 쉽게 나아지지 않았습니다.

그러던 어느 날, 도서관에서 박동창 회장님의 『맨발로 걸어라』라는 책을 발견하게 되었습니다. 그날 밤, 책을 다 읽고 나서 큰 결심을 했습니다. 그 다음날부터 저는 맨발걷기를 시작했습니다. 맨발걷기를 시작한 지 3개월이 지나면서 놀랍게도 제 위장이 나아지기 시작했습니다. 지금은 위장에 전혀 문제가 없고 완벽하게 건강해졌습니다. 소화도 잘되고, 위염도 사라졌습니다.

제가 맨발걷기를 시작한 곳은 경남 고성 장산 숲길입니다. 아침마다 숲길을 올라갔다 내려오면서 하루에 약 40분 정도 걸었습니다. 하루에 두 번, 오전과 오후에 나눠서 걷는 식으로 만보 이상을 걷기 위해 노력했습니다.

또한, 제 발목과 무릎도 많이 좋아졌습니다. 예전에는 무릎 관절염 때문에 계단을 내려갈 때 힘들었지만, 지금은 별로 어려움 없이 잘 내려갈 수 있습니다. 무릎이 조금이라도 아프면 바로 맨발로 걸어서 회복하려고 합니다.

이렇게 맨발걷기를 통해 저는 만성 위장병과 무릎 관절염에서 벗어나 건강을 되찾았습니다. 여러분께도 이 방법을 추천드립니다.

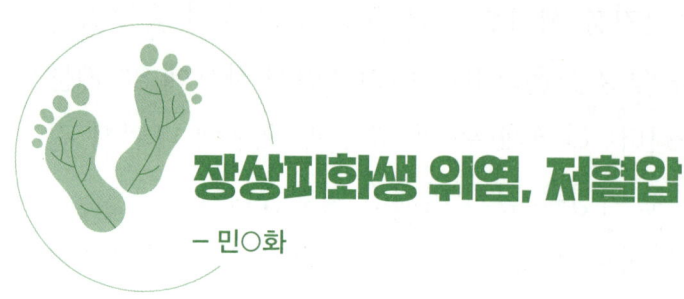

장상피화생 위염, 저혈압
– 민○화

안녕하세요, 저는 올해 67세입니다. 저는 젊었을 때부터 위가 좋지 않았습니다. 직장생활을 시작했을 때부터 소화가 잘 안 되고 더부룩한 느낌을 자주 경험했으며, 얼굴에는 약간의 기미도 생기곤 했습니다. 40대가 넘으면서 만성 위염을 진단받았고, 6년 전에는 위축성 위염, 4년 전에는 장상피화생이라는 진단을 받았습니다. 의사들은 이것이 암의 전단계라고 해서 저는 건강에 대한 걱정이 더 커졌습니다.

저의 올케언니들이 모두 일찍 세상을 떠난 경험도 있어서 건강에 대한 불안이 컸습니다. 그러다 작년 9월 중순, 우연히 회장님의 동영상을 보게 되면서 맨발걷기를 시작했습니다. 처음에는 많이 걷지 않았고, 파상풍 주사를 맞고 나서야 뒷동산에서 20m~30m 정도를 걸었습니다. 그렇게 두 달 동안 하루에 한 시간 이상 맨발걷기를 했습니다.

두 달 후, 건강 검진을 위해 병원에 갔습니다. 원래 6, 7월에 하던 검진을 11월로 미루고 갔더니, 간호사가 만성 위염이 없어졌다고 하더군요. 경도성 위염만 남아있어서 약을 먹을 필요도 없다고 했습니다. 위축성 위염도, 장상피화생도, 헬리코박터균도 모두 사라졌습니다.

저는 항상 저혈압 때문에 손발이 차가웠고, 겨울이 되면 더 심해졌습니다. 그래서 악수를 하기도 힘들 정도였는데, 맨발걷기를 두 달 정도 하고 난 후에는 혈압이 정상보다 높아졌고, 지금은 모든 것이 정상입니다. 얼굴도 밝아지고, 기미도 많이 사라졌다고 합니다.

또한, 겨울만 되면 추위 때문에 힘들었는데, 요즘은 아들 집에 애기 보러 가면 덥다고 느낄 정도로 체온이 올라갔습니다. 애기를 안으면 손목과 발목이 아파서 처음에는 너무 힘들었지만, 지금은 10개월 된 9.4kg의 애기도 번쩍 들 수 있을 정도로 힘이 생겼습니다. 아들도 너무 좋아하고, 저도 너무 감사하고 행복합니다.

65세의 나이에 만성 위염, 위축성 위염, 장상피화생이 두 달 만에 사라진 것은 저에게 기적 같은 일입니다. 수족냉증도 많이 호전되어 지금은 겨울에도 훨씬 따뜻하게 지낼 수 있게 되었습니다. 이러한 변화를 경험하며 회장님께 깊은 감사의 마음을 전합니다.

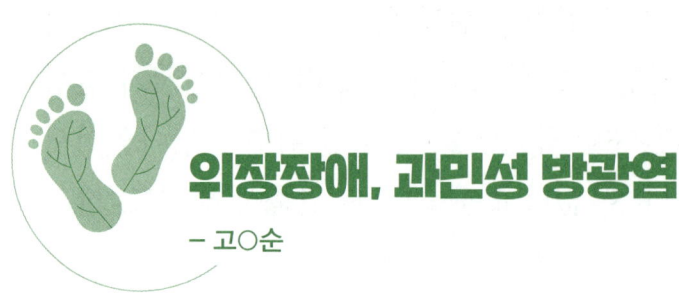

위장장애, 과민성 방광염
– 고○순

안녕하세요, 저는 광진구에 사는 69세 여자입니다. 원래 신경이 예민한 성격이라 2018년 초부터 수면장애를 겪기 시작했습니다. 낮에 일을 해야 해서 밤에 잠을 꼭 자야 했기에, 대학병원에서 4년 넘게 수면제를 복용했습니다. 하지만 그로 인해 자율신경계에 문제가 생겼고, 병원에서는 안정제 외에는 특별한 치료법이 없다고 했습니다.

또한, 과민성 방광염으로 인해 배뇨장애를 겪어, 속옷을 항상 가지고 다녀야 했습니다. 병원에서는 치료가 끝났다고 했지만, 저는 여전히 불편했습니다. 항상 화장실 위치를 먼저 확인해야 했죠.

그러던 중 누군가 맨발로 걷는 것을 권유했습니다. 시골 출신이라 치유를 기대하기보다는 재미로 시작했습니다. 그런데 저는 한 번 시작하면 끝을 보는 사람이라 매일 맨발로 걸었습니다. 그렇게 3개월 정도 지나자 속옷을 가지고 다닐 필요가 없어졌습니다.

　4개월째 되는 날, 수면제를 끊었는데도 너무 잘 자고 너무 행복했습니다. 기대하지 않았던 부분들까지 많이 좋아졌습니다. 40년 동안 발톱 무좀으로 왼쪽 발톱 두 개가 없었는데, 맨발로 5개월 정도 지내니 발톱이 새로 나오는 신기한 경험을 했습니다. 지금은 무좀약도 바르지 않습니다.

　저는 위장장애로도 오랫동안 고생했습니다. 갑상선과 부갑상선을 잃고 나서 아침 저녁으로 칼슘을 많이 먹어야 했습니다. 부갑상선이 전해질을 조절하는 기능이 없어 계속 칼슘을 섭취해야 했죠. 15년 동안 두 날은 약을 안 먹고 한 달은 먹는 식으로 위장약을 복용했는데, 이제는 위장약을 먹지 않습니다.

　저는 처음에는 기대도, 꿈도 꾸지 않았습니다. 화장실에 실수하는 것도 자연스러운 노화 현상이라고 생각했지만, 맨발로 걷다 보니 너무 자유로워졌습니다. 이 경험을 전국에 있는 여성들 모두가 알았으면 좋겠습니다.

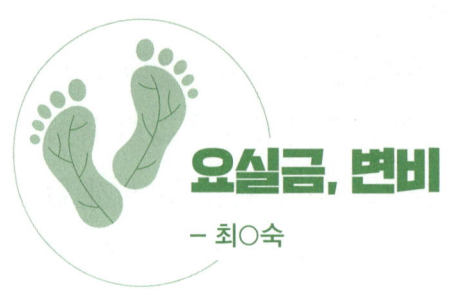

요실금, 변비
― 최○숙

    안녕하세요, 저는 올해 74세 여성이고, 오랫동안 간헐적으로 맨발걷기를 해왔습니다. 맨발걷기가 좋다는 것은 알고 있었지만, 최근에는 기회가 없어서 잘 하지 못했습니다. 요즘 갑자기 건강이 안 좋아지면서 대소변 문제가 생겼습니다. 변비가 심해지고 요실금 증세까지 나타나게 되었습니다. 대장내시경 검사를 20일에 예약해 둔 상태였습니다.

    그러던 중, 카톡으로 직장암을 맨발걷기로 치유한 사례를 보게 되었습니다. 그 기사를 보고 예전에 했던 맨발걷기를 다시 시작해야겠다는 생각이 들었습니다. 일원동 대모산에서 맨발걷기를 한다는 소식을 듣고, 늦게나마 맨발걷기를 시작했습니다. 대모산을 매일 2시간씩 맨발로 걷기 시작한 지 6일 만에 놀라운 변화가 있었습니다.

    변비가 해소되어 양재역에서 내렸을 때 화장실에서 오

랫동안 보지 못했던 황금색 숙변을 보게 되었습니다. 그동안 심했던 변비가 사라져서 정말 기뻤습니다. 또한, 요실금 증세도 그 다음날부터 사라졌습니다. 밤에 자주 소변을 보러 일어나야 해서 깊이 잠들지 못했는데, 이제는 두 번으로 줄어들고, 찝찝한 느낌도 없어졌습니다.

물도 하루에 1.5리터씩 마셨지만 변비가 생겨서 정말 힘들었습니다. 변비와 요실금이 겹쳐서 잠도 제대로 자지 못하고 스트레스가 많았습니다. 그런데 맨발걷기를 시작한 이후로 몸 상태가 눈에 띄게 좋아졌습니다. 이제는 소변 문제도 거의 없어졌고, 변비도 해소되있습니다. 이 경험을 통해 맨발걷기의 중요성을 다시 한 번 깨닫게 되었습니다.

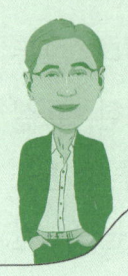 **박동창의 한마디**

맨발로 걷기 시작한 이후 제일 빨리 효과를 경험하는 일이 무엇일까요? 사람마다 조금씩 다르지만, 밥맛이 좋아지고쾌식, 숙면하게 되고쾌면, 화장실을 자주 가서 변을 잘 보게 되는 것쾌변입니다.

맨발걷기를 하면 지압효과에 따라 위장 등 내부 장기의 활동이 활성화되면서, 소화도 잘 되고 배설도 잘 됩니다. 또한 땅속 자유전자가 몸 안으로 올라와 장내에 있는 각종 음식물들을 분해시키고 발효시켜서 소화 흡수를 용이하게 해주고 배설을 촉진시키는 촉매작용 또는 효소작용을 하기 때문이기도 합니다.

저는 금붕어 접지 실험을 했습니다. 한 수조에는 접지되지 않은 금붕어 세 마리를 넣었고, 또 한 수조에는 접지된 금붕어 세 마리를 넣었습니다. 그리고 실험의 효과를 극대화하기 위해 5일간 먹이를 주지 않았습니다. 접지되지 않은 세 마리의 금붕어는 배설이 거의 없었지만 접지된 또 다른 세 마리의 금붕어들은 계속 시커먼 배설물을 쏟아 내었습니다. 먹이를 주지 않은 상태에서도 접지된 금붕어들은 접지의 힘에 의해 숙변을 쏟아내고 있었습니다. 접지에 따른 자유전자의 힘에 의해 장기의 활동이 활발해지며 금붕어의 몸속에 축적되어 있던 배설물들이 쏟아져 나온 것입니다.

그것은 우리가 맨발로 걸으면 화장실을 자주 가게 되고, 황금변이 나오고, 숙변이 쏟아지는 것과 같은 이치입니다. 땅속에서 올라오는 생명의 자유전자가 몸 안으로 올라와 장내 소화활동과 배설활동이 활발해지도록 촉매하기 때문입니다.

이처럼 맨발로 걸으면, 땅속 자유전자가 몸속으로 올라와 장 내에서 음식물 등 유기물을 무기물로 분해하면서 생체대사의 한 활동인 이화작용을 촉진하므로 소화가 잘 되고 쾌변을 보게 됩니다.

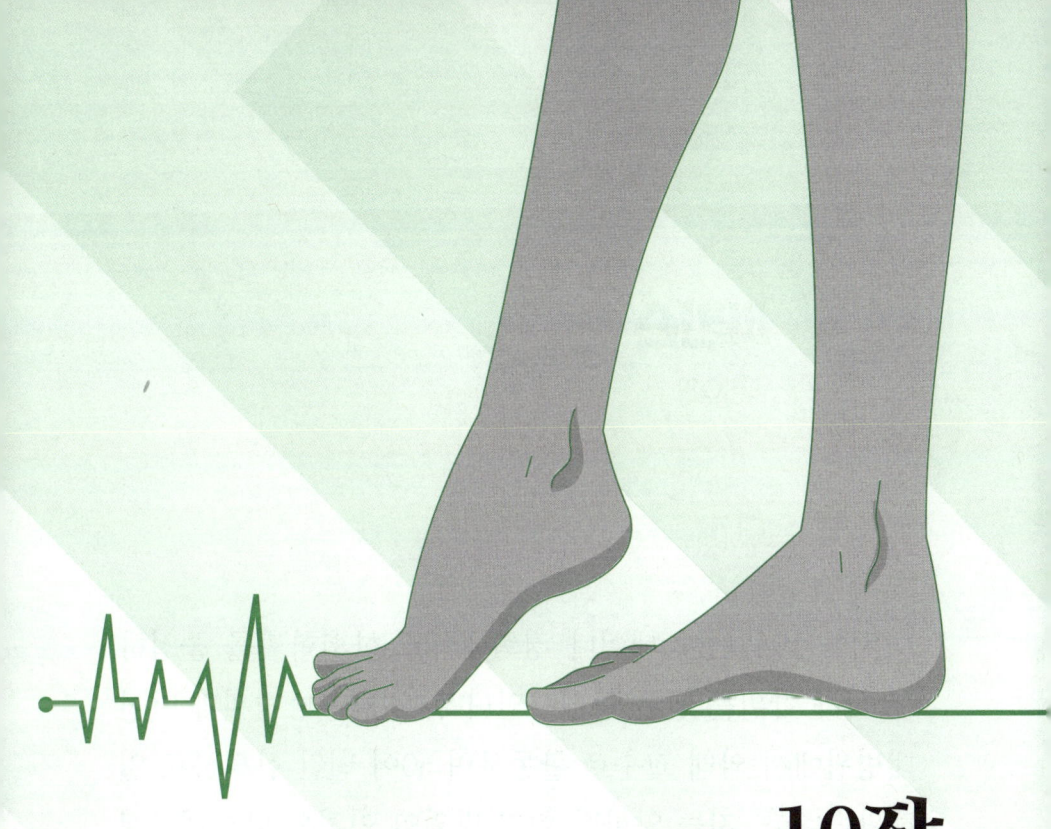

10장
치매, 파킨슨이 낫고 노화가 멈췄습니다

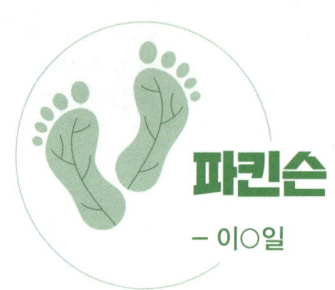

파킨슨
– 이○일

저는 1943년에 태어나 경희대학교 한의학과를 졸업하고 석사 학위를 받은 한의사입니다. 경희한방병원과 가천대병원에서 외래 교수로 활동하며 50여 년간 한의사로 일해왔습니다. 저는 양한방 협진 병원인 인천의 나사렛국제병원을 세웠으며, 이 병원은 600병상의 대형 병원으로, 국내외 환자들에게 양질의 의료 서비스를 제공하고 있습니다. 그러나 제 삶은 7년 전, 파킨슨을 진단받으며 큰 전환점을 맞이하게 되었습니다.

저는 파킨슨 증상을 완화시키기 위해 도파민 한 알을 처방받아 복용했지만, 그로 인한 변비와 불편한 걸음걸이, 그리고 잠자리에서 일어날 때의 어려움 등 여러 가지 부작용으로 힘든 시간을 보냈습니다. 밤에는 화장실을 자주 가야 했고, 기억력도 점점 나빠지며 삶의 질이 크게 떨어졌습니다. 이때 저는 『맨발로 걸어라』라는 책을 접하게 되었고, 맨발걷기에 희망을 걸어보기로 결심했습니다.

지난 11개월 동안 저는 매일 2시간에서 3시간씩 인천 연수구 청량산의 황금색 황톳길을 맨발로 걸었습니다. 그 결과는 정말 놀라웠습니다. 처음 맨발걷기를 시작하자마자 도파민 복용으로 인한 변비가 즉시 해소되었고, 밤에는 푹 잘 수 있게 되었습니다. 또한, 기억력이 점점 회복되어 오래된 친구들의 이름까지 기억해낼 수 있었습니다. 누워있다 일어나는 것도 수월해졌고, 예전에는 부축을 받아야만 걷던 제가 이제는 지팡이만 짚고도 자유롭게 걸을 수 있게 되었습니다. 손 떨림도 완전히 사라졌습니다.

이렇게 저는 7년간 앓아온 파킨슨을 극복하게 되었고, 이제는 파킨슨이 불치병이 아님을 확신하게 되었습니다. 치매, 알츠하이머, 파킨슨이 맨발걷기를 통해 치유될 수 있다는 사실을 제 몸으로 증명하고, 이를 세상에 알리게 되어 매우 기쁩니다.

앞으로 저는 인천 남동구 논현동에 한방병원과 요양병원을 세우고, 그곳에 맨발걷기 둘레길을 만들어 많은 사람들이 건강을 회복할 수 있게끔 할 계획입니다. 맨발걷기를 통해 제가 경험한 놀라운 회복을 다른 사람들도 경험할 수 있도록 도울 것입니다.

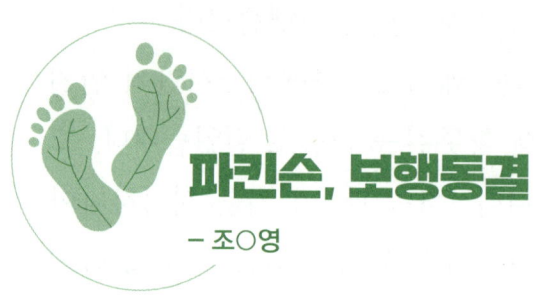

파킨슨, 보행동결
― 조○영

안녕하세요, 저는 64세입니다. 제 이야기를 시작하기 전에 제 자신을 소개하고 싶습니다.

작년 이맘때쯤 저는 넘어져서 병원을 찾았고, 그곳에서 파킨슨 진단을 받았습니다. 파킨슨의 증상으로 인해 자꾸 넘어지기 시작했죠. 걸으려고 해도 걸음이 잘 안 돼서 보행이 동결되는 상황이었습니다.

이러한 상황에서 작년 6월부터 맨발걷기를 시작했습니다. 이제 10개월 정도 되었고, 하루에 한 시간 반 정도 걷고 있습니다. 비록 하루에 한 시간 반이 부족하다고 들었지만, 그동안 걸으면서 증세가 많이 좋아졌습니다. 지금은 넘어지지 않고 잘 걸을 수 있게 되었어요. 그리고 콧물도 나오고 침도 질질 흘렸었는데, 지금은 그런 증상도 사라졌습니다. 전에는 손이 약간 흔들리는 수전증도 있었는데, 이제는 전혀 흔들리지 않습니다.

기억력은 보통 수준을 유지하고 있습니다. 현재 생활에서 가장 불편한 점은 잠을 잘 못 잔다는 것입니다. 누워도 쉽게 잠들지 못하죠. 하지만 더 열심히 맨발걷기를 하고, 하루에 세 번, 특히 저녁 시간에 맨발로 까치발을 하면서 걸으면 잠드는 데 도움이 될 거라고 들었습니다.

작년에는 제가 걸을 때 다리를 들지 못하고 질질 끌었다고 주변 사람들이 말했지만, 지금은 그런 현상이 없습니다. 병원에서 의사 선생님도 많이 좋아졌다고 하셨습니다. 이제 잠을 잘 못 자는 것만 남았는데, 더 많이 걷고 까치발로 걸으면 그것도 개선될 거라고 믿습니다. 얼굴도 건강해 보인다고 말씀해 주셔서 기쁩니다.

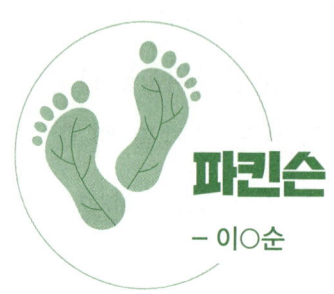

파킨슨
- 이○순

안녕하세요. 저는 64세이고, 닉네임은 사랑초입니다. 저는 파킨슨을 앓은 지 8년째인데, 작년 여름부터 맨발걷기를 시작했습니다. 처음에는 3개월 정도 열심히 했는데, 겨울이 오면서 날씨가 추워져 잠시 쉬게 되었습니다. 그러자 몸이 다시 안 좋아지기 시작했죠.

파킨슨은 점점 더 힘들어지는 병입니다. 움직이는 것도 어렵고, 도저히 어떻게 해볼 수 없는 순간도 옵니다. 그러던 중, 일산에 있는 황토 비닐하우스에서 하루 5시간씩 맨발걷기를 시작하게 되었습니다. 그리고 기적 같은 일이 일어났습니다. 맨발로 걸으면서 발가락 꼬임 현상, 발 저림, 통증 등이 마법처럼 사라지기 시작한 것입니다.

어느 날은 정말로 보통 사람들처럼 정상적으로 걸을 수 있었고, 춤도 추고 날뛰고 할 정도로 몸 상태가 좋아졌습니다. 이렇게 확실한 효과를 느낀 이후로는 하루도 빠지지 않고 맨발걷기를 하려고 노력합니다. 하지만 장소와 시간 문제로 인해 일주일에 두세 번 정도밖에 하지 못합니다.

약이 소진될 때쯤이면 발가락이 꼬이는 증상이 나타나곤 했습니다. 그런데 맨발로 걷고 있으면 그런 증상이 전혀 나타나지 않습니다. 여기 비닐하우스에 오면 다섯 시간 이상 발가락이 꼬이지 않아 약을 먹지 않아도 지낼 수 있습니다. 집에서는 네 시간 정도 지나면 슬슬 저림과 통증이 시작되지만, 여기서는 거의 그런 일이 없습니다.

그래서 이곳에 오면 마음이 편해지고, 발가락이 안 꼬인다는 안도감에 더욱 열심히 걷게 됩니다. 동네에도 신이 있지만, 추워서 이곳 비닐하우스로 오게 되었습니다. 집에서 비닐하우스까지는 자가용이나 대중교통을 이용해 한 시간 반 정도 걸리기에, 각 동네마다 겨울에 춥지 않게 맨발로 걸을 수 있는 장소가 많아지면 좋겠습니다.

전국에 계신 파킨슨 환우들이 약 14만 명 정도 된다고 합니다. 그분들이 저처럼 맨발걷기를 통해 건강을 회복하고 파킨슨을 이겨낼 수 있기를 진심으로 바랍니다. 여러분, 모두 화이팅!

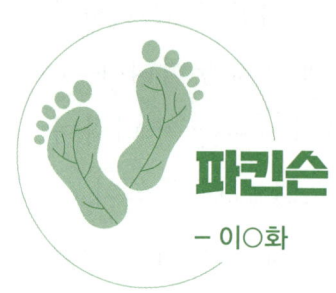

파킨슨
– 이○화

    저는 13년 전, 우리나라 최고의 대기업에서 근무하던 중 파킨슨 진단을 받았습니다. 그때부터 저는 이 병과 싸우기 시작했죠. 그러다 3년 전, 저는 맨발걷기를 시작했습니다. 처음엔 그저 병세가 더 나빠지지 않기를 바라며 시작했지만, 점차 그 효과를 느낄 수 있었습니다. 매일 대모산을 맨발로 3~4시간씩 걸었습니다.

    지금은 그때와 비교하면 정말 많은 변화가 있었습니다. 3개월 전부터는 지팡이 없이 대모산을 오르내릴 수 있게 되었습니다. 물론 제 스스로는 큰 차이를 느끼지 못할 때도 있지만, 주변 사람들은 제 얼굴도 밝아지고 건강이 좋아졌다고 말합니다. 처음 파킨슨 진단을 받은 후 10년 동안은 약을 복용하며 지냈지만, 상태는 점점 악화되었습니다. 그러나 맨발걷기를 시작한 후로는 상태가 악화되지 않고 오히려 호전되고 있습니다.

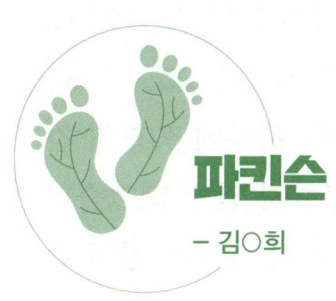
파킨슨
― 김○희

    안녕하세요, 저는 올해 84세인 여자입니다. 저는 파킨슨을 겪으며 많은 어려움을 겪었지만, 맨발걷기를 통해 놀라운 치유를 경험하게 되었습니다.

    3년 전부터 손떨림이 시작되었고, 글자를 쓰는 것도 어려워졌습니다. 떨리는 손으로 삐뚤빼뚤하게 이름을 쓰며 지내던 중, 병원을 찾게 되었고 파킨슨이라는 진단을 받았습니다. 약물 치료를 시작했지만, 증상은 오히려 더 악화되었고 걸음걸이까지 부자연스러워졌습니다. 퇴원 후에도 혼자 걷는 것이 힘들어 딸의 부축을 받아야 했습니다.

    그러던 중, 딸이 유튜브에서 파킨슨을 맨발걷기로 극복한 사례를 보여주며 저에게도 시도해보자고 권유했습니다. 망설임 끝에 동네 복지관에 있는 계곡을 찾아 맨발걷기를 시작하게 되었습니다. 처음 3일간은 다리가 흔들려 언니의 부축을 받으며 계곡을 건넜습니다. 그러나 4, 5일째부터는 혼자서도 조금씩 건널 수 있게 되었고, 몸에 조금씩 힘이 생기기 시작했습니다.

8월 28일부터 맨발걷기를 시작한 후, 하루에 30분씩 걷다가 점점 시간을 늘려 오늘은 1시간까지 걷게 되었습니다. 다리를 쭉쭉 뻗는 운동을 병행하면서 다리에 힘이 더 생겼고, 걸음걸이도 한층 더 수월해졌습니다. 초기에는 거의 다리를 질질 끌듯이 걸었지만, 2주가 지나면서 다리에 힘이 생기고 팔을 앞뒤로 크게 흔들며 씩씩하게 걷기 시작했습니다.

이제는 손떨림도 완전히 사라졌고, 혼자서도 당당히 걸을 수 있는 건강한 할머니로 변신했습니다. 파킨슨으로 인해 잠도 못 자고 우울증을 겪었지만, 맨발걷기를 시작한 이후로는 잠도 잘 자게 되었습니다. 제 경험이 다른 분들에게도 희망이 되었으면 좋겠습니다.

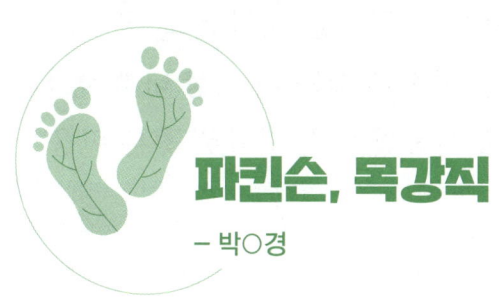

파킨슨, 목강직
― 박○경

안녕하세요, 저는 현재 55세이고, 부천에 살고 있습니다. 오늘로 맨발걷기를 시작한 지 71일째 됩니다.

저는 11년 전 파킨슨 진단을 받았습니다. 파킨슨은 완치가 되지 않는 병이고, 시간이 지날수록 증상이 점점 악화되는 퇴행성 질환입니다. 치매 다음으로 흔한 퇴행성 병으로, 약에 의존하며 살아가야 하는 병입니다. 10년이 넘는 시간 동안 병이 악화되어 작년부터 보행 동결 증상이 생겼습니다. 상체는 앞으로 나가는데 발이 굳어 넘어지는 경우가 많았고, 신호등을 건너다 횡단보도 한복판에서 오도 가도 못하는 일도 잦았습니다. 버스정류장에서 눈앞에 버스를 놓치는 경우도 많았고, 엘리베이터조차 타기 어려웠습니다. 보행이 어려워지면서 일상생활이 힘들어지고 사람들을 만나기 꺼려지며 우울감이 커졌습니다.

그런데 너무 다행스럽게도 맨발걷기를 알게 되었습니

다. 올해 8월 12일부터 맨발로 걷기를 시작했고, 오늘로 2개월 10일째 됩니다. 처음 시작할 때는 더 이상 나빠지지 않기만을 바라는 마음으로 시작했는데, 의외로 좋은 반응이 있었습니다.

저는 하루에 한 시간씩 한 달간 걷다가 두 달째부터는 두 시간으로 늘렸습니다. 목 근육이 수축되어 목이 뒤로 꺾이는 목 강직 현상이 있었는데, 맨발걷기를 시작한 지 2주 정도 지나자 일주일에 서너 번 오던 강직이 일주일에 한 번 정도로 줄었고, 지금은 거의 나타나지 않습니다. 매일 오던 보행 동결도 이제는 며칠에 한 번 올 정도로 개선되었습니다. 아직 완치된 것은 아니지만, 보행 동결이 개선되면서 앞으로 더 열심히 하면 더 좋아질 수 있겠다는 희망이 생겼습니다.

파킨슨 진단 이후 보행 동결로 인해 휠체어를 타거나 침상 생활로 이어질 것을 예상했지만, 지금은 높은 산을 오르는 것도 가능해졌습니다. 약도 하루에 다섯 번 먹었는데, 지금은 저녁 7시에 약을 먹고 다음 날 아침 7시까지는 약을 먹지 않아도 괜찮습니다. 낮에는 다섯 번 먹던 약을 네 번만 먹어도 연결이 잘 됩니다. 아직 70일밖에 지나지 않았기 때문에 약을 완전히 끊을 수는 없지만, 앞으로는 조금씩 줄여 나갈 계획입니다.

어제는 파킨슨 환자 간담회가 있어 삼성역에 다녀왔습

니다. 예전에는 체력이 안 돼 매일 외출하는 것이 어려웠지만, 어제 삼성역에 갔다 오고 오늘도 이 자리에 있을 수 있는 것이 기적 같습니다.

저는 이 자리에 우리나라의 13만 명의 파킨슨 환자분들께 약에만 의존하지 말고, 절망하지 말고 맨발걷기라는 좋은 운동법을 시도해 보시라는 마음으로 나왔습니다. 맨발걷기가 많은 도움을 줄 수 있을 것입니다.

저는 은대미산과 원미산에서 주로 맨발걷기를 하고 있습니다. 저와 같이 온 언니는 제가 파킨슨 환자인지 모를 정도로 많이 좋아졌다고 합니다. 등이 많이 굽었는데 지금은 많이 펴졌고, 변비도 거의 해소되었습니다. 저는 일을 하고 있지 않지만, 맨발걷기를 통해 일상생활이 많이 나아졌습니다. 감사합니다.

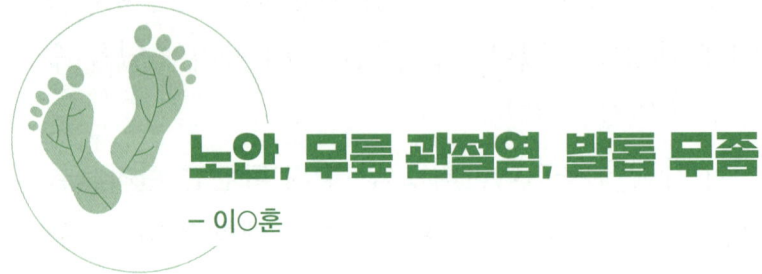

노안, 무릎 관절염, 발톱 무좀
― 이○훈

안녕하세요, 저는 현재 맨발걷기국민운동본부 강동 지회장을 맡고 있습니다. 제가 맨발걷기를 시작한 지 이제 2년이 되었습니다. 이 시간을 통해 제 삶에서 놀라운 변화들이 일어났습니다.

처음에는 노안 때문에 핸드폰 글씨를 볼 수가 없어서 항상 돋보기를 착용해야 했습니다. 그런데 맨발걷기를 꾸준히 하면서, 특히 작년에는 까치발로 걷기를 많이 했습니다. 약 5개월 정도 지나면서 어느 순간 핸드폰 글씨를 돋보기 없이 볼 수 있게 되었습니다. 지금은 핸드폰 글씨를 확대하지 않고도 잘 보고 있습니다.

또한, 과거에는 무릎 연골이 좋지 않아서 6개월마다 연골 주사를 맞아야 했습니다. 그러나 맨발걷기를 시작한 이후로, 하루에 2시간에서 3시간 정도 걷고 접지 체험장에서도 많이 하다 보니, 무릎 통증이 사라졌습니다. 이제 2년째 연골 주사를 맞지 않고도 무릎이 괜찮습니다.

추가로, 군대 시절부터 발톱 무좀이 매우 심해서 손톱깎기로는 발톱을 깎을 수 없었습니다. 항상 발톱을 불려서 살살 깎아내야 했는데, 맨발걷기를 하면서 발톱 무좀이 얇아지고 새 발톱이 자라나기 시작했습니다. 이전에는 손가락에도 혈색이 없어 하얗게 보였는데, 지금은 손톱이 붉게 혈색이 돌고 있습니다.

이처럼 맨발걷기를 통해 얻은 건강의 혜택이 너무 많습니다. 그래서 강동 지역에서도 더 많은 사람들이 맨발걷기를 할 수 있도록 노력하고 있습니다. 제 경험을 통해 많은 분들이 건강을 되찾길 바랍니다.

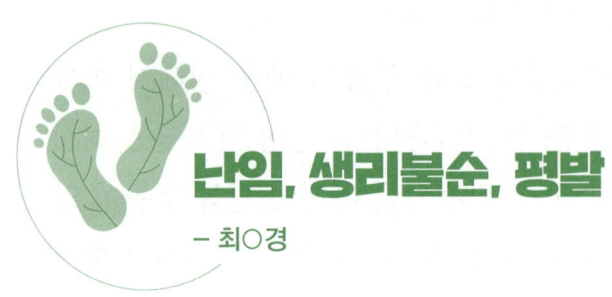

난임, 생리불순, 평발
– 최○경

안녕하세요. 저는 79년생 여자입니다. 용인 처인구 모현읍에서 왔습니다. 제 이야기를 나누게 되어 기쁩니다.

저는 평발로 인해 하이힐을 신을 수 없었고, 이로 인해 많은 불편을 겪었습니다. 하지만 4개월 동안 맨발걷기를 꾸준히 하면서 제 발에 아치가 생겼습니다. 아치가 생긴 후로는 흙이 제 발의 아치 부분에 묻지 않게 되어 정말 놀라웠습니다.

맨발걷기를 시작한 것은 9월부터였습니다. 겨울에도 열심히 꾸준히 했더니 더 좋은 효과를 보게 되었습니다. 중간에 멈춰야 하나 고민될 때도 있었지만, 정신이 맑아지면서 더욱 깨어난 느낌을 받았습니다.

맨발걷기의 장점 중 하나는 면역력이 좋아지고 피로가 줄어들면서 생기가 솟아난다는 것입니다. 특히 저에게는 불규칙했던 생리가 정상적으로 돌아오는 기적 같은 일이 일어났습니다. 난임으로 몇 년간 병원을 다니며 시험관 시술까지 받았던 저로서는 정말 놀라운 변화였습니다.

저는 쌍둥이를 키우고 있습니다. 임신 당시 몇 년 동안 병원을 다니며 힘들게 아기를 가졌는데요. 맨발걷기를 일찍 알았더라면 더 좋았을 것이라는 생각이 듭니다. 이제는 불임으로 고통받는 다른 젊은 분들에게 이 경험을 나누고 싶습니다. 맨발걷기를 통해 저와 같은 기적을 경험할 수 있을 것이라 믿습니다.

또한 맨발걷기를 통해 피부도 좋아지고 전반적으로 생기가 돋는 느낌을 받았습니다. 감사합니다.

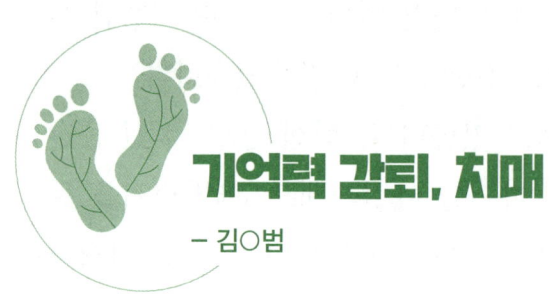

기억력 감퇴, 치매
– 김○범

안녕하세요, 저는 68세 남자입니다. 현재 수원 영통 중앙공원에서 맨발걷기를 시작한 지 3개월이 되었는데요, 이를 통해 얻은 치유 경험을 나누고자 합니다.

맨발걷기를 시작한 후로 밤에 화장실에 가는 횟수가 현저히 줄어들어 숙면을 취할 수 있게 되었습니다. 또한, 체력도 단단해지고 신체적인 면에서 강단이 생긴 것을 느낍니다. 운동화를 신고 걸을 때보다 맨발로 걸으니까 부하가 많이 걸리는 것 같아서 혈액순환도 잘 되고, 뇌혈류가 활발해지는 것을 느낍니다.

저는 기독교인으로, 영어 성경을 암기하고 있는데, 맨발로 걸으며 암기할 때 집중력과 암기력이 현저히 증가함을 경험했습니다. 걷는 동안 집중력이 높아지고 암기력이 좋아지다 보니 치매 예방에도 큰 도움이 될 것이라는 확신을 가지게 되었습니다.

맨발걷기를 시작한 지 세 달밖에 되지 않았는데도 이런 효과를 보고 있어서, 조금 더 일찍 알았더라면 좋았을 것 같다는 생각이 듭니다. 지금이라도 접하게 된 것은 큰 행운이라고 생각합니다. 박동창 선생님을 직접 만나 뵙고, 선구자이자 생명의 은인, 애국자라는 느낌을 받았습니다.

중앙공원을 한 바퀴 돌면 약 20분에서 30분 정도가 걸리는데, 반은 흙이고 반은 그렇지 않은 구간입니다. 관계자가 환경을 좀 더 조성해 주셨으면 좋겠습니다. 가장 좋은 곳은 학교 운동장이지만, 지금은 다 막혀 있습니다. 교육기관에 건의해서 운동장을 개방해 주면 건강과 복지 차원에서 큰 도움이 될 것이라고 생각합니다.

맨발로 걷기 전에는 신발을 신고 걸었지만, 그때보다 맨발로 걸을 때 집중도가 높아지고 뇌 활동이 활성화되는 것을 확실히 느낍니다. 맨발걷기를 하면 치매 걱정은 하지 않아도 될 것 같습니다.

이러한 긍정적인 변화를 직접 경험하게 되어 매우 기쁩니다. 여러분들도 맨발걷기를 통해 건강을 증진시키길 바랍니다. 감사합니다.

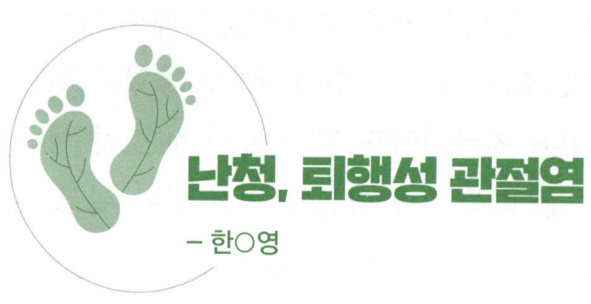

난청, 퇴행성 관절염
– 한○영

저는 65세입니다. 2022년 8월 13일부터 해반천을 맨발로 걷기 시작했습니다. 원래 인터넷에서 박동창 선생님의 글을 읽어서 맨발걷기에 대한 지식을 알고 있었고, '생로병사의 비밀'을 보고 확신이 들어 매일 2시간씩 맨발로 걸었습니다.

한 달 정도 지나니 허리가 편해지고, 두 달째는 무릎 퇴행성 관절염으로 아파서 손을 짚어야만 앉을 수 있었던 상태가 좋아졌습니다. 이전에는 추석 때 시골에 가거나 절에서 스님과 이야기할 때 오래 앉지 못하고 의자를 찾곤 했는데, 맨발걷기를 한 후 의자를 찾지 않게 되었습니다. 이 경험에 크게 감동하여 주위 사람들에게 맨발걷기의 효과를 권유하기 시작했습니다.

제 남편도 무릎이 차가운 지 30년이 되었는데, 맨발걷기를 한 후 무릎이 미지근해져서 놀랐습니다. 그래서 저희 부부는 열심히 맨발걷기를 실천하고 있습니다.

오른쪽 귀는 알레르기 때문에 면봉으로 고막을 뚫어서 몇 번 수술을 받았지만, 다시 문제가 생겼습니다. 의사 선생님께서 알레르기로 인해 치유가 어렵고, 고막을 막으면 중이염이 올 수 있다고 하셔서, 이 상태로 살아야 한다고 하셨습니다.

저는 보청기를 낀 지 4년이 되었는데, 2023년 12월 26일에 건강검진을 받았을 때 왼쪽 귀에서 소리가 잘 들리기 시작했습니다. 너무 놀라서 간호사 선생님께 물어보니 정상이라고 하였습니다. 오른쪽 귀는 상태가 비슷했지만, 왼쪽 귀는 40데시벨에서 20데시벨로 개선되어 보청기를 끼지 않아도 된다는 진단을 받았습니다. 귀의 청신경 세포가 살아난 덕분이라는 설명을 들었습니다.

저는 주로 해반천을 걸었고, 겨울에는 추워서 황토 분성산에서 걸었지만 해반천이 더 좋았습니다. 모래가 지압 효과를 주고 발바닥에 열감을 느끼게 해주었습니다. 이렇게 맨발걷기의 효과를 직접 체험하여, 난청으로 고생하시는 분들께도 추천드리고 싶습니다. 안 들리던 귀가 들리게 되었다면, 안 보이던 눈도 시신경이 살아날 수 있음을 시사하는 귀중한 체험사례입니다. 감사합니다.

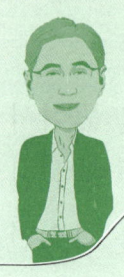
박동창의 한마디

　맨발걷기를 지속적으로 하면 전보다 더 젊어지고 예뻐지는 천연의 놀라운 항노화 효과를 볼 수 있습니다.
　미국의 접지론 관련 학자들은 "접지는 생명의 기본 에너지를 생성시키는, 마치 차의 휘발유의 역할을 하는 ATP아데노신삼인산의 생성을 촉진함으로써 사람을 건강하게 만들어준다"라고 밝히고 있습니다. 즉 "ATP를 재생하기 위해 우리의 몸은 지방산으로부터 자유전자를 빼앗아오는데, 우리가 맨발로 접지할 때 우리의 몸이 음전하를 띤 자유전자를 흡수해 제공함으로써, 우리의 몸이 좀 더 쉽게 ATP를 재생하게 도와준다"라고 설명하고 있습니다. "결국 접지는 우리 몸의 ATP의 생성을 촉진함으로써 심장과 면역체계의 기능을 향상하고, 궁극적으로 노화의 진행을 늦추는 기능을 하게 된다"라는 이론입니다.

생물학자들 역시 ATP를 대부분의 세포 활동과 근육 활동의 주에너지원임은 물론 DNA 합성의 원천이라고 합니다. 생명체는 ATP를 마치 에너지를 저장하고 필요할 때 사용하는 배터리처럼 사용하기 때문입니다. 실제 우리는 에너지원으로 ATP 대사를 하고 그를 다시 원상태로 돌린 후 다시 리사이클재생합니다.

그런데 나이가 들어가면서 피부의 ATP 수준이 자꾸 떨어지고, 그 결과 에너지가 줄어들면서 수분이 줄어들고, 결국 피부가 노화한다는 것입니다.

최근에는 영국 뉴캐슬대학의 과학자들이 나이가 들어가면서 특히 피부의 미토콘드리아진핵세포 속에 들어있는 소시지 모양의 알갱이로 세포의 발전소와 같은 역할을 하는 작은 기관가 줄어든다는 사실을 발견하였다고 보도된 바도 있습니다.

결국 맨발걷기를 통해 땅속의 자유전자들이 몸속으로 들어와 각 세포 속 발전소 역할을 하는 미토콘드리아의 전자전달계에 자유전자들을 계속 제공함으로써 생명의 기본 에너지원인 ATP의 생성을 촉진할 뿐만 아니라 동시에 피부의 ATP 수준을 늘려 피부가 재생되는 것을 도와준다는 결론에 이르게 됩니다.

맨발걷기를 한 후 검은 모발이 새롭게 나기 시작하고, 검버섯이 없어지고, 노안이었던 시력이 좋아지고, 귀도 잘 들리는 등 젊음을 되찾았다는 분들의 간증이 넘치는 것이 이를 증명하고 있습니다.

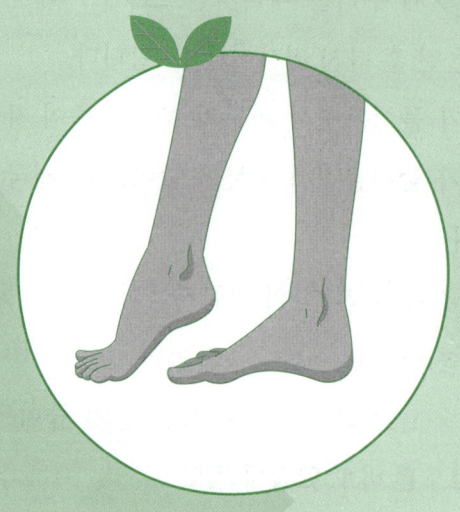

전국 맨발걷기 추천장소

서울

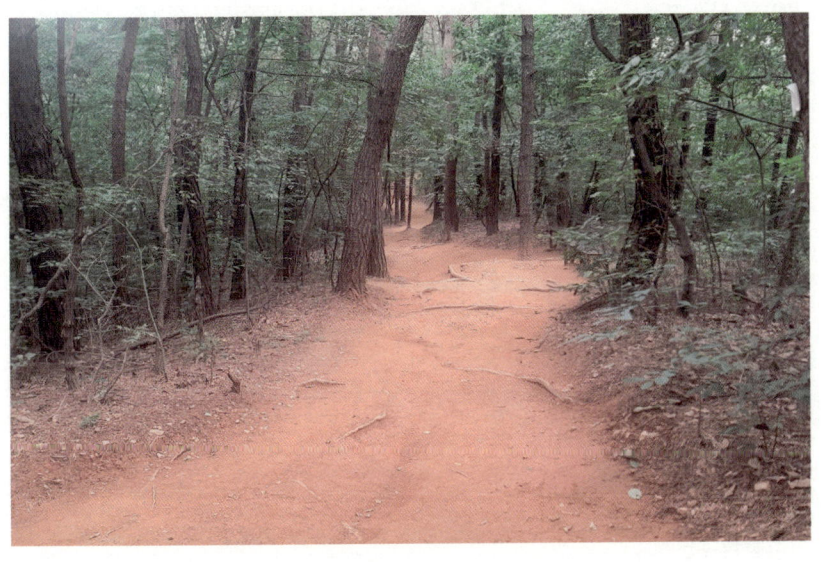

대모산 숲길(자료 : 박동창의 맨발강의)

- 개운산 맨발걷기길
- 낙산공원
- 남산공원
- 도곡로 황톳길
- 동작동 현충원 둘레길
- 매봉산
- 문래공원
- 배봉산
- 봉화산 둘레길
- 서리풀공원
- 구로올레길
- 낙성대 과학공원
- 대모산 한솔공원
- 도봉산
- 망원동 한강공원 망원지구
- 목동교 황톳길
- 반홍산
- 보라매공원
- 불암산 둘레길
- 서울숲

성산동 성미산
아차산
안양천 신정교
양재 늘벗공원
어린이대공원
와룡공원
용마폭포공원 황톳길
우장산공원
일자산
자연학습장 흙길
정릉 숲 산책길
초안산 근린공원 치유의 숲길
한강뚝섬유원지

솔밭공원
안산 황톳길
암사생태공원
양재천 황톳길
오금공원
왕수천모래밭
우면산
월드컵공원
자양동 한강로
잠실 오금공원
청계산
하늘공원 소곤소곤길

경기·인천

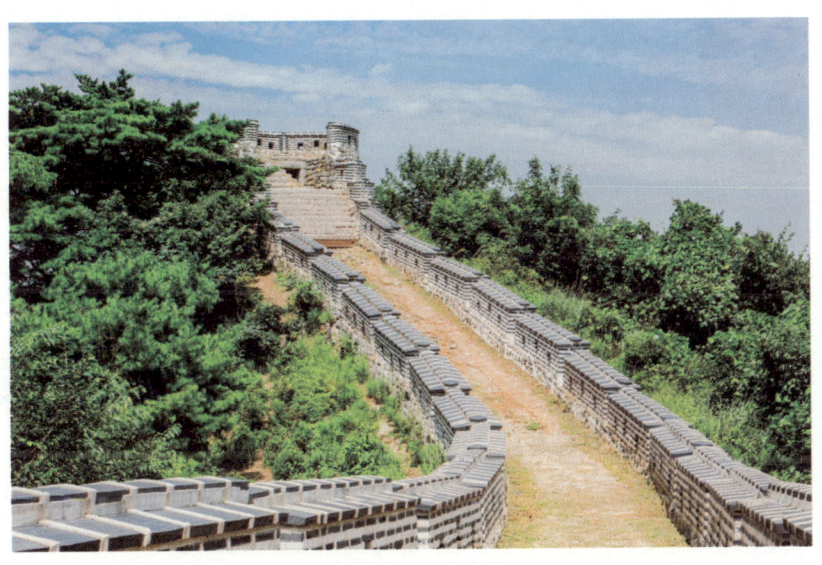

남한산성 산책로 (자료 : 경기도남한산성세계유산센터)

- 광명 서독산
- 군포 수리산 황톳길
- 김포 라베니체 금빛수로
- 김포 향산전통공원
- 분당 불곡산
- 수원 효원공원
- 용인 소실봉
- 인천 남동구 서해랑길 93코스
- 인천 송도 해돋이공원
- 하남 검단산

- 광명 호봉골
- 기흥 동백동 석성산길
- 김포 선형공원 황톳길
- 남양주시 금대산
- 수원 광교호수공원 황톳길
- 양평 양자산–서석산
- 위례 남한산성
- 인천 배수지공원
- 인천 청량산
- 하남 덕풍동 풍산근린공원

충청권

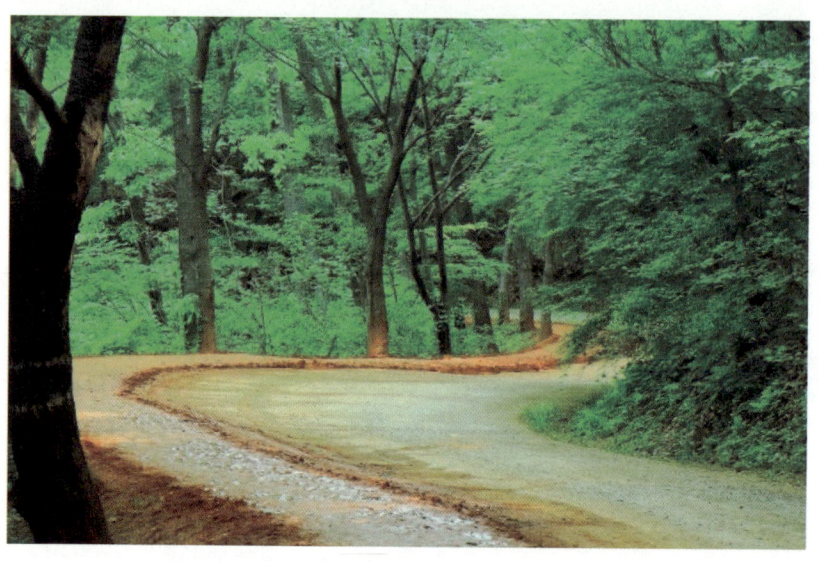

계족산 황톳길 (자료 : 선양소주)

- 대전 계족산 황톳길
- 대전 도안아이파크 근린공원
- 대전 헬로시티 둘레길
- 보은 다니엘빌리지
- 세종 금강자연휴양림
- 세종 원수산
- 세종 중앙공원
- 대전 도솔산
- 대전 우성이산
- 보령 천북면 살렘동산
- 세종 괴화산
- 세종 오봉산둘레길
- 세종 장군산
- 천안 아산 용곡공원

전라권

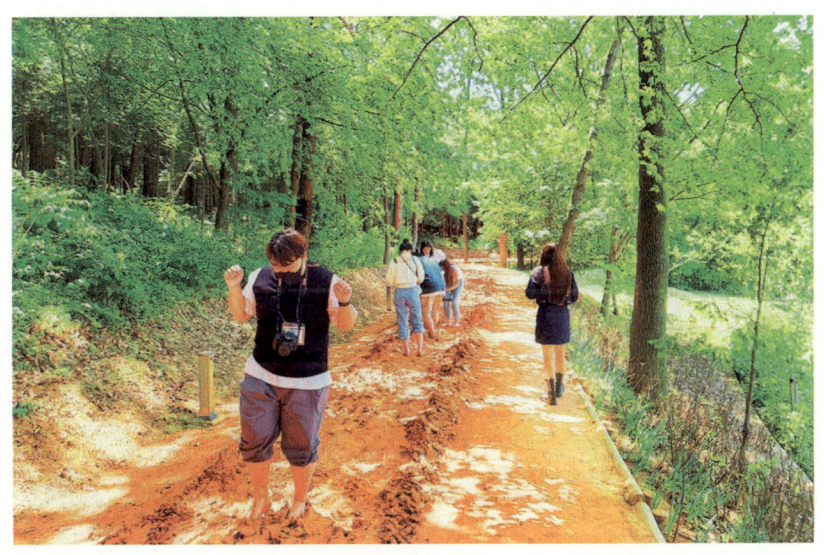

물무산 행복숲 (자료 : 한국관광공사)

- 광주 금당산
- 광주 서구 맨발걷기학교
- 광주 풍암저수지 뒷산
- 남원 향기원 황톳길
- 영광 물무산 행복숲
- 영암 하늘 아래 첫 부처길
- 전주 인후공원
- 전주 황방산

- 광주 봉정산
- 광주 죽림공원
- 남원 육모정 계곡
- 순창 강천산
- 영암 기찬묏길
- 전주 건지산
- 전주 화산공원
- 전주 효자동 효림초등학교

경상권

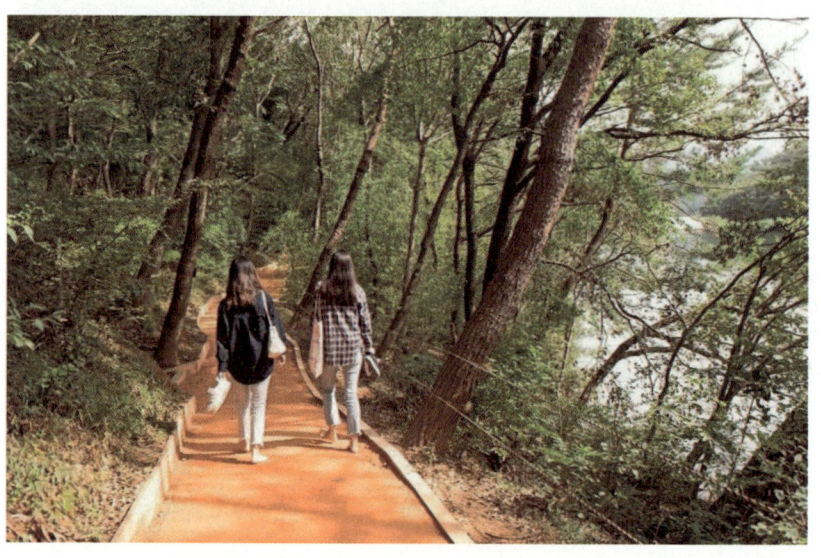

땅뫼산 황톳길(자료 : 부산관광공사)

- 경북도청 천년숲 황톳길
- 구미 형곡공원
- 대구 군위보건소 맨발걷기 체험장
- 대구 달성습지
- 대구 동촌유원지 방천뚝길
- 대구 수목원 황톳길
- 대구 칠곡 가산수피아식물원
- 마산 합포구 임항지구
- 부산 땅뫼산 황톳길
- 영주 소백산 치유의숲 맨발길
- 구미 지산샛강생태공원
- 김해 분성산
- 대구 달성군립 도서관
- 대구 동촌둑길
- 대구 마정산
- 대구 수성못
- 마산 팔용산
- 부산 광안리 바닷가
- 부산 연산동 배산
- 진주 가좌산

진주 선학산
창원 용지문화공원기계 서숲
포항 문덕근린공원
포항 연일근린공원
포항 오천 냉천~신광천 둘레길
포항 인덕산 자연마당
포항 장성근린공원
포항 조박지 둘레길
포항 청림 행복주택 도시숲
포항 형산강 둔치
함양 삼림숲길

창원 성주사 황톳길
포항 달전지 둘레길
포항 양덕나무은행 둘레길
포항 오어지 둘레길
포항 용한리 해변
포항 장량동 장미거리
포항 제내리 도시숲
포항 천마지 둘레길
포항 해도도시숲
포항 흥해 북천수
함양 상림공원

강원도

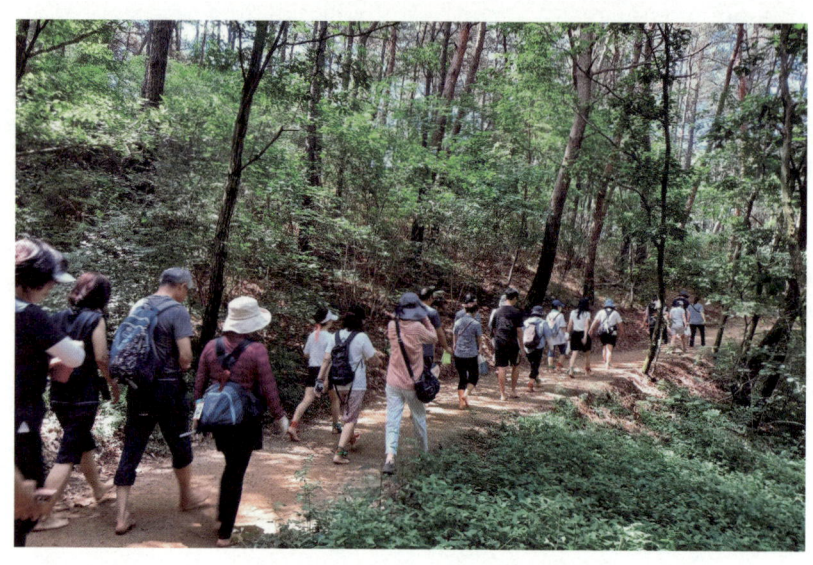

대관령 국민의 숲 (자료 : 원주시)

강릉 국립대관령치유의 숲
국립횡성숲체원 맨발흙길
속초 영광호 산책길
양양 낙산해변 해파랑길
원주 국형사길
평창 대관령 국민의 숲

강릉 송정해수욕장 송림
속초 설악산 공룡능선
속초 척산온천휴양촌 소나무숲
원주 구학산 둘레숲길
원주 운곡 솔바람숲길
횡성 청태산 휴양림

제주도

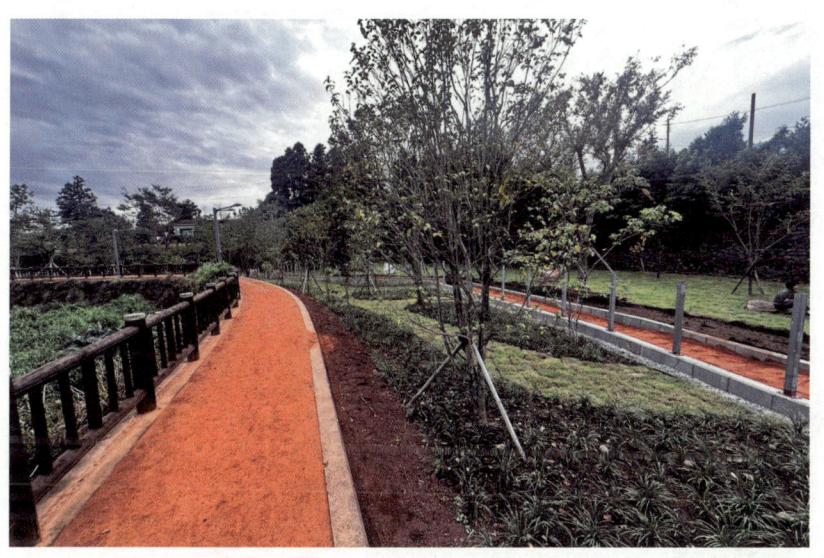

동이홍이네 황톳길(자료 : 서귀포시)

서귀포 동이홍이네 황톳길

서귀포 숨골공원 황토족탕

소산오름

송당리 천년의숲 비자림

아부오름

표선 따라비오름

국일 건강 베스트셀러

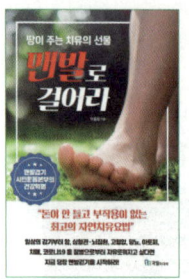

맨발로 걸어라
박동창 지음
292쪽 | 값 17,000원

맨발걷기의 원리와 효능, 맨발로 걸을 때 어떠한 메커니즘에 의해 치유가 일어나는지를 상세히 설명한다.

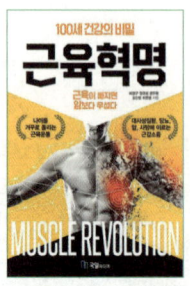

100세 건강의 비밀 근육 혁명
하정구 · 정규성 · 공두환
김진성 · 최문영 지음
292쪽 | 값 18,000원

나이가 들어 근육이 빠지면 암보다 무섭다. 근감소를 막으며 만성질환을 완화하는 근육운동을 소개한다.

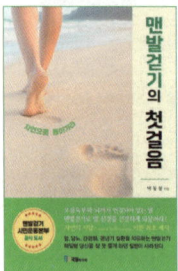

맨발걷기의 첫걸음
박동창 지음
288쪽 | 값 17,000원

걷는 자세에 따른 발의 지압 효과, 맨발걷기에 적합한 땅을 고르는 법, 안전하게 맨발로 걷는 법을 소개한다.

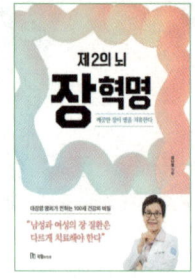

제2의 뇌 장 혁명
김나영 지음
328쪽 | 값 18,000원

장은 면역력과 깊은 관계가 있다. 건강한 장을 유지하는 노하우와 장 질환별 치유 방법을 설명한다.

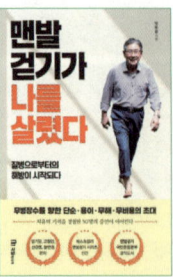

맨발걷기가 나를 살렸다
박동창 지음
352쪽 | 값 17,000원

맨발걷기는 돈이 안 들고 부작용이 없는 최고의 자연치유 요법이다. 질병으로부터 해방된 이야기를 담고 있다.

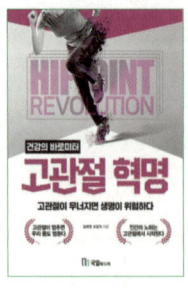

건강의 바로미터 고관절 혁명
김태영 · 조승익 지음
324쪽 | 값 18,000원

일상생활을 하는 데 가장 큰 역할을 하는 것이 고관절이다. 고관절 건강을 위한 운동과 예방법을 설명한다.

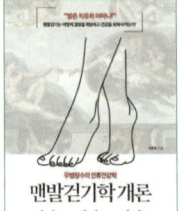

맨발걷기학 개론
박동창 지음
348쪽 | 값 17,000원

맨발걷기 이론을 체계적으로 정리하고, 저자가 직접 실험으로 입증한 접지의 효과를 서술하고 있다.

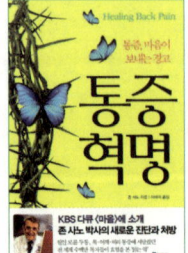

통증혁명
존 사노 지음
240쪽 | 값 13,000원

원인 모를 두통, 목 · 어깨 · 허리 통증에 시달리고 있다면 '읽는 약'이라고도 불리는 이 책을 들여다보자.

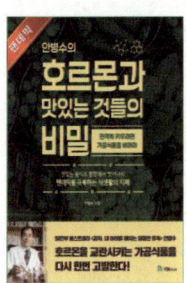

호르몬과 맛있는 것들의 비밀
안병수 지음
344쪽 | 값 15,800원

'혈당관리의 주범'이라는 오명을 갖게 된 인슐린. 어째서 인슐린이 우리 몸의 골칫덩이가 됐는지 설명한다.

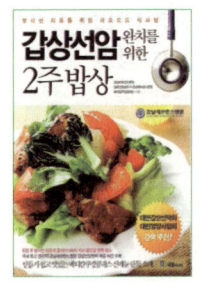

갑상선암 2주 밥상
강남세브란스병원 갑상선암센터·메디칼쿠킹클래스 지음
248쪽 | 값 15,000원

갑상선암 수술 후 진행되는 방사성 요오드 치료를 돕는 저요오드 식단과 재발 방지 식사법을 소개한다.

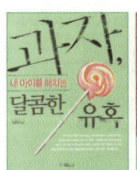 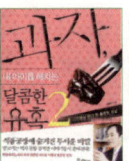

과자, 내 아이를 해치는 달콤한 유혹 1, 2
안병수 지음
336쪽, 312쪽 | 각권 값 11,000원

생활습관병이 폭발적으로 증가한 원인은 무엇일까? 알고는 먹지 못할 끔찍한 가공식품 이야기가 시작된다.

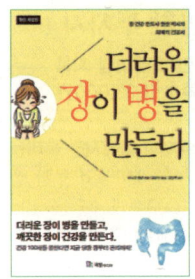

더러운 장이 병을 만든다
버나드 젠센 지음
312쪽 | 값 13,000원

올바른 장관리와 균형식사법. 장기능을 개선하기 위한 방법. 장을 튼튼하고 깨끗하게 만드는 방법을 알려준다.

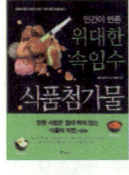 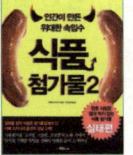

인간이 만든 위대한 속임수 식품첨가물 1, 2
아베 쓰카사 지음
216쪽, 248쪽 | 값 10,000원, 값 13,000원

당신의 식탁이 위험하다. 가공식품, 피자, 삼각김밥, 샌드위치에 포함된 식품첨가물의 실체를 낱낱이 밝힌다.

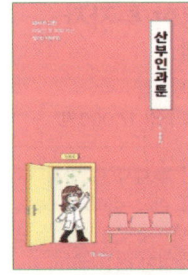

산부인과툰
송동화 지음
312쪽 | 값 17,000원

산부인과 의사가 직접 그린 만화로, '여성 관리, 피임, 출산' 등의 필수지식을 재미있고 쉽게 설명하고 있다.

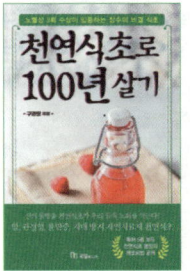

천연식초로 100년 살기
구관모 지음
288쪽 | 값 15,800원

천연식초를 통해 병에 걸리지 않는 체질이 되어 100세까지 살 수 있는 방법과 천연식초 제조법을 담았다.

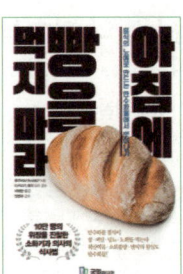

아침에 빵을 먹지 마라
후쿠시마 마사쓰구 지음
272쪽 | 값 17,000원

10만 명의 위장을 진찰해온 전문의가 빵이 위장에 나쁜 이유와 장수하는 식사법을 이해하기 쉽게 풀어냈다.

국일 경제경영 베스트셀러

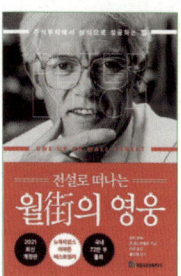

전설로 떠나는 월가의 영웅
피터 린치 지음
464쪽 | 값 26,000원

거시경제보다 개별기업의 가치에 주목한 저자가 밝히는 주식 투자의 모든 것을 담은 주식 투자의 바이블이다.

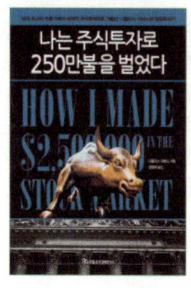

나는 주식투자로 250만불을 벌었다
니콜라스 다비스 지음
232쪽 | 값 14,800원

1950년대 어려웠던 미국 증권가에서 250만 달러라는 엄청난 수익을 거둔 당대 최고 무용가의 투자 성공기다.

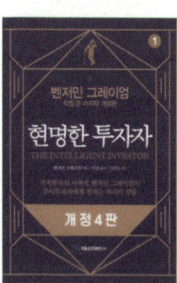

현명한 투자자
벤저민 그레이엄 지음
432쪽 | 값 23,000원

가치투자의 아버지라 불리는 벤저민 그레이엄의 투자 철학과 1,000배의 수익을 얻는 법을 소개한다.

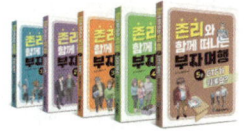

존리와 함께 떠나는 부자 여행 1~5권
존리 지음 | 동방광석 그림
각권 값 12,800원

존리가 청년들이 제대로 투자하고 부자 되기를 희망하는 마음으로 쓴 경제독립을 위한 만화 시리즈다.

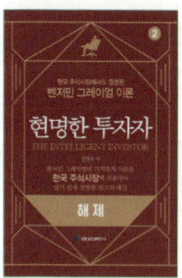

현명한 투자자 해제
신진오 지음
260쪽 | 값 17,000원

현명한 투자자 속 가치투자 이론을 한국 주식시장에 적용해보고, 수익을 얻을 수 있음을 증명한 해설서다.

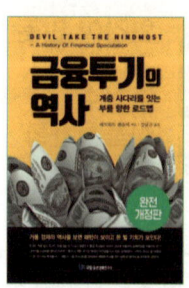

금융투기의 역사
에드워드 챈슬러 지음
532쪽 | 값 25,000원

17세기 네덜란드 튤립투기에서 20세기 닷컴 버블까지 일확천금을 쫓던 투기 이야기를 흥미진진하게 기록했다.

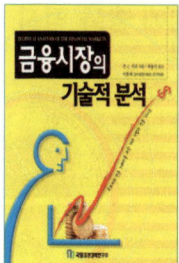

금융시장의 기술적 분석
존 J. 머피 지음
576쪽 | 값 38,000원

고도화된 기술적 지표와 그래프 작성의 모든 기법을 소개하고 각 자산시장의 상관관계에 대해서 밝히고 있다.

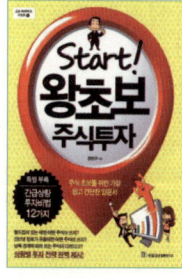

Start! 왕초보 주식투자
전인구 지음
368쪽 | 값 16,000원

85만 경제유튜버 전인구 대표가 주식의 '주' 자도 모르는 주린이들을 위해 쓴 주식 입문서다.

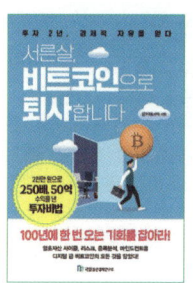
서른살 비트코인으로 퇴사합니다
강기태(세력) 지음
248쪽 | 값 15,800원

2년 만에 250배 수익을 낸 코인투자 전설이 비트코인은 고수익을 얻을 수 있는 최고의 투자임을 증명한다.

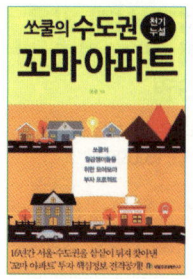
쏘쿨의 수도권 꼬마아파트 천기누설
쏘쿨 지음
272쪽 | 값 16,000원

'아파트 시세지도'의 창시자이자 내집마련 1타 강사인 쏘쿨의 수도권 아파트 투자 노하우를 모두 담았다.

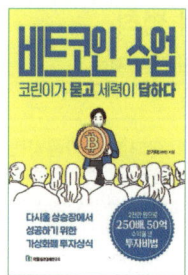
비트코인 수업 코린이가 묻고 세력이 답하다
강기태(세력) 지음
292쪽 | 값 17,000원

코린이를 위한 투자지침서로 가상자산 투자를 할 때 궁금한 모든 것을 78가지 질문과 답으로 쉽게 풀어냈다.

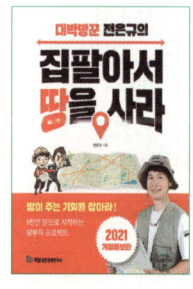
대박땅꾼 전은규의 집 팔아서 땅을 사라
전은규 지음
344쪽 | 값 18,000원

임장을 다니면서 어떻게 하면 좋은 땅을 고를 수 있는지, 조심해야 할 것은 무엇인지를 자세하게 설명해준다.

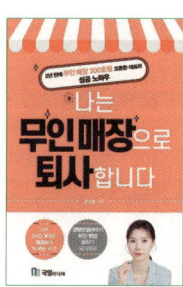
나는 무인매장으로 퇴사합니다
용선영 지음
244쪽 | 값 16,000원

무인매장을 창업할 때 꼭 알아야 하는 것은 무엇인지와 무인 매장 종류와 장단점을 일목요연하게 정리하였다.

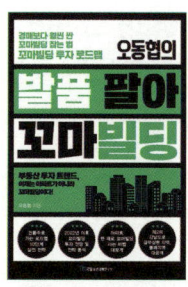
오동협의 발품 팔아 꼬마빌딩
오동협 지음
400쪽 | 값 18,500원

다주택자 규제에서 가장 유망한 부동산은 바로 꼬마빌딩이다. 꼬마빌딩을 구매하고 관리하는 비법을 담았다.

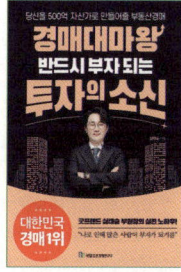
경매대마왕 반드시 부자 되는 투자의 소신
심태승 지음
304쪽 | 값 17,000원

경매대마왕 심태승의 경매 노하우를 아낌없이 전수한다. 부동산 경매 입문자부터 베테랑까지 꼭 읽어봐야 한다.

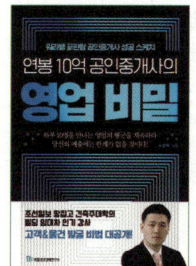
연봉 10억 공인중개사의 영업 비밀
노창희 지음
296쪽 | 값 17,000원

부동산 에이전트가 꼭 익혀야 하는 기본 스킬과 부동산 영업에서 성공하는 방법과 노하우를 낱낱이 공개하였다.

국일 자기계발 베스트셀러

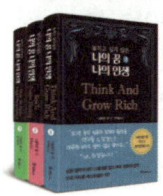

놓치고 싶지 않은 나의 꿈 나의 인생 1~3권
나폴레온 힐 지음
각권 값 15,000원

성공철학의 거장 나폴레온 힐이 평생 연구한 성공이론을 담은 시리즈로, 삶을 이끌 보석 같은 지침을 준다.

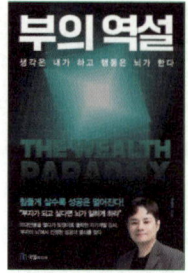

부의 역설
강범구 지음
336쪽 | 값 18,000원

힘들게 살수록 성공은 멀어진다! 우리가 알던 자기계발의 상식을 뒤집는 진짜 성공방법을 제시하고 있다.

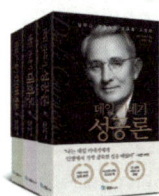

데일 카네기 성공론·대화론·인간관계론
데일 카네기 지음
각권 값 14,000원

자기계발의 대부 카네기의 성공학 시리즈. 워런 버핏, 버락 오바마의 인생을 바꾼 책으로도 유명하다.

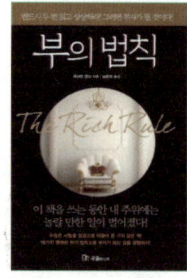

부의 법칙
캐서린 폰더 지음
272쪽 | 값 13,500원

성공과 실패를 판가름하는 생각의 위력에 대한 이야기. 부에 대한 고정관념을 깨는 18가지 법칙을 알려준다.

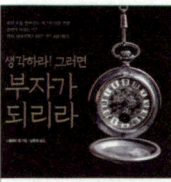

생각하라! 그러면 부자가 되리라
나폴레온 힐 지음
256쪽 | 값 13,500원

나폴레온 힐이 앤드류 카네기, 토머스 에디슨 등 세계 최대 거부들의 경험에서 추출한 성공법칙을 밝혀낸다.

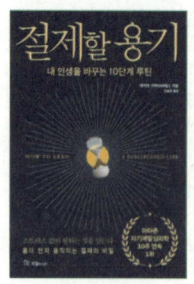

절제할 용기
데이먼 자하리아데스 지음
272쪽 | 값 17,000원

당신의 삶에 절제를 이식할 변화의 툴을 제공한다. 책을 읽다보면 어느새 절제가 익숙해진 자신을 발견한다.

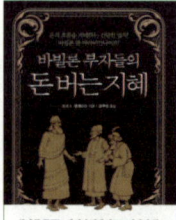

바빌론 부자들의 돈 버는 지혜
조지 S. 클래이슨 지음
232쪽 | 값 13,500원

역사상 가장 부유했던 바빌론 부자들의 돈 버는 지혜, 돈을 지키는 지혜, 돈으로 돈을 버는 지혜를 담았다.

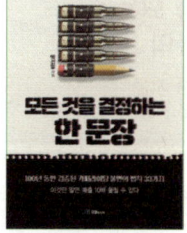

모든 것을 결정하는 한 문장
백건필 지음
368쪽 | 값 17,000원

전설적인 카피라이터 존 케이플즈와 로버트 콜리어에서 비롯된 100년 불변의 카피라이팅 법칙을 소개한다.

국일 어린이 베스트셀러

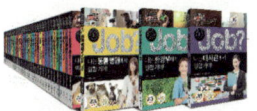

Job? 시리즈 1~40권

각권 값 12,800원 | 시리즈 512,000원

400가지 직업을 탐구하는 직업체험 학습만화로, 미래를 이끌어 갈 인재로 크고 싶은 꿈나무들의 필독서다.

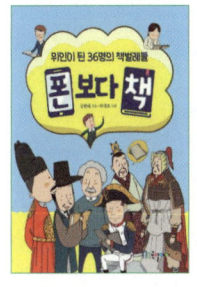

폰보다 책

김현태 지음 | 허재호 그림
204쪽 | 값 12,800원

책을 많이 읽어 성공한 위인 36인의 이야기로 행복한 깨달음과 꿈을 이루게 하는 책의 힘을 알게 한다.

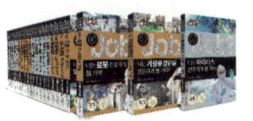

Job? Special 시리즈 1~20권

각권 값 12,800원 | 시리즈 256,000원

4차산업혁명 시대, 인공지능 시대를 대비할 직업체험 학습만화로 재능을 발견하여 꿈을 찾도록 돕는다.

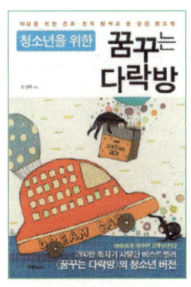

청소년을 위한 꿈꾸는 다락방

오정택 지음
264쪽 | 값 12,000원

국내 자기계발 최고의 베스트셀러 '꿈꾸는 다락방'의 청소년 판. 청소년들이 꿈을 찾고 이루는 법을 알려준다.

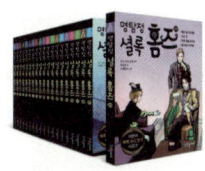

명탐정 셜록 홈즈 시리즈 1~20권

아서 코난 도일 지음
각권 값 12,800원 | 시리즈 256,000원

100년간 사랑받은 추리소설 셜록 홈즈를 감각적인 일러스트와 함께 어린이가 읽기 쉽도록 재구성하였다.

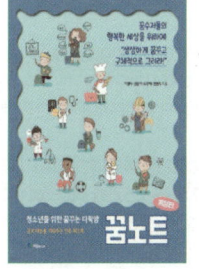

청소년을 위한 꿈꾸는 다락방 꿈노트

박영하 · 신용석
오정택 · 정영옥 지음
188쪽 | 값 12,000원

꿈이 지닌 힘과 꿈을 찾는 법을 알려주고 꿈과 재능을 키워주는 진로 워크북이다.

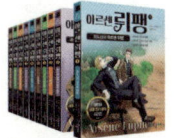

아르센 뤼팽 시리즈 1~10권

모리스 르블랑 지음
각권 값 12,800원 | 시리즈 128,000원

재물을 훔쳐 가난한 자들을 돕는 괴도 아르센 뤼팽을 어린이들이 재미있게 읽을 수 있도록 재구성하였다.

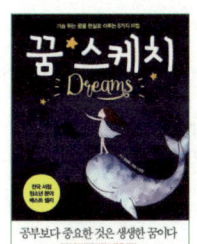

꿈 스케치

임영복 · 나요한 지음
264쪽 | 값 13,000원

가슴 뛰는 꿈을 현실로 이루는 8단계 비법을 소개하여 청소년들이 자신의 미래를 설계하도록 이끌어 준다.

맨발걷기 동의보감

초 판	1쇄 발행 2024년 09월 20일
초 판	3쇄 발행 2025년 08월 25일

지은이	박동창
펴낸이	이종문(李從聞)
펴낸곳	국일미디어
등 록	제406-2005-000025호
주 소	경기도 파주시 광인사길 121 파주출판문화정보산업단지(문발동)
사무소	서울시 중구 장충단로8가길 2 (장충동 1가, 2층)

영업부	Tel 02)2237-4523 ｜ Fax 02)2237-4524
편집부	Tel 02)2253-5291 ｜ Fax 02)2253-5297
평생전화번호	0502-237-9101~3

홈페이지	www.ekugil.com
블로그	blog.naver.com/kugilmedia
페이스북	www.facebook.com/kugilmedia
E-mail	kugil@ekugil.com

ISBN 978-89-7425-923-5 (13510)

※ 값은 표지 뒷면에 표기되어 있습니다.
※ 잘못된 책은 구입하신 서점에서 바꿔드립니다.